眼科手术配合技巧

编写单位　中山大学中山眼科中心
　　　　　　眼科学国家重点实验室

主　编　吴素虹

副主编　卢素芬　叶荣花　黄晓燕

编　者（以姓氏笔画为序）

邓杏灵　卢素芬　叶荣花　刘　文　刘卫慈
吴素虹　张海容　陈春芽　陈素珍　陈倩茹
陈霭环　林丽萍　林明色　林静仪　罗姗姗
周惠婷　黄玩英　黄思建　黄晓燕　曾素华
谢祝斌　蔡立君　黎雪梅

人民卫生出版社

图书在版编目（CIP）数据

眼科手术配合技巧 / 吴素虹主编. —北京：人民卫生出版社，2014

ISBN 978-7-117-18978-1

Ⅰ. ①眼… Ⅱ. ①吴… Ⅲ. ①眼外科手术
Ⅳ. ①R779.6

中国版本图书馆 CIP 数据核字（2014）第 101203 号

人卫社官网	www.pmph.com	出版物查询，在线购书
人卫医学网	www.ipmph.com	医学考试辅导，医学数据库服务，医学教育资源，大众健康资讯

眼科手术配合技巧

主　　编：吴素虹
出版发行：人民卫生出版社（中继线 010-59780011）
地　　址：北京市朝阳区潘家园南里 19 号
邮　　编：100021
E - mail：pmph @ pmph.com
购书热线：010-59787592　010-59787584　010-65264830
印　　刷：北京顶佳世纪印刷有限公司
经　　销：新华书店
开　　本：787×1092　1/16　　印张：19
字　　数：451 千字
版　　次：2014 年 7 月第 1 版　2014 年 7 月第 1 版第 1 次印刷
标准书号：ISBN 978-7-117-18978-1/R·18979
定　　价：68.00 元
打击盗版举报电话：010-59787491　E-mail：WQ @ pmph.com
（凡属印装质量问题请与本社市场营销中心联系退换）

前　言

　　眼球及其附属器结构精细而脆弱,生理功能复杂,容易受伤及致病。盲和视力损伤严重影响人们的身心健康和生活质量,手术治疗是恢复或改善视力的有效方法之一。手术治疗是否成功与手术室护士的良好配合密不可分。

　　眼科手术室的建筑、布局、一般设施与外科手术室大致相同,但由于眼的解剖及生理特点,使手术器械、仪器、材料、设施等具有很强的专科性。眼科手术大部分为显微手术,器械及仪器精细而且昂贵,清洁、消毒、灭菌难度大,手术材料品种多,储存条件及器械的保养、维护要求高。

　　内眼手术大部分为绝对无菌手术(眼内炎除外),对感染控制要求极高。同时对手术配合要求轻、稳、准、精与细。中山眼科中心经过几代人的不懈努力,不断探索,追求卓越,积累了丰富、宝贵的手术配合经验与技巧,为造福千千万万眼病患者,把多年积累的丰富经验与眼科手术配合的技巧、手术室科学管理方法编写成书。

　　本书共二十二章,编写内容紧紧围绕眼科手术配合和手术室管理两方面,特别是在眼科手术配合技巧与要点说明这方面,对眼科手术室护士的工作极具指导性,显现了眼科专科特色和眼科手术室工作的精与细。本书图文并茂,清晰明了,可读性强。

　　衷心感谢刘杏教授、王智崇教授、黄丹萍教授、郑丹莹教授、杨华胜教授、李加青教授、黄新华教授、龙崇德教授、袁进教授、卢蓉教授、袁敏而医生等对本书的指导、帮助、审阅及提供了宝贵的图片。编者在编写的过程中做了很大的努力,但仍存在不尽人意的地方,请读者指正。

吴素虹

2014 年 5 月于广州

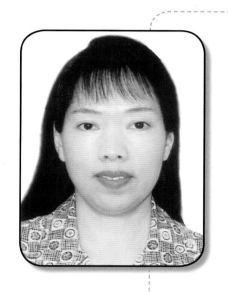

吴素虹，主任护理师，现任中山大学中山眼科中心医务处副处长兼护理部主任。广东省护理学会理事，广东省护理学会眼科护理专业委员会主任委员，中山大学护理委员会眼科护理专业委员会主任委员，广东省护理质控中心委员，南方护理学报常务编委，现代临床护理杂志编委。

从事临床眼科护理工作32年，主编《临床眼科护理学》（人民卫生出版社出版）、《临床眼科护理指引》（广东科技出版社出版）。获广东省科学技术奖二等奖1项、中山医科大学医疗成果奖2项，以设计人获国家实用新型专利3项。获广东省第二届护理用品创新大赛二等奖，获中山大学"巾帼标兵"称号。以第一作者在中华护理杂志发表论文6篇，在国家级和省级核心期刊共发表论文40多篇。"高度近视后巩膜加强术患者的护理研究"被美国出版只读光盘（CD-ROM）数据库 Medline《医学文摘》摘录收藏。

目　录

第一章

手术室的建筑与设计

眼科手术室是眼病诊治和抢救患者视力的重要场所。由于眼球及其附属器结构精细而脆弱,生理功能复杂,尤其是内眼手术,一旦术后发生感染,难以控制,将造成严重后果。所以对手术的无菌条件要求极高,眼科手术最好设专科或专用手术间。条件允许者设洁净手术室。

第一节 洁净手术室

洁净手术室是一个多专业、多功能的综合体,通过采用净化空调系统,有效控制室内的温湿度和尘埃含量,使手术室达到一定的空气洁净度,获得理想的手术环境,降低手术感染率,保证手术质量。

一、洁净手术室的建筑

洁净手术室(部)建筑设计要符合《医院洁净手术部建设标准》,洁净手术室应设在医院内远离污染源,环境清洁、幽静,交通方便的位置,不宜设在医院的首层或顶层,避免设在有严重空气污染、交通频繁、人流集中的环境。洁净手术部在建筑平面中的位置应自成一区或独占一层,以利于防止其他部门人流、物流的干扰,有利于创造和保持洁净手术部的环境质量。洁净手术部和相关部门有很多内在联系,为提高医疗质量与医疗效率,宜使相关部门联系方便、途径短捷,又使手术部自成一区,干扰最少为佳,在医院规模不大时,如眼科专科医院采用独层布置的洁净手术室。

二、洁净手术室的设计与布局

洁净手术室分为手术间和辅助用房两部分,做到分区明确,洁污分流,减少交叉感染,手术间、刷手间、无菌附属间应布置在内走廊的周围。内走廊为手术室工作人员及无菌器械和敷料进出,外走廊为污染器械和敷料进出。

(一)洁净手术室的平面设计及设置要求

洁净手术部室内应严格分区,即洁净区(限制区)、准洁净区(半限制区)、非洁净区(非限制区),在洁净区与非洁净区之间必须设置缓冲室或传递窗。缓冲室最小体积为 6m³,要求面积达 3m²,这样可有效控制洁污气流交叉,防止污染气流侵入洁净区。

1. 洁净手术室内分区

(1) 洁净区(限制区):手术间、刷手间、手术间内走廊、无菌物品间、储药室、麻醉预备室、洗眼室等。

(2) 准洁净区(半限制区):器械室、敷料室、洗涤室、消毒室、手术间外走廊、恢复室等。

(3) 非洁净区(非限制区):办公室、会议室、标本室、污物室、资料室、电教室、值班室、更衣室、更鞋室、医护人员休息室、手术患者家属等候室。

2. 洁净手术室室内设置要求

(1) 洁净手术室的净高一般为 2.8～3m。

(2) 洁净手术室的门净宽应不小于 1.4m。应设自动延时关闭装置的电动悬挂式自动推拉门或感应门。感应门具备移动轻快、密闭、隔音、牢固的特点。门上设玻璃小窗,利于观察手术间内情况。手术间设前后门,前门通向内走廊,后门通向外走廊。

(3) 洁净手术室的内部平面布置和通道形式应符合功能流程短捷和洁污分明的原则。污物具有就地消毒和包装措施的采用单通道,否则需采用洁污分开的双通道。当具备分流条件时,可采用多通道。

(4) 人、物用电梯不应设在洁净区,受条件限制必须设在洁净区时,必须在出口设缓冲室。

(5) 刷手间宜分散设置,每 2～4 间手术间应独立设立一间刷手间。当条件具备时可将刷手池设在清洁走廊。

(6) 洁净手术部的地面:应采用具有弹性、保温、隔音、耐碰撞、撞击声小、防滑、防火、耐磨、抗酸碱、耐腐蚀、不起尘、易清洁、防静电的材料,一般可采用塑胶地板,墙角与地面、天花板交界处呈弧形、防积尘。

(7) 洁净手术部的墙面、天花板:应采用光滑、少缝、抗菌、易清洁、易消毒、耐腐蚀、保温、隔音、耐碰撞、防火的材料。颜色宜选用浅绿、浅蓝,以消除视疲劳。齐墙面安装阅片灯,自动或手动温湿度调节开关。

(8) 壁柜安装:充分利用室内空间,减少手术用房,壁柜安装与墙壁厚度一致,根据用途不同而装不同规格的壁柜。手术间内物品应密闭、定位放置,保持整齐,减少积尘,同时又可避免取物频繁开门扰乱空气层流。既保证室内空气质量,又提高工作效率。

(9) 医用气体:洁净手术部医用气体应配有氧气、负压吸引装置,每个终端要有明显的标记,且有不同的颜色区别,以防误插。

(10) 供电系统安装:每间手术室最少设三组电插座,每侧墙壁设一组,每组插座上应设 4 个多用插口,同时要配有备用供电系统。

(11) 医用数据、通讯系统:每个手术间设温湿度表,温度调节开关,医用数据、通讯系统,内部电话联系接口,电脑联网插口,手术室应配有对讲、群呼等功能系统,以便迅速、及时沟通或紧急呼叫。眼科手术室大部分手术为局部麻醉手术,最好设背景音乐播放系统,给患者创造轻松的手术环境。

(12) 电视教学系统:建立图像传出系统,方便教学及手术观察,可减少参观学习、进修人员进入手术间,控制手术室间人员总数。

(二) 洁净手术室的布局

洁净手术室的平面布置要符合功能流程合理与洁污线路分清的原则,根据医院的具体情况选择布置形式与位置,有尽端布置、侧面布置、核心布置和环状布置4种形式。

1．尽端布置 洁净手术室布置在手术部尽端,干扰少,有利于防止交叉感染。

2．侧面布置 洁净手术室布置在辅助用房的另一侧,可方便彼此联系。

3．核心布置 洁净手术室布置在手术部核心位置,方便互相联系,可减少外部环境的影响。

4．环状布置 洁净手术室环状布置,中间设置为手术室直接服务的辅助用房,这种布局可使联系线路短捷,提高工作效率。

三、眼科手术间常用设备

眼科手术间常用设备包括手术床、无影灯、器械台、麻醉机、监护仪、麻醉床、转椅、折叠式书写台、治疗桌、计时钟、污物桶。根据眼科各专科特点,内外眼、前后段手术要求不同,配有眼科手术显微镜、玻璃体切割机、激光机、冷冻机、白内障超声乳化机等。

第二节 洁净手术室空气净化

洁净手术室空气净化是指空气进入手术室前要经过初、中、高效过滤器,以达到控制室内尘埃含量。

一、洁净手术室净化技术

洁净手术室净化技术是指通过初、中、高效3级过滤来控制室内尘埃含量。初效过滤设在新风口,对空气中≥5μm微粒滤除率在50%以上。中效过滤设在回风口,对手术室间回流空气中≥1μm微粒滤除率在50%以上。高效过滤设在送风口,对新风、回风中≥0.5μm微粒滤除率在95%以上。

(一)净化空气气流分型

净化空气气流分型一般分为乱流、层流、辅流、混流四种。

配适当流速的层流使手术室内的气流均匀分布,能将在空气中悬浮的微粒和尘埃通过风口排出手术室,使手术室内空气达到一定的净化级别。

1．乱流型 流线不平行,流速不均匀,方向不单一,又称为非单向流洁净室,时有交叉回旋的气流流过工作区整个截面。此种形式除尘率较差,适用于污染手术间和急诊手术间。洁净度要求在1万以下的手术室则采用层流型。

2．层流型 流线平行、流速均匀、方向单一的气流流过工作区整个截面的洁净室。层流又可分为垂直层流和水平层流。

(1)垂直层流:气流垂直于地面的称垂直单向流洁净室。垂直层流就是将高效过滤器装在手术室顶棚内,垂直向下送风,两侧墙下部回风。

(2)水平层流:气流平行于地面的为水平单向流洁净室。送风在一个面上满布过滤器。空气经高效过滤平行流经室内。

(二)洁净手术室垂直层流风速

垂直单向流的工作区截面风速按下限风速,理论原则应为0.3m/s。0.3m/s是一个较严格的数,故将此数值放宽为一个范围,即0.25～0.3m/s。既不希望小于0.25m/s,以免影响手术抗干扰能力,又不能太大,以免引起失水过快。如眼科手术时风速大,会使角膜水分蒸发而失水,引起角膜干燥,所以对眼科手术降低约 1/3 风速。

(三)洁净手术室按净化空间分型

1. 全室净化   采用天花板或单侧墙全部送风,使整个手术间都达到所要求的洁净度,是一种较高级的净化方式,但造价高。

2. 局部净化   仅对手术区采用局部顶部送风或侧送风,只使手术区达到所要求的洁净度,以手术床为中心的 2.6m×1.4m 的范围被认为是手术室无菌要求最严格的区域。

二、手术室净化级别

空气洁净的程度是以含尘浓度来衡量的。含尘浓度越高则净化度越低。根据每立方米中粒径≥0.5μm 空气含尘粒子数的多少将洁净手术室分为 100 级(特别洁净)、1000 级(标准洁净)、10 000 级(一般洁净)、100 000 级(准洁净)4 种。其中,数值越大,净化级别越低。

三、主要技术指标

洁净手术部各级用房的主要技术参数见表 1-1、表 1-2。

表 1-1   洁净手术部各级用房的主要技术参数

名称	对相邻低级别洁净室最小静压(Pa)	换气次数(/h)	手术区工作台面高度截面平均风速(m/s)	温度(℃)	相对湿度(%)	最小新风量 [m³/(h·人)]	A 声级噪声(dB)	最低照度(lx)
特别洁净手术室	+8		0.25~0.30	22~25	40~60	60	6	≤52	350
标准洁净手术室	+8	30~36		22~25	40~60	60	6	≤50	350
一般洁净手术室	+5	20~24		22~25	35~60	60	4	≤50	350
准洁净手术室	+5	12~15		22~25	35~60	60	4	≤50	350
体外循环灌注准备	+5	17~20		21~27	≤60		3	≤60	150
无菌敷料器械、一次性物品、精密仪器存放室	+5	10~13		21~27	≤60		3	≤60	150
护士站	+5	10~13		21~27	≤60	60	3	≤60	150
准备室(消毒处理)	+5	10~13		21~27	≤60	30	3	≤60	150

续表

名称	对相邻低级别洁净室最小静压(Pa)	换气次数(/h)	手术区工作台面高度截面平均风速(m/s)	温度(℃)	相对湿度(%)	最小新风量[m³/(h·人)]	A声级噪声(dB)	最低照度(lx)
预麻醉室	-8	10～13		22～25	30～60	60　4	≤55	150
刷手间	>0	10～13		21～27	≤65	3	≤55	150
洁净走廊	0～+5	8～10		21～27	≤65		≤52	150
更衣室	0～+5	8～10		21～27	30～60	3	≤60	200
恢复室	0	8～10		22～25	30～60		≤50	200
清洁走廊	0～+5	8～10		21～27	≤65	3	≤65	150

表1-2　4种洁净手术室参数表

洁净级别	含尘量(/L)		细菌浓度		温度(℃)	湿度(%)	噪声[dB(A)]	最小静压(Pa)	换气次数(次/小时)	最小新风量[m³/(h·人)]
	0.3μm	0.5μm	浮游菌*(个/m³)	沉降菌**(个/φ90)						
100	≤10	≤3.5	≤5	≤1	22～25	40～60	≤52	+8	—	60
1000	—	≤350	≤75	≤2	22～25	40～60	≤50	+8	30～36	60
10 000	—	≤350	≤150	≤5	22～25	40～60	≤50	+5	20～24	60
100 000	—	≤3500	≤400	≤10	22～25	40～60	≤50	+5	20～24	60

注：* 浮游菌指经过培养得出的单位体积空气中的菌落数，单位为个/m³；** 沉降菌指用直径90mm培养皿静置室内30分钟，然后培养得出的每个皿的菌落数。

　　洁净手术部中洁净手术室的数量、大小、及空气洁净级别，宜依据医院的性质、规模、级别和财力来决定。有条件时根据需要可设1间负压洁净手术室。对于专科医院，特别是洁净手术室应根据实际需要确定建设数量。

　　洁净手术部中洁净手术室分为四种规模（表1-3），各种规模洁净手术室的净面积不宜超过规定值，必须超过时应有具体的技术说明，且超过的面积不宜大于最大净面积的25%。

表1-3　洁净手术室平面规模

规模类别	净面积(m²)	参考长×宽(m)
特大型	40～45	7.5×5.7
大型	30～35	5.7×5.4
中型	25～30	5.4×4.8
小型	20～25	4.8×4.2

四、洁净手术室清洁管理

1. 手术室清洁应在每天手术结束后进行，且要在手术净化空调系统运行中进行。

2．清洁后，手术室净化空调系统应继续运行，直到恢复规定的洁净级别为止，一般不少于房间自净时间（15～20分钟）。然后开启空调箱内紫外线，对空调箱内部进行灭菌。

3．为防止交叉感染，不同级别的手术室的清洁工具要专用。垃圾应装入防尘袋后拿走，使用过的清洁工具要用消毒液浸泡。

4．要湿式打扫，清洁工具应选用不掉纤维织物材料制作。

5．较大物品搬进手术室，先要在一般环境中用吸尘器初步吸尘净化，然后在准洁净室内进一步做擦拭消毒处理方可搬入，在洁净系统停止运行期间，不得把大件物品搬入手术室。

6．需进入手术室的小物品，先要在准洁净室内擦拭清尘，消毒后再带入。

7．手术前1小时运转净化空调系统。

8．每天对手术室室内温湿度检测3次，每半年对送风量、气流、噪声和静压检测1次并出监测报告。

9．定期对净化系统的设备、设施进行维护保养。每半年对室内回风滤网清洗1次，对净化空调箱内部清洁1次。

第二章

手术器械、缝针缝线、布类与敷料

眼科手术器械是眼科医生施行手术时的主要工具,手术是否能够顺利进行,与手术器械是否齐全、功能是否良好密切相关,精良的手术器械有助于提高手术质量。在手术时正确选择、使用手术缝针、缝线与敷料是手术切口良好愈合的根本保证,必须给予高度重视。

第一节　手术器械的分类

眼科手术技术的专科化、微创化、精确化、复杂化使眼科手术器械日趋复杂,种类繁多,精良的眼科手术器械有助于提高手术质量。

一、普通器械

普通器械有:持针钳、弯血管钳、直血管钳、虹膜回复器、斜视钩、结膜镊、开睑器、弯尖剪、泪囊撑、肌夹、规尺、刀柄、刀片夹、露钩、泪点扩张器、泪道探针等(图2-1～图2-39)。

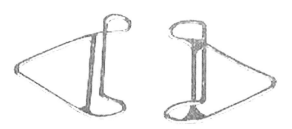

图 2-1　Nnewell 眼睑牵开器

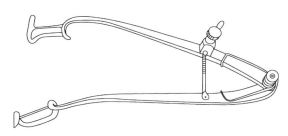

图 2-2　Williams 开睑器

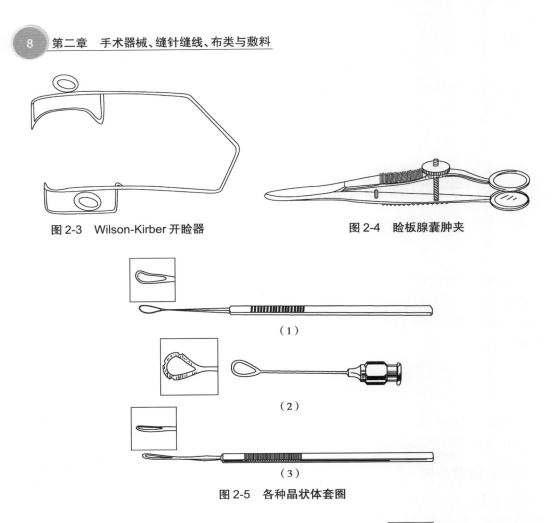

图 2-3　Wilson-Kirber 开睑器

图 2-4　睑板腺囊肿夹

（1）

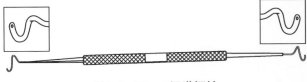

（2）

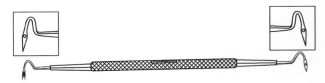

（3）

图 2-5　各种晶状体套圈

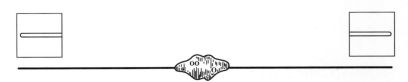

图 2-6　Worst 泪道探针

图 2-7　Bodian 泪道探针

图 2-8　Bowman 泪道探针

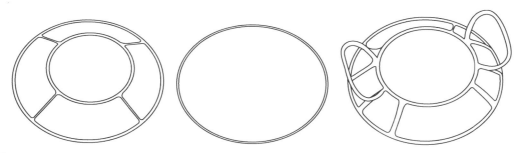

图 2-9 Flieringa-LeGrand 固定环　图 2-10 Flieringa 固定环　图 2-11 McNeil-Goldman 睑牵开环

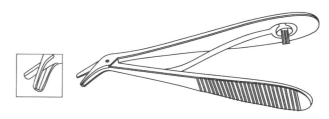

图 2-12 Holth 角巩膜咬切器

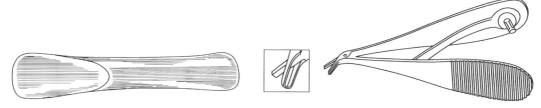

图 2-13 Jaeger 眼睑垫板　　　　　图 2-14 Tomey 小梁切开咬切器

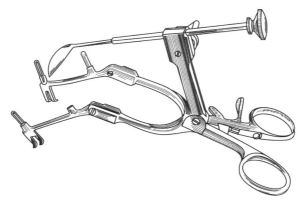

图 2-15 Kennerdell 内侧眼眶牵开器

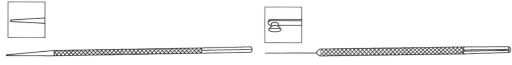

图 2-16 Wilde 泪点扩张器　　　　　图 2-17 Osher 虹膜牵开器

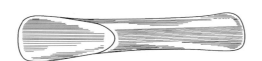

图 2-18　Jaeger 眼睑垫板

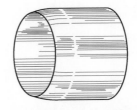

图 2-19　Storz 一次性环钻

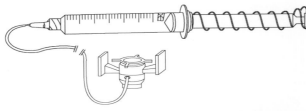

图 2-20　Hessburg-Barron 气动真空角膜环钻

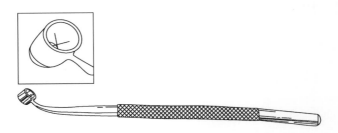

图 2-21　Hoffer 光学中心标记器

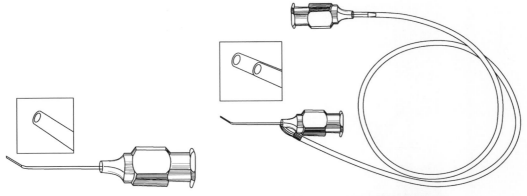

图 2-22　27 号空气注射针头

图 2-23　Gillis 灌注、抽吸系统

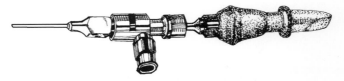

图 2-24　Hyde 分岔灌注、抽吸套管

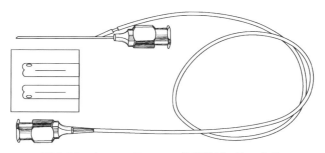

图 2-25　Jensen Thomas 前囊灌注、抽吸套管

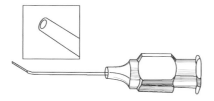

图 2-26　Knolle 前房冲洗针头

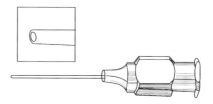

图 2-27　McIntyre 直前房冲洗针头

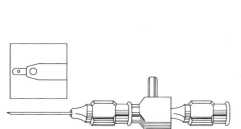

图 2-28　McIntyre 同轴套管连接系统

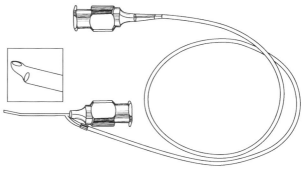

图 2-29　Osher 气泡吸出套管

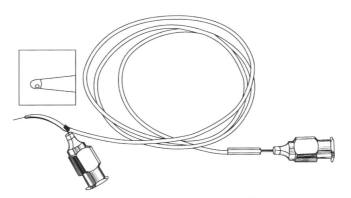

图 2-30　Simcoe 灌注、抽吸套管

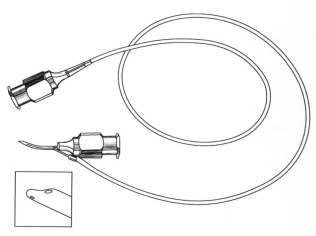

图 2-31　Simcoe 双筒灌注、抽吸套管

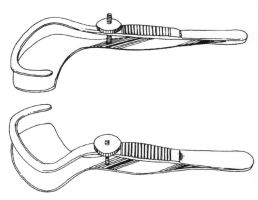

图 2-32　Snellen 睑内翻夹

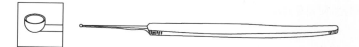

图 2-33　睑板腺囊肿刮匙

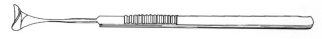

图 2-34　眼睑牵开器

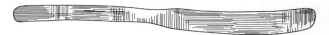

图 2-35　眼眶牵开器

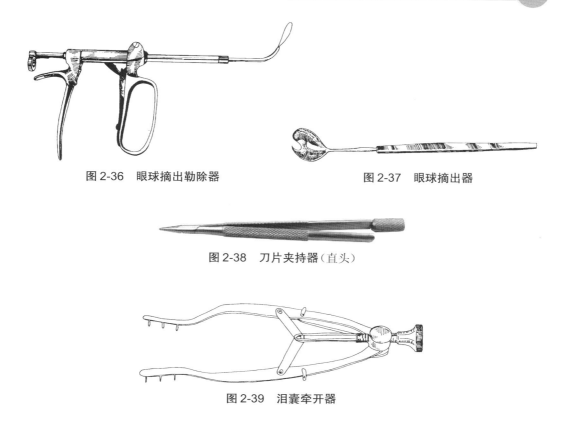

图 2-36　眼球摘出勒除器

图 2-37　眼球摘出器

图 2-38　刀片夹持器（直头）

图 2-39　泪囊牵开器

二、显微手术器械

眼科显微手术操作精细，除要求良好的手术显微镜外，尚需有高质量的显微手术器械。

（一）显微手术器械的要求

1. 眼科显微器械长度在 10~12cm 之间，重量不超过 80g。由于眼科手术显微镜的物镜焦距一般为 150~200mm，器械太长，操作时容易碰到镜头；器械太重，影响操作的灵活性。

2. 眼科显微器械的弹簧应具有良好的弹性，如果弹性太大，操作时需要较大的力量，手感差容易疲劳，导致手颤抖；弹性太弱，器械恢复原形时间长，不利于操作。

3. 眼科显微手术器械的手柄应呈圆柱形，操作时手指转动能使器械沿其纵轴旋转完成各种动作。

4. 眼科显微器械表面无反光，且有花纹以防止滑脱，利于稳固握持。

5. 眼科显微镊子、持针钳的咬合部要平整、光滑，咬合严密，边缘光滑无毛刺，以防夹线不牢或锐利的边缘割断线。

（二）常用显微手术器械

1. 显微有齿镊（图 2-40，图 2-41）　显微有齿镊齿的长度 0.1~0.5mm，0.1~0.12mm 长的齿适用于角膜移植手术，抓夹角膜植片时对角膜尤其是角膜内皮的损伤轻微；0.5mm 长的直角齿有利于固定组织如巩膜。

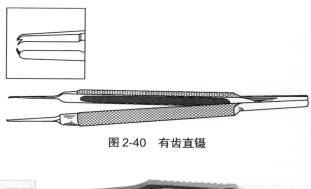

图 2-40　有齿直镊

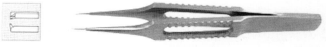

图 2-41　显微三角镊（有齿）

2．显微无齿镊（图 2-42～图 2-45）　其尖端部分细而光滑，平台部分长约 5～7mm，主要用于打结。有直镊和弯镊，用弯镊打结不挡视线，便于操作；直镊打结灵活方便。

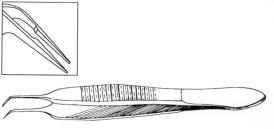

图 2-42　各种类型无齿弯镊 1

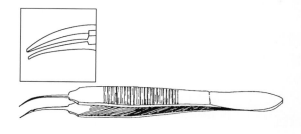

图 2-43　各种类型无齿弯镊 2

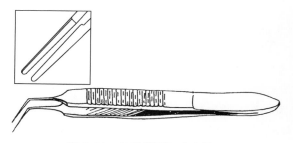

图 2-44　各种类型无齿弯镊 3

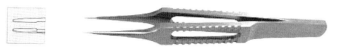

图 2-45　显微三角镊

3. 显微剪刀（图 2-46～图 2-62）　眼科显微剪刀因功能不同,其长度和尖端刀刃部分设计相差较大,但把柄多呈圆柱形,带有弹簧,便于灵活操作。

（1）角膜剪刀:多为弯剪,把柄较长,利于术者稳健握持。用于剪开角膜移植植片和内眼手术的角巩膜缘切口。

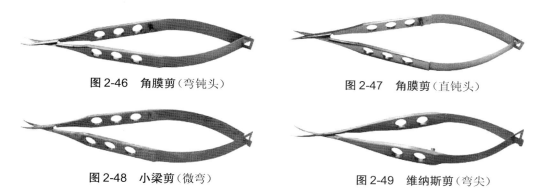

图 2-46　角膜剪（弯钝头）　　　　　图 2-47　角膜剪（直钝头）

图 2-48　小梁剪（微弯）　　　　　图 2-49　维纳斯剪（弯尖）

（2）虹膜剪刀:前端角度较大,尖端较钝,剪刀柄部有部分呈翼状向前方两侧伸出,当其合拢时剪刀的刀刃部分闭合。用于剪出虹膜组织。

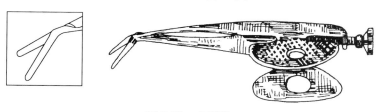

图 2-50　虹膜剪

（3）眼内组织剪刀:有弯剪和直剪,小巧灵活,前端细长,刀片极薄,用于眼前段机化膜、机化条索和虹膜剪开等手术操作。

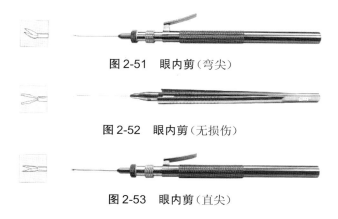

图 2-51　眼内剪（弯尖）

图 2-52　眼内剪（无损伤）

图 2-53　眼内剪（直尖）

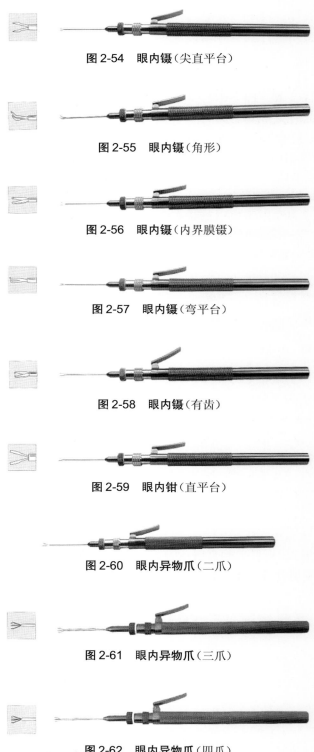

图 2-54   眼内镊（尖直平台）

图 2-55   眼内镊（角形）

图 2-56   眼内镊（内界膜镊）

图 2-57   眼内镊（弯平台）

图 2-58   眼内镊（有齿）

图 2-59   眼内钳（直平台）

图 2-60   眼内异物爪（二爪）

图 2-61   眼内异物爪（三爪）

图 2-62   眼内异物爪（四爪）

（4）囊膜剪刀：与眼内组织剪刀相似，唯刀柄和刀片较长。

4．显微持针钳（图 2-63～图 2-65）　有锁式和弹簧式持针钳。锁式持针钳分为头部、柄部和卡锁部，主要用于上直肌缝线和眼外肌的缝合操作。弹簧式持针分为柄部、关节阻栓部和持针部三部分，能夹持无损伤缝线和 10-0 的缝线进行打结。

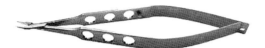

图 2-63　显微持针（视网膜脱离专用）

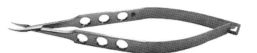

图 2-64　显微持针钳（扁柄弯头）

（三）显微手术器械的保养

眼部的组织有其特殊性，手术操作要精细，手术器械要合用，由于器械的性能不好以及术中的微小差异，都可以影响手术效果。因此，显微手术器械的保养显得十分重要。

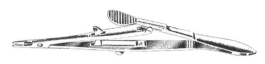

图 2-65　锁式持针钳

1．显微器械小巧、精细，但容易损坏，故未使用的器械应置于通风良好、干燥开阔的手术器械架上，存放盒上应注明器械的名称、数量等。

2．投入使用的器械，术中要置于专用盒内，不与普通器械混杂放置。使用时轻取慢放，严禁碰撞，防止跌落。

3．正确使用每一种器械，切不可用精细的角膜剪剪上直肌吊线；切勿用显微镊子夹肌肉、皮肤和粗糙的丝线等。

4．手术结束后，应首先拣出显微器械，另放一边，使用不含绒的软织布、纸织布等清洗，尖端锐利的显微器械必须用保护套保护其尖端，以避免碰撞和损坏，放于专用盒内待用。

5．用超声波清洗机清洗时要将显微器械置于器械盒内，分开放置，避免堆放碰撞。清洗干净后待其自然干燥，小心置于器械盒内待用。

6．专人保管，定期检查其性能。

三、特殊器械

特殊器械有玻璃体切割术的辅助器械和白内障手术的特殊器械等。

（一）白内障手术特殊器械（图 2-66～图 2-78）

白内障手术特殊器械有：抽吸灌注针头、注水囊圈、折叠晶状体植入器、超声乳化手柄、超声乳化针头、扳手、抽吸手柄、抽吸灌注水管等。

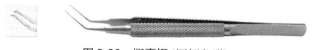

图 2-66　撕囊镊（圆柄角形）

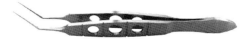

图 2-67　撕囊镊（角形）

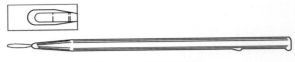

图 2-68 隧道分离刀

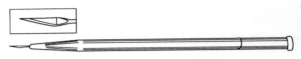

图 2-69 角膜穿刺刀

图 2-70 超声乳化调节杆（90°）

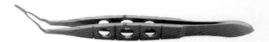

图 2-71 晶状体碎核器

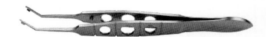

图 2-72 晶状体折叠镊（单层角形）

图 2-73 晶状体折叠镊（双层）

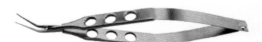

图 2-74 晶状体植入镊（角形哈夫式）

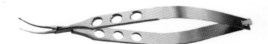

图 2-75 晶状体植入镊（鸭嘴式）

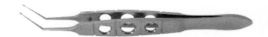

图 2-76 晶状体植入镊（圆头）

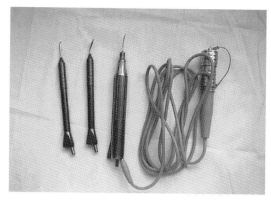

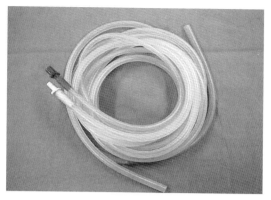

图 2-77　超声乳化手柄、抽吸手柄

图 2-78　抽吸灌注水管

（二）玻璃体切割术的辅助器械（图 2-79，图 2-80）

玻璃体切割术的辅助器械有：接触镜、间接检眼镜、眼内剪、眼内镊、异物爪、笛形针等。

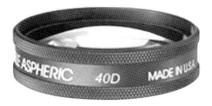

图 2-79　间接检眼镜

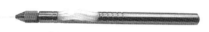

图 2-80　笛形针

第二节　缝　针　缝　线

一、缝针

眼科常用的缝针，按其针头截面的形态可分为圆头针及切割针两类；根据其用途和手术方式不同可再分为常用的普通手术缝针和显微手术缝针两大类。

（一）常用的普通手术缝针

1. 3/8 弧长 3×6 三角针或铲形针　用于一般的角膜及巩膜缝合。

2. 3/8 弧长 4×8 三角针或铲形针　用于巩膜及睑板缝合。

3. 3/8 弧长 6×17 三角针　用于皮肤缝合。

4. 3/8 弧长 9×28 三角针　用于五针一线内翻矫正手术。

5. 3/8 弧长 4×12 圆针　用于结膜或黏膜缝合。

6. 3/8 弧长 4×8 圆针　用于结膜或黏膜缝合。

（二）显微手术缝针

角膜、巩膜、眼眶骨膜及睑板等组织结构坚韧，用圆针较难穿透，使用针头的边缘具有切割组织性能的设计，能迅速容易地穿过这些组织，且损伤小，这些针统称微尖针。

1. 微尖针　针头扁平部直径极细，针尖锐利，有良好穿透性，且针头具有不切割组织的优点。

2. 微尖复合针　针头弯曲或独特的几何形状，以便能准确地缝合角膜睑缘等特殊解剖部位。

3. 微尖铲形针　针头的截面呈倒置的扁梯形，针头薄而扁平，极易穿透角膜和巩膜组织，用于白内障及角巩膜手术中。

4. 铲形针　针头的截面与微尖铲形针相似，主要用于需要加固缝合又不切割组织的情况。

5. 微尖 X 铲形针　它的设计与微尖铲形针相同，但针体的切刃部分加长，并采用先进的镗磨技术加工，大大增强了穿透组织能力。

6. 微尖反切割针　针头的截面呈反三角形，其切刃仅位于针体弯曲部分的外侧，从而可避免缝针针尖穿过组织时切割组织的可能性，并提高缝针抗弯强度。

二、缝线

眼科手术缝线可分为天然及合成材料两大类，每一类又可按其在组织内存留的时间及性质分为可吸收和不可吸收的缝线。制作眼科缝线的材料有蚕丝、动物肠纤维、不锈钢丝、鼠尾纤维及人工合成纤维。

（一）一般眼科手术缝线

常用丝线。这种缝线具有柔软、打结牢固、不易松脱及易染色等特点。

1. 1 号缝线　用于皮肤缝合。

2. 4 号缝线　用于五针一线内翻矫正术及结膜囊成形术。

3. 0 号缝线　用于巩膜缝合。

4. 1-0 号缝线　用于巩膜缝合及眼肌缝合。

5. 3～5-0 缝线　用于结膜、黏膜、泪囊及睑板缝合手术。

（二）显微手术缝线

根据缝线在组织中存留的特性分为不可吸收缝线和可吸收缝线两类。

1. 不可吸收缝线

（1）尼龙线：是一种化学合成单丝缝线，不可吸收，平滑、容易穿过组织，组织反应小，具有很高的抗拉强度，提供长期伤口支持。

规格 10-0，常应用于白内障、青光眼、角膜移植、角膜伤口修补、羊膜移植等手术。

（2）聚酯缝线：是一种化学合成的编织缝线，不吸收，有涂层，光滑容易穿过组织，减少组织损伤，容易打结，张力强，提供永久伤口支持，组织反应小。

规格 5-0，常应用于睑矫形、视网膜脱离手术。

（3）聚丙烯缝线：是一种化学合成单股缝线，不可吸收，能长时间维持固定伤口和固定植入组织，平滑，容易穿过组织，组织反应小。

规格 5-0，6-0，10-0。5-0 和 6-0 常应用于矫形手术。10-0 主要用于无后囊支持的人工晶状体固定的标准缝线。

2. 可吸收缝线　其成分为 90% 乙交酯，10% 丙交酯，是一种化学合成的编织型缝线。可吸收（通过水解作用），有涂层（50% 乙交酯和丙交酯共聚物，50% 硬脂酸钙），光滑，容易穿过组织，减少组织的损伤，拉力强，易操作，易打结，组织反应小，可预测张力强度，伤口支持 28～35 天，材质吸收 56～70 天（平均 63 天），没有异物残留。

规格：6-0，7-0，8-0。常应用于青光眼、睑整形、斜视、玻璃体切割、胬肉切除等手术。

第三节 布 类

一、台套

1．规格 上层长112cm，下层长58cm，宽46cm。可按器械台尺寸稍加宽制成，上层较下层长，将器械台升降部分遮盖。

2．用途 灭菌台套套到手术器械台上，形成无菌区域，放在患者胸前部上方，方便术中取用器械。

二、布巾

1．规格 有大布巾和小布巾：（布巾有两种规格）大布巾面积85cm×65cm；小布巾面积75cm×55cm。

2．用途 常用于包装手术器械及包裹手术患者的头发。包裹手术患者头发的布巾由大布巾和小布巾各一条组成，大布巾在下方垫枕上，小布巾在上方包裹手术患者的头发。

三、直孔巾

1．规格 直孔巾的大小为110cm×90cm，开孔位置在布巾长1/3正中位置，大小为8cm×6cm的横椭圆形孔。

2．用途 用以遮盖眼部手术野以外到胸前的部分。

四、横孔巾

1．规格 横孔巾的大小为120cm×90cm，开孔位置在布巾的正中央，大小为8cm×6cm的竖椭圆形孔。

2．用途 遮盖眼部手术野以外的周围皮肤。

五、中包布

1．规格 双层布制成，面积75cm×75cm。
2．用途 用于包手术器械、手套、敷料等。

六、大包布

1．规格 双层布制成，面积100cm×100cm。
2．用途 用于包手术大衣、敷料等。

第四节 敷 料

眼科敷料是眼科手术和治疗时的必需物品，医务人员都应掌握其使用和制作的方法。

一、大棉签

1．规格
（1）普通大棉签：长约 15cm，棉头粗约 1.2cm，用木棍、竹签缠好棉花而成。
（2）塞鼻大棉签：长约 15cm，棉头松散。
2．用途
（1）普通大棉签：消毒手术野皮肤。
（2）塞鼻大棉签：用于泪囊鼻腔吻合手术前塞鼻道达到麻醉止血的效果。

二、中棉签

1．规格　长约 12cm，棉头粗约 0.7cm。用木棍、竹签缠好棉花而成。
2．用途　用于输液消毒、开睑手术拭血止血。

三、小棉签

1．规格　长约 8cm、棉头粗约 0.3cm。用木棍、竹签缠好棉花而成。
2．用途　用于术中拭血止血。

四、方纱（布）

1．规格　用纱布折叠成 7.5cm×6cm 大小。
2．用途　用于术中止血。

五、棉垫

1．规格　用 12cm×12cm 的细柔密织纱布两层，中间夹棉片做成。
2．用途　用于取皮手术部位的包扎止血。

六、眼垫

1．规格　长、宽、厚约为 6.5cm×5.5cm×1cm，柔软，有吸水性。
2．用途　用于包封手术眼。

七、泪囊垫枕

1．规格　用方纱缝制，长、宽、厚约为 1.5cm×1.0cm×0.8cm。
2．用途　用于泪囊手术摘出后加压皮肤切口，以消除摘出泪囊后遗留的死腔。

八、胶布

1．规格　长约 12cm，约宽 1.25cm。
2．用途　固定眼垫用。

九、绷带

1．规格　长 6m，宽 4.8cm。

2. 用途　包扎眼部用,有棉纱绷带和弹力绷带两种。

第五节　常用手术器械包的组成

手术室根据不同手术的需要,设置一系列手术包,手术包内是手术中需要的基本器械,根据不同的手术者和新开展的手术需要再提供所需器械。这样既满足了手术的需要,又提高了手术室的工作效率,以下是各种手术包的组成。

一、眼科手术包基本布料

眼科手术包基本布料见表2-1。

表 2-1　眼科手术包基本布料

名称	数量	规格
直孔巾	1 条	大小为 110cm×90cm,8cm×6cm 的巾孔位于上、中 1/3 交界处
横孔巾	1 条	大小为 120cm×90cm,8cm×6cm 的巾孔位于中央外
包头巾	大、小布巾各 1 条	大布巾面积 85cm×65cm,小布巾面积 75cm×55cm
大棉签	3 支	长约 15cm,棉头粗约 1.2cm,用木棍、竹签缠好棉花而成
矫形手术包:在上述基本布料中另加大棉签 3 支			
泪囊鼻腔吻合手术包:在上述基本布料中加特殊的鼻腔棉签 2 支			

二、常用手术器械包组成

（一）睑板腺囊肿手术器械包

小杯	1 个	弯尖剪	1 把
持针钳（小）	1 把	纱布	2 块
眼科小有齿镊	1 把	眼垫	1 块
眼科小无齿镊	1 把	棉签	1 扎
睑板腺囊肿刮匙（中）	1 把	OT 针头	1 个
睑板腺囊肿夹（小）	1 个		

（二）矫形手术器械包（图 2-81）

持针钳（大,小）	各 1 把	钢尺	1 个
血管钳	8 把（弯 6 直 2）	刀柄	1 把
眼科中有齿镊	1 把	固定镊	1 把
眼科中无齿镊	1 把	无损伤镊	1 把
角板	1 个	刀片夹	1 把
眼科小有齿镊	1 把	小杯	1 个
眼科小无齿镊	1 把	弯尖剪	1 把
开睑器	1 个	弯钝剪	1 把
露钩	2 把（大、小各 1）	OT 针头	1 个
斜视钩	2 把	球后针头	1 个

纱布	10 块	棉签	2 扎
眼垫	2 块		

（三）眼肌手术器械包（图 2-82）

持针钳（小）	1 把	规尺	1 把
血管钳	3 把（弯 2 直 1）	眼肌夹	1 对
眼科中有齿镊	1 把	弯尖剪	1 把
眼科中无齿镊	1 把	弯钝剪	1 把
固定镊	1 把	显微无齿镊	1 把
眼科小有齿镊	1 把	OT 针头	1 个
眼科小无齿镊	1 把	球后针头	1 个
小杯	1 个	纱布	3 块
斜视钩	5 把（大 3 小 2）	眼垫	2 块
遮睫开睑器	1 把	棉签	1 扎

（四）眶手术器械包（图 2-83）

持针钳	2 把（大、小各 1）	固定镊	1 把
血管钳	11 把（弯 7 直 4）	铜钩	2 把
大血管钳	3 把（弯 2 直 1）	小双头拉钩	2 把
皮钳	2 把	小杯	1 个
角板	2 把	弯尖剪	1 把
脑压板	4 把（大 2 小 2）	弯钝剪	1 把
剥离器	3 个（大、中、小各 1）	OT 针头	1 个
眼科中有齿镊	1 把	球后针头	1 个
眼科中无齿镊	1 把	纱布	25 块
刀柄	1 把	眼垫	1 块
露钩（大）	2 把	中棉签	1 扎
斜视钩	2 把	小棉签	2 扎

（五）侧眶手术器械包（图 2-84）

乳突咬骨钳	1 把	眼科大有齿镊	1 把
锤	1 把	眼科大无齿镊	1 把
铁凿	2 把（中、小各 1）	枪状咬骨钳	1 把
双关节咬骨钳	1 把	乳突牵开器	1 把

（六）眼球摘除手术器械包（图 2-85）

持针钳	2 把（大、小各 1）	眼科小无齿镊	1 把
血管钳	6 把（弯 4 直 2）	刀片夹	1 把
眼科中有齿镊	1 把	斜视钩	2 把
眼科中无齿镊	1 把	固定镊	1 把
开睑器	1 个	小杯	1 个
眼科小有齿镊	1 把	大刮匙	1 把

弯尖剪	1 把	球后针头	1 个
弯钝剪	1 把	纱布	7 块
视神经剪	1 把	眼垫	1 块
大露钩	2 个	棉签	3 扎
OT 针头	1 个		

（七）小手术器械包

小杯	1 个	弯尖剪	1 把
持针钳（小）	1 把	OT 针头	1 个
简易开睑器	1 把	纱布	2 块
眼科小有齿镊	1 把	眼垫	1 块
眼科小无齿镊	1 把	棉签	1 扎

（八）泪囊手术器械包（图 2-86）

针钳	2 把（大、小各 1）	睑板腺囊肿刮匙（中）	1 把
血管钳	3 把（弯 2 直 1）	弯尖剪	1 把
眼科中有齿镊	1 把	弯钝剪	1 把
眼科中无齿镊	1 把	泪点扩张器	1 把
刀柄	1 把	OT 针头	1 个
固定镊	1 把	泪道冲洗针头	1 个
泪囊撑	1 把	球后针头	1 个
探针	1 支	纱布	4 块
小剥离器	1 把	眼垫	1 块
斜视钩	2 个	棉签	1 扎

（九）浚通手术器械包

弯盘	1 个	泪点扩张器	1 把
持针钳（小）	1 把	弯尖剪	1 把
血管钳	3 把（弯 2 直 1）	泪道冲洗针头	1 个
探针（带钩）	1 支	纱布	3 块
眼科小无齿镊	1 把	眼垫	1 块
鼻撑	1 把	棉签	1 扎

（十）超声乳化手术器械包

持针钳（小）	1 把	显微有齿镊	1 把
血管钳	2 把（弯 1 直 1）	显微无齿镊	1 把
斜视钩	1 把	简易开睑器	1 个
眼科小有齿镊	1 把	破囊针头	1 个
小杯	1 个	冲洗针头	3 个
弯尖剪	1 把	纱布	2 块
显微针持	1 把	小棉签	5 支

（十一）白内障手术器械包

| 持针钳（小） | 1 把 | 血管钳 | 4 把（弯 2 直 2） |

虹膜回复器	1把	显微针持	1把
斜视钩	1把	简易开睑器	1个
眼科小有齿镊	1把	刀片夹	1把
眼科小无齿镊	1把	OT针头	1个
小杯	1个	球后针头	1个
弯尖剪	1把	冲洗针头	2个
角膜剪	1把	纱布	3块
显微无齿镊	1把	眼垫	1个
显微有齿镊	1把	小棉签	1扎

（十二）青光眼手术器械包（图 2-87）

持针钳（小）	1把	显微有齿镊	1把
血管钳	4把（弯2直2）	显微无齿镊	2把
虹膜回复器	1把	简易开睑器	1个
斜视钩	1把	刀片夹	1把
眼科小有齿镊	1把	OT针头	1个
眼科小无齿镊	1把	球后针头	1个
小杯	1个	冲洗针头	2个
弯尖剪	1把	纱布	3块
小梁剪	1把	眼垫	1个
显微针持	1把	小棉签	1扎

（十三）玻璃体及视网膜脱离手术器械包（图 2-88）

持针钳（小）	1把	弯尖剪	1把
血管钳	5把（弯3直2）	直尖剪	1把
虹膜有齿镊	1把	显微针持	1把
眼科中有齿镊	2把	显微有齿镊	1把
眼科中无齿镊	1把	显微无齿镊	1把
长短柄	1把	角膜剪	1把
露钩	1把	OT针头	1个
斜视钩	2把（长1短1）	球后针头	1个
钢尺	1把	冲洗针头	2个
铜钩	1把	破囊针头	1个
开睑器	1个	纱布	5块
规尺	1把	眼垫	1个
小杯	1个	小棉签	1扎

（十四）眼内注药器械包

眼科小有齿镊	1把	纱布	2块
简易开睑器	1个	眼包	1个
小杯	1个	小棉签	5支
破囊针头	2个		

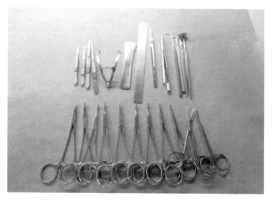

图 2-81　矫形手术器械包

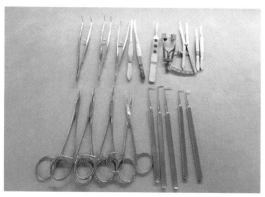

图 2-82　眼肌手术器械包

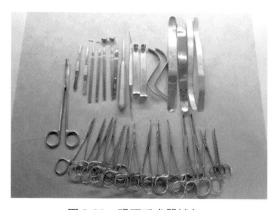

图 2-83　眼眶手术器械包

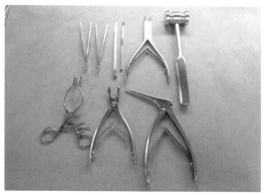

图 2-84　侧眶手术器械包

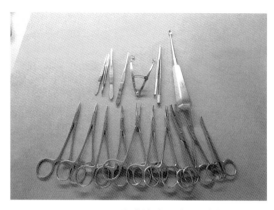

图 2-85　眼球摘除手术器械包

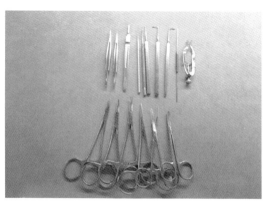

图 2-86　泪囊手术器械包

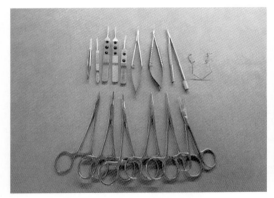

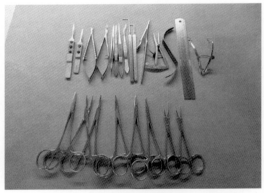

图 2-87　青光眼手术器械包　　　　　　　图 2-88　玻璃体及视网膜脱离手术器械包

第三章

手术室的仪器设备

随着现代科技和眼科学科的飞速发展,手术仪器设备的进步,使新手术、新项目得以开展,不仅拓展了眼科手术的领域,也提高了眼科手术效率和手术成功率。高、精、尖设备的应用给眼科手术带来了质的飞跃。但仪器设备的操作与使用不当,或违反安全使用操作规程,会带来诸多安全隐患,将直接或间接影响手术患者和手术室工作人员的安全。以下详细介绍眼科各种仪器设备的操作流程与维护、保养。

第一节 手术室的常用仪器

一、双极电凝

(一)工作原理

双极电凝是通过双极镊子的两个尖端向机体组织提供高频电能,使双极镊子两端之间的血管脱水而凝固,达到止血的目的(图 3-1)。

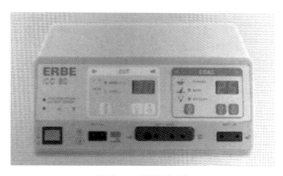

图 3-1 双极电凝

(二)操作流程

1. 连接电源线,接好脚踏板线路。

2. 打开双极电凝开关,检查机器性能。

3. 连接双极电凝线。

4. 根据手术需要调节合适的输出功率。

5. 使用完毕,将功率归零,关闭开关,拔除电源,撤下脚踏及电源线的接头。

（三）注意事项

1. 功率设置为 20～30W，根据手术需要适当调整。功率过高会增加产热和镊子间的阻抗，造成镊子的焦痂。

2. 手术中，双极镊子如有血痂　只能用盐水纱布擦拭，严禁用刀片等硬物刮除。

3. 使用时保持组织湿润，无张力，可在术野持续滴少许生理盐水，以保持术野的洁净及避免高温对周围组织的影响，减少焦痂与刀头的黏附。

（四）仪器保养

1. 专人负责，定期检查，确保性能。

2. 为保持双极刀笔的绝缘性能的完整及功能良好，要用保护套保护好双极刀笔头并与普通器械分开放置。

3. 双极电凝踏板用塑料袋装好，以保持脚控开关的清洁、干燥。

二、WZC-Ⅲ高频泪道治疗仪

（一）原理

利用高频电碳化膜鼻泪管内的阻塞组织。

（二）操作流程

1. 连接仪器电源线并打开位于仪器后面的电源总开关，绿色的电源指示灯亮表示仪器进入待机状态。

2. 确认手术电极连接电缆、中性电极连接电缆、脚踏开关连接电缆与主机连接好。

3. 将中性电极夹其金属部分牢固地夹在患者前臂外侧，电极夹与手部皮肤之间需要垫一湿方纱。

4. 将脚踏开关置于手术者的右脚下。

5. 按电源开关键使仪器进入工作状态，并将输出功率调整到 150W（手动调整"△"增加输出功率值，"▽"减少输出功率值）。

6. 用安尔碘消毒手术电极与高频泪道探针接口处，与手术医生共同将一次性线套套入手术电极连接电缆，接上高频泪道探针。

7. 踩下脚踏开关，输出指示灯亮，同时蜂鸣器发出声响，说明机器正常可以进行手术。

8. 手术完毕按电源开关使仪器进入待机状态，再关电源总开关，拔出电源。

9. 整理好手术电极连接电缆、中性电极连接电缆、脚踏开关连接电缆，将仪器归位。

（三）注意事项

1. 中性电极夹其金属部分必须牢固地夹在患者前臂外侧，电极夹与手部皮肤之间必须垫一湿方纱加强导电性，防灼伤患者皮肤。

2. 患者有严重心脏病或安装心脏起搏器者禁用。

3. 患者不能与接地的或有可观的对地电容的金属部件（如手术台、支架等）接触，患者不能佩戴手表等金属饰物。

4. 患者如需使用生理监护仪，应将监护仪电极尽可能放在远离手术电极的地方。

5. 使用时勿打开机壳，也不要有液体流入仪器内，以免造成事故。

6. 手术结束后观察患者手部皮肤有无红肿并询问患者有无不适。

三、电钻电锯

（一）操作流程

1. 插上电源，按机身后面黑色按键，显示屏指示灯亮。

2. 连接马达线，将脚踏摆放于术者右脚位置。

3. 控制面板选择比速 1∶1，按 ↑ ↓ 选择合适的工作速度。

4. 脚踏控制面板：①蓝色按键为调速键，长按为减速，每点击一次为增速一次；②绿色键为程序选择键；③黄色键为马达正反转选择键，显示面板绿色反转灯亮为反转。

5. 马达工作时，控制面板 MOTOR 绿色指示灯亮，脚踩开关马达即工作（无极变速）（图 3-2，图 3-3）。

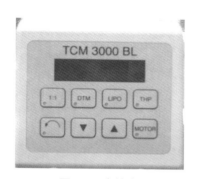

图 3-2　电钻电锯

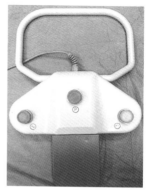

图 3-3　电钻电锯脚踏控制板

（二）注意事项

1. 严禁高于锯、钻上标示额定的转速工作。

2. 为建议使用的工作转速数据：直钻（30 000 转 / 分），钻孔（20 000 转 / 分），摆动（13 000 转 / 分），矢状锯（17 500 转 / 分）。

3. 使用后手柄均要用干净的水清洁后并喷入润滑油进行去污润滑处理再送消毒灭菌。

四、手术显微镜

（一）原理

应用多倍放大的原理，使术者能够清晰地看到组织的微小结构，精确地进行手术。

（二）手术显微镜的种类

手术显微镜的种类很多，有 Y2 系列手术显微镜、OPMI 系列显微镜、TOPCON OMS 系列的手术显微镜、LEICAM 系列手术显微镜、VISU 手术显微镜（图 3-4）、SOM 2000D 眼科手术显微镜（图 3-5）。

（三）手术显微镜的结构（图 3-6）

眼科手术显微镜均为双目显微镜，由观察系统、照明系统、控制系统、支架系统、附属设备组成。

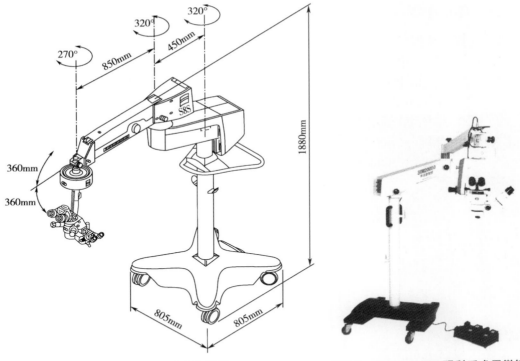

图 3-4　VISU 手术显微镜　　　　　图 3-5　SOM 2000D 眼科手术显微镜

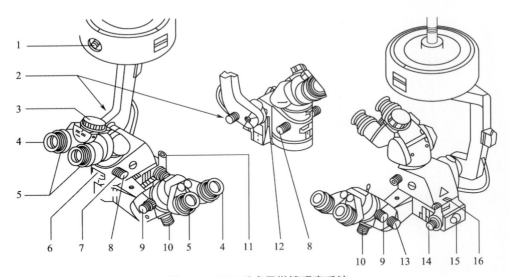

图 3-6　VISU 手术显微镜观察系统

1. 自动复位按钮　2. 调节镜头倾斜度旋钮　3. 调节瞳孔间距旋钮　4. 可调节目镜罩
5. 屈光矫正环　6. 无级放大系数显示窗　7. 设定眼底红色反射光照明旋钮
8. 磁控开关　9. 助手显微镜放大倍数旋钮　10. 助手显微镜焦距调节旋钮
11. 设置 6° 照明扳手　12. 镜头聚焦标记　13. 助手显微镜上下转动锁定螺丝
14. 光栅旋钮　15. 导光纤维接口　16. 助手显微镜水平旋转锁定螺

（四）操作流程

1. 连接电源,摆好适当位置,将脚踏放于手术医生脚下。

2. 松开显微镜关节,打开电源,将亮度调到合适位置。

3. 将显微镜移至手术野,根据清晰度上下调动。

4. 固定显微镜关节。

5. 根据术者的屈光状态调节术者所用目镜的屈光度。

6. 调节双目镜的距离与术者的瞳距一致。

7. 调整微焦至清晰,即可施行手术,术中根据操作的部位调整物镜角度和光源亮度。

（五）手术显微镜使用注意事项

1. 使用时,将各个关节的旋钮拧紧。

2. 调节光源时应从最小的亮度开始,使用完毕应将亮度调至最小方可关闭电源,以延长灯泡的使用寿命。

（六）手术显微镜的维护和保养

1. 手术显微镜属精密仪器,应定位放置,由专人负责保养。

2. 经常注意防尘,非使用时应用防尘套罩住整个显微镜。

3. 防止振动和撞击。每次使用完毕后或推动时,收拢各节横臂,拧紧制动旋钮,锁好底座的固定装置。

4. 保持光学系统的清洁。镜头应用拭镜纸擦拭,透镜表面定期用软毛掸笔或橡皮球将灰尘掸除或吹去,然后用脱脂棉蘸无水乙醇混合液轻抹拭镜头表面,切忌用手或硬质棉织物擦拭。

5. 注意保护导光纤维和照明系统。导光纤维系统是手术显微镜的重要部分,使用时勿强行牵拉和折叠。用毕注意理顺,不要夹压或缠绕于支架。导光纤维的两端要定期清洁,防止污染和灰尘沉积。

6. 注意防潮湿、高温、温度剧变和含有酸碱性的空气污染显微镜的空间。

7. 保持仪器的干燥性。保持手术间的相对湿度不超过60%~65%。

8. 保持各部件的密封性。防止仪器暴晒、火烤,严禁随意拆卸目镜、示教镜等可卸部分,拆卸后立即加防护盖,以免外界的潮湿气流进入仪器内,造成仪器内部发霉、生锈。

9. 手术显微镜大多数功能均受脚控开关控制,使用时勿猛踏快踩或用力太大。用毕把连接线理顺并把脚踏挂好。

10. 手术显微镜设登记本,每次使用后要登记。

五、超声乳化仪

超声乳化仪见图3-7~图3-10。

（一）原理

利用超声波的高频振动对晶状体核及皮质进行粉碎、乳化后吸收。

（二）基本功能

尽管有多个厂家生产的不同型号的超声乳化仪,但其基本功能包括灌注、抽吸和超声粉碎。

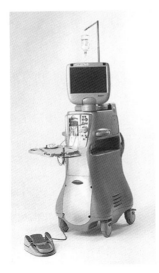

图 3-7　Legacy 超声乳化仪

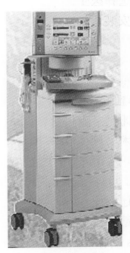

图 3-8　INFINITI™ 超声乳化仪

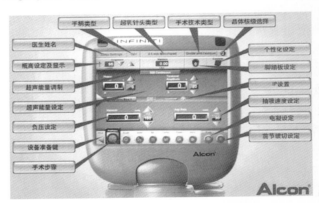

图 3-9　Legacy　超声乳化仪控制界面

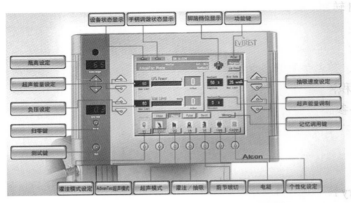

图 3-10　INFINITI™　超声乳化仪控制界面

（三）操作流程

1. 眼力健超声乳化仪的操作流程

（1）开机：打开电源，机器进行自检后进入操作界面。

（2）选择医生：用上下指示键选择医生的名字并按确认键。

（3）安装管道及手柄：将蠕动管道连接到灌注液瓶，并装于左侧板，压好压盖合法蠕动泵盖，检查管路是否通畅，插好超乳手柄。

（4）放水：按 SET UP，将光标移动到 Irrigation free flow，按下开始放水，再按下关水。

（5）操作前测试：术者将管道连接到手柄，安装好超乳针头、灌注套和测试腔，将移动光标移到 Phaco prime/tune，按确认键两次机器开始测试，测试顺畅机器会自动进入初设的手术状态；测试刚开始时，若将光标移动到 Bypass 按确认键，测试则跳过灌注时间。

（6）术中操作：按上下键可以选择 Phaco 1、2、3、4，I/A 1、2、3，VIT 1、2，DIA 1、2。

（7）按确认键实现：配合上下键和下端的类别键可以调整各种参数；升降杆控制键可以调整灌注液高度。

（8）连台操作：将光标移动到 Endcase，按确认再按 Next cass 重复第 4、5、6 操作。

（9）结束：将光标移动到 Endcase 按确认；若要储存参数，将光标移动到 save 按确认，按 save as 则存为其他医生的名字；按 Print cass 打印；按 Purge cycle 冲洗管道和手柄；按 Shutdown 关闭程序；屏幕出现关机提示时关闭电源开关。

2. Legacy 20000、EVEREST 的操作流程

（1）打开电源开关（Power ON），再打开位于前盘的 Standby 开关。

（2）按 Custom（自定义）按钮，选择 Doctor（医生）按钮，医生姓名被突出显示。

（3）按 Exit（退出）按钮后选择 Memory（记忆）按钮，选择 Memory 1、2、3 或者 4（预先设定的组合参数）。

（4）插入积液盒，将抽吸管路的蓝色接口与灌注管路的白色接口互相连接。

（5）连接灌注液，保证灌注液量 2/3 或 3/4 液量状态，按 Test（测试）键测试，Prime（初始化）系统进行液流测试，完成后红色 Not Primed 转变为绿色的 Primed。

（6）取下手柄连接口的 U/S 保护帽，连接手柄（手柄连接口红点与主机插口处红点相对应）。

（7）安装好超声乳化针头、灌注套管，将抽吸管路的蓝色接口与灌注管路的白色接口连接到 U/S 手柄，按 Fill（注水）按钮，直到测试管腔充满灌注液后按 Tune（调谐）按钮，红色的 Not Tuned 转变为绿色的 Tuned 显示。

（8）调节界面至相应的 Phaco、Pule Berst，I/A 进行相应的操作。

（9）手术结束后，将抽吸管路的蓝色接口与灌注管路的白色接口互相连接，取下灌注瓶，选择除电凝以外的任何模式，按 Test（测试）键，按 Clean（清洗）键。

（10）取出积液盒，取下超声乳化手柄和（或）I/A 手柄按说明书进行清洗。

（11）设备参数的储存：按 Custom（自定义）→按 Add（添加）→键入医生姓名→按 Store（存储）→在 Custom Screen 自定义屏幕状态下可以存储瓶高、3 档的抽吸速率、堵塞的控制→按 Exit（退出）按钮→按 Memory（记忆）并选择 Memory 1（记忆 1）→为 Memory 1（记忆 1）自定义 Advantec、U/S、I/A、玻璃体切割和电凝→选择 Custom（自定义）按钮按下 Store Memory Number 1（存储记忆 1）。

3. INFINITI 操作规程

（1）插上电源，打开主机及面板的电源开关（Power ON）。

（2）打开位于前面板 Standby 开关（该开关将由橙色变为蓝色，设备即开始启动）。

（3）设备初始化后进入操作画面，按下医生选择（Alcon Settings）按钮，选择一位手术

医生的姓名,然后继续选择合适的手柄、超乳针头和手术类型。

(4)插上 Infiniti FMS 积液盒。

(5)将抽吸管路蓝色接口与灌注管路的白色接口相互连接。

(6)将液流管路针插入灌注瓶中,保证滴液室 2/3 或 3/4 满的状态,按下 Prime FMS(初始化积液盒)按钮,开始初始化积液盒,负压检测和泄压检测(上述过程成功结束后,屏幕上的初始化状态指示将由红色的 FMS Not Prime 转为蓝色的 FMS Primed 显示)。

(7)将超声乳化针头旋入手柄,将灌注套管旋到超声乳化针头上。

(8)将抽吸管路的蓝色接口与灌注管路的白色接口连接到 U/S 手柄。

(9)将保护帽从 U/S 手柄连接口取下。

(10)将手柄连接口插入主机中(连接时注意手柄连接口处红点与主机插口处红点相对应)。

(11)将手柄针头向下对准测试管腔,按 FILL(注水)按钮,等测试管腔充满 BSS 无菌溶液。

(12)将测试管腔装入 U/S 手柄和针头上并保持手柄竖直向上放入托盘。

(13)按下 Test Handpiece(测试手柄)按钮,开始调试手柄及液流检查(上述过程成功结束后屏幕上的调试状态指示由红色的 Not Tuned 转变为绿色的 Tuned 显示)。

(14)手柄成功测试后进入工作界面,即可开始手术。

(四)注意事项

1. 超声乳化手柄及 I/A 手柄应轻拿轻放,高温灭菌后的手柄应自然冷却 15 分钟以上方可使用,不能用冷水骤然冷却降温,否则易大大缩短手柄的使用寿命。

2. 定期清洁保养机器负压传感器及内部风扇,定期更换内部插件弹簧管道等。

3. 每台手术结束后,应严格按照使用手册的指引及时仔细清洁超声乳化手柄和 I/A 手柄,防止高温灭菌后晶状体组织残留物干结于手柄内。

4. 灌注压的高度一般为 60~70cm,术中密切观察灌注液的流速,根据手术需要及时配合医生调整灌注瓶的高度。及时更换灌注液,更换时告知手术者一起配合。

5. 根据手术需要适当调整超声乳化的能量。能量太低,可使晶状体核粉碎发生困难、降低能见度,阻塞手柄的管道系统;能量太高,易造成角膜损伤和晶状体后囊膜破裂。

(五)仪器保养

1. 使用完毕,用灭菌注射用水彻底清洗超声乳化仪(一般用 500ml 的灭菌注射用水),并将仪器吹干。

2. 超声乳化手柄、I/A 手柄、各种管道用毕,用蒸馏水冲洗管腔,然后用氧气吹干,以保证各管道通畅。

3. 由专人负责,定期进行检测,保证仪器的性能。

六、眼内激光内镜(E2)

(一)基本结构

1. 激光显微内镜　包括探针(镜头)和手柄、传输线、接头。

2. 主机

(1)面板:包括上述 3 个接头的插座、启动开关、紧急关闭按钮、功能选择键、参数调节键和显示屏。

（2）氙光源：内镜的照明光源、可调节强度。

二极管激光装置：产生波长为 810nm 的二极管激光。

（3）照相机：经内镜光纤获取图像并显示于监视器。

3．脚踏板、激光、调节氙光源照明光强度。

（二）操作流程

1．开机步骤

（1）接通电源，打开净化交流稳压器电源。

（2）开监视器电源：需录像时按"▲"键放入光碟，等待 LOADING 完毕，用遥控器按"SOURCE"蓝色键选择 R-SV 频道（如不需录像，直接用遥控器按 SOURCE 蓝色键选择 R-SV 频道）。

（3）接入 E2 光纤，包括影像（插入式接口）、激光（选入式接口）、照明（插入式接口）。

（4）打开 E2 电源，注意在未使用激光前，请不要打开机器后面的锁匙，数字"0"代表关，数字"1"代表开。

（5）在面板的"ILLUMINATION"标识处，使用"↑""↓"按键调整适合照明光的亮度。

（6）调整影像接口上的微调旋钮调校清晰度，注意须把探头近距离接近纱布后再调整。

（7）若要发射激光，须打开机器背后的锁匙，有十秒左右的声音提示进入 STANDBY 状态（使用面板的"ENABLE"按键来切换开始、准备）。

（8）面板上的"LASER Power"标识，可使用"↑""↓"按键调校激光功率。

（9）面板上的"LASER DURATION"标识，可使用"↑""↓"按键调校激光发射的持续时间。

（10）面板上的"AIMING BEAM"标识，可使用"↑""↓"按键调校瞄准光的强弱。

（11）以上准备工作完成后，可通过按脚踏板来控制激光发射。需用光碟录像时按 DISC REC 红键；需用硬盘录像时按 HDD REC 红键；停止时按"■"键。

（12）在任何情况下发生特殊状况，必须马上终止激光发射，按下面板上的"COOL DOWN"按钮。重新复位可将"COOL DOWN"按钮向右旋转。

2．关机步骤

（1）先将机器背后的锁匙旋转到"0"。

（2）清洁探头上的分泌物。

（3）关 E2 电源。

（4）取出光纤线时，注意小心轻放，光纤线禁止使用高温消毒。

（5）套回机器保护套。

（6）关监视器电源、录像机电源。

（7）关净化交流稳压器电源。

（8）最后盖好机器保护罩。

（三）注意事项

1．每次使用前，内镜必须彻底地检查一遍，以排除任何异常情况。

2．内镜光纤十分精细，操作和清洗等一应需要小心谨慎，注意不要踩、扭结、过紧地缠绕、拉动光纤，或绕在任何设备上。

3. 在激光激活后,注意力集中,以免发生意外。在治疗过程中,系统必须都处于静止状态。保持系统静止状态,可避免因不慎踩动脚踏板而发射不必要的激光。

4. 为了防止爆炸和着火,不要将激光释放到易燃或易爆物体上,如易挥发的麻醉剂、乙醇等。

5. 操作者进行激光治疗时佩戴防护眼镜,在任何时候都不要直接看激光的输出端,否则会对眼睛造成严重损伤。

6. 按下紧急关闭键(红色大按键)关闭激光能量,它是非正常情况下的关闭,所有的激光参数重新设置为零,电源未切断的情况下该按键没有使整个系统都关闭。

7. 当所有治疗结束时,将钥匙旋钮旋至"0"(off)位置,拔去钥匙以免对系统的误操作。

8. 激光的维修必须由受过正规训练的人员进行。

(四)仪器的保养

1. 每次使用后,套上保护套,将激光内镜放在原来的包装盒内。

2. 手柄、传输线和接头按规定位置摆放,严禁折曲、扭结、过紧地缠绕、拉扯光纤,严禁用止血钳钳夹光纤。

3. 每次使用前,必须仔细地检查激光内镜有无结构上的损坏,一旦发现损坏,须更换新的内镜。

七、冷冻治疗仪

(一)原理

冷凝手柄内是双层气体循环,有进气和出气通路,高压气体通过小气孔进入冷凝头端,并在此外膨胀,产生低温效应,然后通过出气管排出。冷凝头内还有耦合电极,提供热量,当停止冷凝时,及时进行解冻(图3-11)。

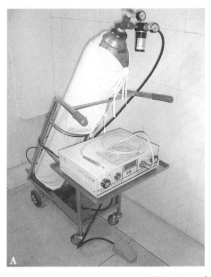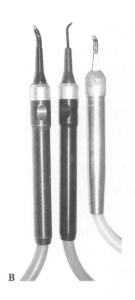

图3-11 冷凝机

A:冷凝机 B:冷凝头:左边是进口常规冷凝头,中间是小儿用的冷凝头,
直径比常规冷凝头小,右边是国产冷凝头

（二）结构

1. 冷气源 是用钢瓶贮藏的 CO_2 高压气体。

2. 脚踏开关 控制冷凝的开关。

3. 冷凝头 通过高压管道与主机相连,有多种规格型号,一般头部的直径在 2～2.5mm 之间,小儿冷凝头直径较小,为 1.5mm。

（三）使用范围

用于裂孔性视网膜脱离的预防,裂孔性视网膜脱离、渗出性视网膜脱离、早产儿视网膜病变、眼内肿瘤的治疗。

（四）操作流程

1. 按要求接好冷凝管,打开冷凝机电源开关。

2. 拧开 CO_2 贮气钢瓶阀门,将钢瓶上的泄压阀打开,将压力调到绿色表示的范围,一般在 4.5～6MPa 之间。

3. 转动主机上的调压旋钮到 45～60bar,不超过 60bar。

4. 将脚踏放在手术者的右脚,踩下脚踏开关,测试冷凝头是否有结霜,还要注意结霜是否迅速,是否达到历史最高水平所需强度,松开脚踏开关,测试解冻是否迅速。

5. 使用完毕,关闭 CO_2 贮气钢瓶阀门。

6. 踩下脚踏开关,放出 CO_2 贮气钢瓶的余气,关闭冷凝机电源开关。

（五）使用注意事项

1. 冷凝头温度不够低（-70～-75℃）时,要检查钢瓶贮藏的 CO_2 气体是否不够。

2. 卸下冷凝手柄时不可使用暴力,以免拧断冷凝手柄。

3. 冷凝头的管道勿扭曲、折叠。

4. 排气声音很大且探头不制冷,更换冷冻管插头端部密封胶圈。

（六）仪器的保养

1. 定期检查仪器的性能及钢瓶贮藏的 CO_2 气压。

2. 专人负责。

八、玻璃体切割机

玻璃体切割机有多种机型,在国内最常用的是 Accurus 玻璃体切割机和 Millemnium 玻璃体切割机(图 3-12,图 3-13)。

（一）结构

1. 控制界面 是一种非常直观的人机对话屏,玻璃体切割机的所有功能均显示在界面上,可通过触摸式按键进行设置或调节(图 3-14)。

（1）综合功能区

1）综合功能选择键:从上到下有 5 个触摸键,分别是:注入或灌注压力键,气 / 液交换键、电凝键和光纤照明的灯源键(2 个)。

2）综合功能上下调整键:可用来调整选中综合功能的数值。

3）综合功能数值显示屏:显示当前功能的设定数值。

（2）彩色液晶显示和触摸屏:用图标、箭头和数值显示有关工作模式和系统状态。

（3）带抽吸和灌注接口的积液盒:可将系统产生的真空、抽吸的液体传送到小收集室中,收集室又不断地将抽吸的液体排入挂在积液盒前面的密封积液袋内,防止液体外溢。

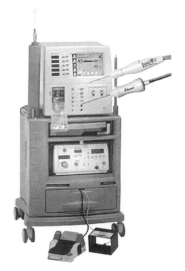

图 3-12   Alcon Accurus 玻璃体切割机

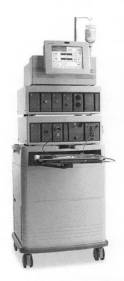

图 3-13   博士伦 Millemnium 玻璃体切割机

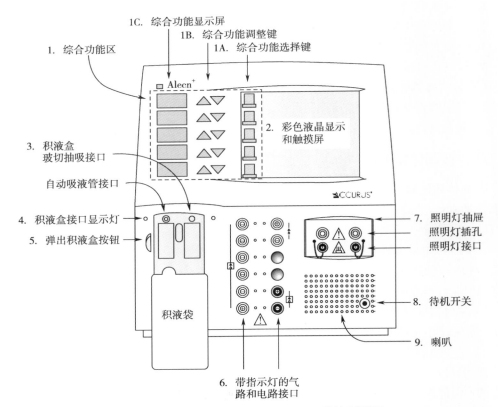

图 3-14   Alcon Accurus 玻璃体切割机的控制界面

（4）积液盒接口指示灯。

（5）弹出积液盒按钮：按下按钮，可打开固定积液盒的插销，取下积液盒。

（6）气路和电路接口：接切割头、气动剪刀、硅油注吸和气/液交换、超声乳化或晶状体粉碎手柄、电凝插头（图3-15）。

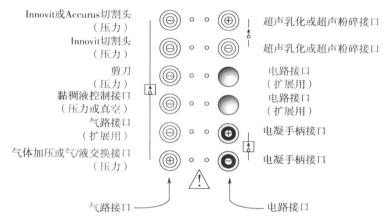

图 3-15　Accurus 玻璃体切割机的气路和电路接口

（7）照明灯抽屉。

（8）待机开关。

（9）扬声器。

2. 脚踏控制板　由一个脚踏板，左、右水平开关，左、右垂直开关和两个后跟开关组成（图3-16）。

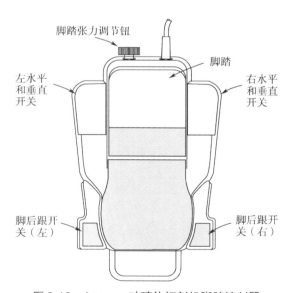

图 3-16　Accurus 玻璃体切割机脚踏控制器

3. 管道系统　包括切割系统（图3-17）、照明系统（图3-18）、气/液交换系统、眼内电凝系统、超声粉碎系统、气动眼内剪和自动硅油注入或吸出系统。

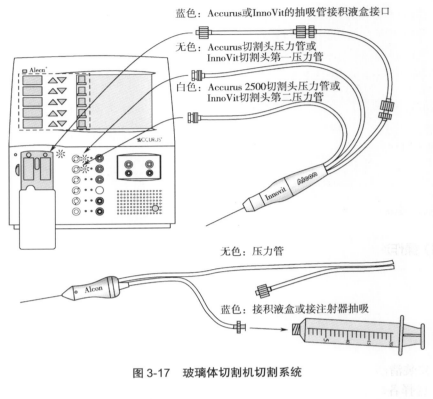

图 3-17　玻璃体切割机切割系统

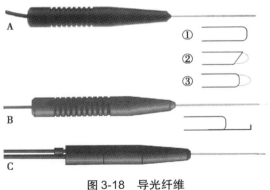

图 3-18　导光纤维
A. 普通导光纤维头①及广角照明头②和③；B. 带剥膜钩的导光纤维；
C. 带吸引和电凝的导光纤维

（二）主要功能

1. 能进行前及后段玻璃体切割。

2. 作眼内及眼外双极电凝。

3. 眼内灌注及吸引的速度均可由机器控制，且切割口具有微量反吐功能。

4. 附有眼内光纤照明。

5. 可进行眼内气体 / 液体交换及维持稳定的眼压。

6. 可连接气动眼内剪使用。

7．能进行晶状体超声乳化或粉碎术。

（三）技术指标及特性

玻璃体切割机主要由电路及气路两大系统构成：

1．本机器的电源，可采用民用的电压。

2．气源一般采用氮气，压力为 $6.33\sim8.44kg/cm^2$。

3．切除速度为 $0\sim2500$ 次／分，线性，切除的最大速度可以控制。

4．负压吸引力为 $0\sim400mmHg$，线性，最大负压也可以控制。

5．光纤照明的强度为 $0\sim100\%$。

6．气动眼内剪刀有三种运动的子模式：比例模式、多次剪切模式、膜剥离剪模式。后两种模式的剪切频率为 $1\sim400$ 次／分钟。

7．眼内电凝的主机产生常用频率为 $(340\pm17)kHz$ 的电流，使用时可按百分比调节增减。

（四）操作流程

1．Accurus 400VS、800CS 的操作流程

（1）检查氮气瓶或压缩空气的压力，确认输入机器压力（分压表）读数在 $90\sim120psi$ 或 $0.62\sim0.82MPa$。

（2）打开电源开关（Power ON）后，打开位于前盘的 Standby 开关。

（3）选择 Doctor（医生）按钮，（医生的名字会被突出显示）。

（4）安装清洁的积液盒（Cassette），机器进行自动检测。

（5）选择各功能模块，按相应的指示灯安装玻璃体切割刀、气液交换、电凝等附件，连接玻璃体切割刀，按 Test 自动测试玻璃体切割刀，通过后自动进入手术模块（Surgery）；选择相应的手术方式及合适的参数。

（6）设置气液交换压力（屏幕左边第二排），按动屏幕上左边第二个图标可开关气液交换功能。

（7）电凝在屏幕第三排，设定相应的参数直接踩脚踏"左耳"即可。

（8）照明在左边第四和第五排，设置相应的参数，按屏幕上左边第五、第六图标即可开关照明。

（9）手术结束后按 Exit 进入设置界面，按 Clean 排空积液盒内液体，卸装各种管道、手柄等，取出积液盒。

2．Storz 玻璃体切割机的操作流程

（1）气源使用医用氮气或者压缩空气，禁水禁油。

（2）开机前检查各线路是否连接好，特别是电源线连接要确保牢固。

（3）按下电源开关至 I 处，计算机进入启动、自检状态，此过程需要持续数分钟。

（4）仪器进入主菜单后，可根据手术需要选择前节（Anterior）或后节（Posterior）工作模式，进入子菜单后根据手术需要调节各参数，打开相应的功能键开关，连接各种管道。

（5）仪器使用过程中严禁断电，以防计算机中的软件程序被破坏。

（6）关机：按下 Utl 键，选择 Exit，再选择 Shut Down，当仪器显示"You may shut down the system"时，方可关掉机器电源，之后须再等待 $1\sim2$ 分钟，待屏幕完全暗下方可拔除电源插座。

（五）注意事项

1. 只有当气源的压力达到 $6.33\sim8.044kg/cm^2$ 时，玻璃体切割机才能开始正常的工作。

2. 根据需要调节导光纤维的亮度，高照明亮度易损坏灯泡和增加光对视网膜的毒性。

3. 术中要适当调整灌注瓶的高度，密切观察灌注液的流速，及时更换灌注液。

4. 集液袋液体满时应及时更换。

5. 只有开放灌注系统后才能进行玻璃体切割。

6. 装有心脏起搏器电极的患者，做眼内电凝可对起搏器及其功能产生不可修复的损伤，甚至会导致患者心室纤颤。

7. 术后要对粉碎手柄进行清洗，用蒸馏水冲洗管道和手柄 $2\sim3$ 次，最后用高压气体清除管道和手柄内的水分。如果没有正确的清洗操作，可能会残留组织碎片或灌注液的盐分，永久性损伤手柄，或影响无菌环境。

8. 不能对超声粉碎手柄做超声清洗，否则会导致不可恢复的损坏。

9. 超声粉碎手柄应轻拿轻放，高温灭菌后的手柄应自然冷却 15 分钟以上方可使用，不能用冷水骤然冷却降温，否则易大大缩短手柄的使用寿命。

10. 机器显示绿色报警信息时可采取相应措施消除，显示黄色报警信息时部分功能丢失，看情况决定是否手术，红色报警信息时必须进行维修方可使用。

（六）仪器的维护与保养

1. 专人负责，定期检测。

2. 操作人员要熟练掌握操作程序及仪器的各种性能。

九、激光机

（一）结构

1. 主机　是激光光源发生器，通过接口与控制器、光纤和脚踏相连。

2. 控制器　用于调控激光输出的参数。曝光时间（time 上下键）可在 0.01～1 秒变动，曝光能量（Power 上、下键）可在 50～1000kW 之间调节，Repeat 键选择单发还是连续发射，有 A、B、C 连续和结束四挡，A 挡连续率最慢，C 挡连续率最快，B 挡连续率适中，通过按键可循环出现四挡；Reset 键是计数复位键；Aim 上、下键用于调节瞄准光的亮度；Status 键是待机（stand by）和准备发射（ready）的转换键；Color 键用于选择发射哪种颜色激光束，有绿色（green）和蓝绿色（all）两种选择。

3. 光纤　输出激光能量，通过光纤头释放能量，产生光凝效应。

4. 脚踏　用于控制激光的发射，如果设置发射为单发，踩一次脚踏产生一次发射，持续踩住脚踏也不会再有发射。如果设置为连续发射，单踩脚踏一次也可呈单次发射，如果持续踩住脚踏可连续间断发射激光。

5. 附件　眼内光凝保护器连接在手术显微镜的光路上，医生无需戴防护眼镜。如果没有，主刀和助手均要戴防护眼镜才能操作光凝。

（二）操作流程

1. 连接电源，打开激光机主机的电源开关。

2．把脚踏放于术者的脚下。

3．连接光纤。

4．打开激光机，待机器进行自我检测。

5．调节好曝光时间、曝光能量、间隔时间及激光束颜色，将 Reset 键复位。

6．按下"Ready"键，可以进行眼内光凝操作。

7．操作完毕，记录曝光时间、曝光能量及次数，关闭激光机开关再关闭主机电源开关。

（三）注意事项

1．激光辐射对人眼有一定损伤，进行激光操作时要戴上具有防护作用的眼镜。

2．进行光凝前，应常规检查激光参数，将计数器复位到零。将激光机设置成待机状态（stand by 照亮），以免意外发射伤及眼内正常组织，在一切都准备妥当后再转换成治疗状态（ready 或 treat 状态）。

3．光纤勿扭曲、折叠，否则影响导光。导光纤维头端被污染时，输出能量下降，应更换新的光纤。

（四）激光机的保养

专人负责，定期检查仪器的性能及光纤的完整性。

十、电磁吸仪

电磁吸仪是眼部磁性异物摘出的常用仪器，具有连续磁吸和脉冲（间断）磁吸的功能。

（一）操作流程

1．连接仪器的电源，将脚踏开关的插头插入仪器上的脚踏插座内，最后连接电磁铁手柄的电线插头插入仪器的输出插座内。

2．将脚踏板置于术者脚下。

3．选择仪器的工作状态（连续或脉冲）。

4．将电磁铁手柄放入灭菌的布套内，并在其前将已灭菌的所需吸铁头装上。

5．检测仪器的功能是否正常方可正式使用。

6．使用完毕关闭仪器电源开关，将脚踏板收好，连接线理顺。

（二）注意事项

1．必须先选好仪器的工作状态（连续或脉冲）再打开电源开关。如果手术中途要改变工作状态，须先关闭电源开关，等调好工作状态后再打开电源开关。

2．为了保证手术的顺利进行，患者身上不可带有金属物品（如手表、戒指、耳环、皮带的金属头等）。

十一、小型压力蒸汽灭菌器

（一）原理

利用机械抽真空的方法，使灭菌柜内形成负压，蒸汽得以迅速穿透物品内部进行灭菌（图 3-19）。

（二）操作流程

1．打开储水盖，倒进蒸馏水直至水面距安全阀座底面 5cm 处（约 6.5L）。

2．接通电源，把主开关打到"ON"位置。

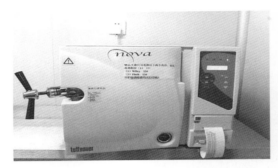

图3-19　Nova-3台式小型压力蒸汽灭菌器

3. 设备进入预热状态，需10分钟（即加热蒸汽发生器所需的时间）。

4. 按循环"CYCLES"键，选择需要的程序。

5. 把要灭菌的物品装进灭菌腔，关好门，关门力度以一个手拧至不能继续时停止。

6. 按下开始"START"键，灭菌器开始运行。如炉子在达到相关灭菌温度或压力之前失败，首先检查门是否完全密封。

7. 在循环结束时，开始"START"灯熄灭，显示屏显示"END"，同时有7秒的长笛声；当程序失败时，显示和打印失败"FALL"信息，发出短促报警声。

8. 打开仓门，卸下已灭菌的物品。如果循环失败，按2次"STOP"键，等失败的指示灯灭之后，压力降到100kPa左右即可打开炉门。

9. 每天灭菌炉使用完毕需清洁炉内腔、密封圈、托盘。

（三）注意事项

1. 每天排空废水一次，每周一次排干储水箱的水，换去离子水或蒸馏水。

2. 每周一次或显示"Empty Resl"信息时（以先到为准）排干废水箱的水。

3. 每周清洁炉外周及灭菌腔。

4. 为了防止安全阀堵塞，每月必须按以下操作进行一次清洁。

（1）逆时针旋转卸压螺母2圈。

（2）根据操作指南，进行灭菌循环（程序1、2或3）。

（3）当内腔压力到达最大压力时，安全阀卸压（蒸汽从阀内喷出）。

（4）关机。

（5）待压力回"0"、设备冷下来后，顺时针转回卸压螺母2圈。

十二、过氧化氢等离子灭菌炉

（一）原理

采用高精度的低温低频等离子发生器，灭菌循环过程中在灭菌舱内生成持续、稳定、活性极强的过氧化氢带电粒子，作用于微生物膜脂、DNA和其他重要细胞结构，与细菌体内蛋白质和核酸发生反应，扰乱微生物的生存功能，破坏其生命力（图3-20）。

（二）操作流程

1. 接通电源，检查设备屏幕上提示：Insert New Cassette（按操作要求插入新卡匣），Ready to use（设备备用状态，可正常使用）。

2. 装载物品　按Open Door键开门，按要求装载需灭菌的物品，检查物品有无碰壁。

3. 正确装载物品后按 Close Door 键关门。

4. 按 Start 键启动程序，根据灭菌物品管腔的直径和长度选择循环：①短循环，按 Start 键确认；②长循环，按 Cancel 键选择后再按 Start 键确认。

5. 灭菌循环完成，阅读显示屏和打印纸循环参数、确认：Process Complete。

6. 按 Open Door 键开门，取出灭菌物品，检查化学指示卡变色合格。

7. 如需进行生物监测，按要求将 BI 试剂关闭、夹碎内胆、置于生物监测仪做培养（每天至少一炉次须进行生物监测）。

8. 按要求将灭菌物品保存，做好灭菌记录。

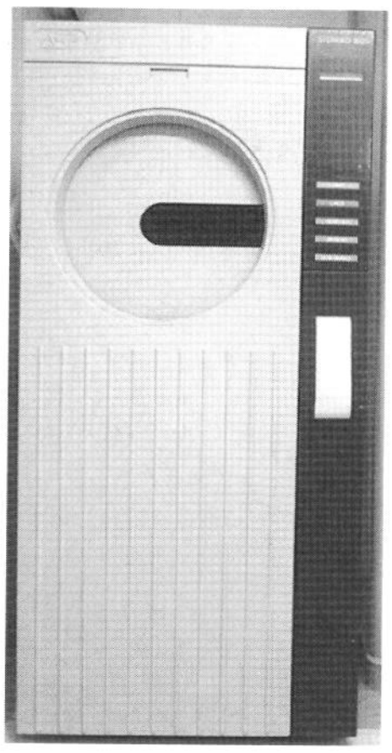

图 3-20 过氧化氢等离子灭菌炉

（三）注意事项

1. 请勿任意将 STERRAD 系统关机或者没有插插头超过 24 小时，否则会导致机器真空泵损坏，如果有必要关机超过 24 小时，请与公司人员联络如何完成这个步骤。

2. STERRAD 系统专用 H_2O_2 卡匣内含高浓度之 H_2O_2，是一种强氧化剂且具刺激性，切勿打开 H_2O_2 卡匣塑料封套，如果卡匣之化学指示呈现红色表示卡匣损坏。

3. 卡匣可能含有残留的过氧化氢（H_2O_2），将对人体造成伤害。切勿将使用过的卡匣自卡匣盒取出，请依照医院规定丢弃处理。如有与 H_2O_2 接触，请立刻以大量清水冲洗，症状未立即消失尽快就医治疗。

4. 切勿尝试灭菌与本设备不兼容的材质及物品。

5. 所有器械在置入灭菌设备前必须经过正确规范的清洗干燥操作流程。

6. 使用与 STERRAD 灭菌系统相符的器械盒、外包布、灭菌袋等耗品。

7. 限用 STERRAD 灭菌系统生物培养测试剂（BI）来监测机器灭菌能力。

8. 如出现灭菌程序未完成被中止的情况，被灭菌的物品、器具必须要重新包装并用新的化学指示条（STRIP）、化学指示胶带（TAPE）和生物培养测试剂。

十三、环氧乙烷（EO）灭菌炉

（一）工作原理

通过环氧乙烷与微生物发生非特异性烷基化作用，从而抑制微生物反应基的正常功能，使其新陈代谢发生障碍而死亡（图 3-21）。

（二）应用范围

不能耐受高温、高压、高湿物品的灭菌。

（三）操作流程

1. 打开压缩机、冷冻干燥机、环氧乙烷机的电源开关，将过滤器底部的排水阀打开排水。

2. 检查机器内的蒸馏水及打印纸是否充足。

3. 将环氧乙烷气瓶外胶纸除去，放入炉内相

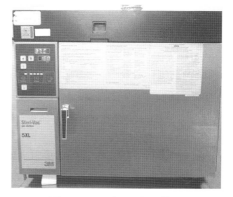

图 3-21 环氧乙烷灭菌炉

应位置。

4．把需要灭菌，已包装好的物品整齐地放入上下篮筐，并作好生物监控手段。

5．关上炉门，同时把手柄向顺时针方向旋到底部。

6．按温度调节键，调节温度至37℃或55℃。

7．按通气时间调节键，调节至16小时。

8．按"START"键，灭菌程序开始自动进行。

9．结束操作步骤

（1）整个灭菌过程结束后，把灭菌器手柄逆时针旋到顶部，待炉门自动弹开后取出物品。

（2）按"STOP"键，结束此次灭菌过程。同时，打印机打印出有关图表，作为对该次灭菌的参考。

（3）依次关闭灭菌器、冷冻干燥机、压缩机的电源开关。

（四）使用注意事项

1．整个灭菌过程分为准备、灭菌及排气通风三个阶段。

2．为了保证安全，灭菌程序开始后，不得再次打开炉门。

3．在第一阶段必须每半小时巡视一次，看灭菌器的显示屏运作是否正常。

（五）仪器的保养

1．严格执行操作规程。

2．对工作人员必须进行专业知识和紧急事故处理的培训。

十四、超声清洗仪

（一）工作原理

由超声波发生器产生高于20kHz的超声波功率，经换能器的逆压电效应转换为机械振动，形成的微冲击波作用于被清洗物件表面，从而使污物迅速剥离，达到高质量、高效率清洗目的（图3-22）。

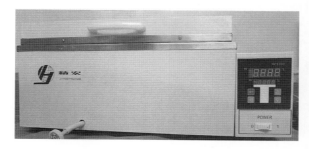

图3-22　超声清洗仪

（二）应用范围

视网膜镊子、玻璃体剪、眼内异物镊等器械的清洗。

（三）操作流程

1．通电，打开进水开关。

2．按进水键进水。

3．水满后按加热键进行加热（40℃）。

4．按时间键调时，一般为 5～10 分钟。

5．按清洗键即可进行清洗。

（四）使用注意事项

1．开机前应检查各部件有无脱落与松动。

2．清洗完毕，放净积水，关电源后，注意关水龙头开关，以免水压对超声清洗仪的长期作用，造成不必要的损害。

（五）仪器的保养

1．专人负责管理，定期进行检查。

2．操作时严格遵守操作规程。

十五、高频射频仪

（一）结构图

高频射频仪的结构见图 3-23。

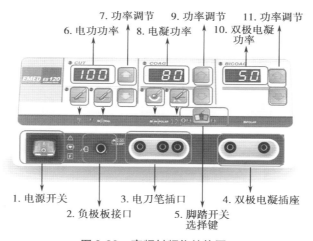

图 3-23　高频射频仪结构图

（二）操作流程

1．使用前检查仪器以确保电源开关处于关闭状态，将中性板放置于术野的垂直部分的背面。

2．连接电源开启仪器。

3．连接好手柄、选择合适的电极插入手柄，特殊过程操作需选择正确电极，将选择好的电极插入脚踏控制手柄或三键指动手柄，选择好手柄，并且将插头插入前方电板上的电容接口。

4．保证电极外封良好，无铜暴露出来，然后将手柄顺时针拧紧。

5．连接吸尘鸭嘴。

6．切割　按切割模式"选择"按钮选择"切割"，切割指示灯亮，在切割模式下按箭头按钮，选择想要的功率大小，按下"切割"脚踏开关控制盘或指动开关按钮启动输出功能。

7. 切割 / 凝血　按切割模式"选择"按钮选择"切割 / 凝血",切割 / 凝血指示灯亮,在切割模式下按箭头按钮,选择想要的功率大小,按下"切割"脚踏开关控制盘或指动开关按钮启动输出功能。

8. 止血　按下凝血模式按钮选择"止血",止血指示灯亮,在凝血模式下按箭头按钮,选择想要的功率大小,按下"凝血"脚踏开关控制盘或指动开关按钮启动输出功能。

9. 双极　将双极阳极插头插入前方电板双极手柄电容接口,通过选择所需功率大小来选择凝血模式,按下"凝血"脚踏开关控制盘启动输出功率(图 3-24)。

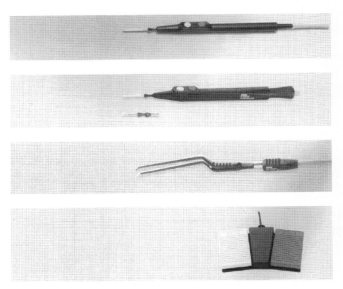

图 3-24　脚踏控制

10. 使用完毕将用物拆卸后分别进行清洗处理。

（三）注意事项

1. 每次使用前,仍须进行安全操作检查,检查电缆和电极。

2. 在有易燃性麻醉剂或其他易燃气体、易燃液体或易燃物质环境中请勿使用 Surgitron 设备,不要在易燃麻醉剂存在时使用。

3. 强烈建议在眼皮和眼周射频手术时使用 Ellman 眼角膜保护套。

4. 中性电极应尽可能贴近患者身体的整个手术区域,避免皮肤与皮肤之间的接触,患者不应接触接地或带微量电容的金属物体,使用防静电床单。

5. Surgitron 设备对佩戴起搏器、除颤器的患者有危害,除特殊的专家准许外,不要给使用起搏器的患者实施手术。

6. Surgitron 可能对其他电子仪器产生干扰作用,在同一患者身上同时使用 Surgitron 仪器和生理监控仪时,监控电极应尽量远离手术电极。

7. 使用 Surgitron 设备前应蒸发干燥易燃性溶剂;应擦净聚在患者身下或身体低洼处的易燃性液体;应注意危险气体燃烧的危险。

8. 在能达到目的情况下应尽可能采用低的输出功率,音量应调至容易被使用者听见的范围。

9. 当发生电击危害后，不要自行打开盖子，请经过 Ellman 培训的人员进行修理。

10. 只能使用非易燃性清洁剂清洗射频机，不能用乙醇清洗、消毒前面板，我们建议通过擦、喷方式清洁面板并消毒，关键须在制造商指导下对配件进行清洗、杀菌和消毒。

第二节　玻璃体切割术的辅助器械

在正常眼或无晶状体眼，通过巩膜压陷，可在显微镜照明下直接看到赤道部及更前的视网膜，这是我们进行视网膜脱离外路显微手术的基础。但这种观察并不能满足玻璃体手术的需要，容易受到角膜反光和角膜上皮水肿的影响。正常眼球有约 +60D 的屈光力，单用显微镜根本无法看清眼底后极部，在玻璃体手术中，需要在角膜面放置特殊的接触镜，中和眼球屈光力以后才能看清眼底全貌。

一、角膜接触镜

角膜接触镜（corneal contact lens）由固定环和一组透镜组成（图 3-25），所有接触镜的底部呈光滑球面凹陷，与角膜曲率一致。在角膜表面放置不同型号的接触镜后，通过导光纤维照明，可看清后极部到周边部的眼底，并有良好的立体视觉。

（一）固定环

固定环是一种内环直径 12mm 的金属环状结构，在相距 180° 的外环伸出两个短角，用作缝线固定的支架。缝在角膜表面后，可稳定放在环内的接触镜或广角镜。

（二）平面镜

镜的表面平滑，下面凹陷。一个视野可见到大约 30° 范围，用于观察眼底后极部，在转动眼球的情况下可看到赤道部附近的眼底。

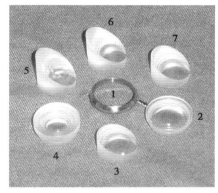

图 3-25　玻璃体手术用接触镜
1. 接触镜固定环；2. 平面镜；3. 低斜镜；
4. 双凹平面镜；5. 双凹高斜镜；
6. 高斜镜；7. 中斜镜

（三）低斜镜

镜面倾斜 20°，一个视野的观察范围 44°，视野偏向斜面一侧眼底，在转动眼球的情况下可看到赤道部眼底。

（四）中斜镜

镜面倾斜 30°，一个视野的观察范围约 38°，在转动眼球的情况下可看到斜面镜侧的周边眼底。压陷巩膜可见到锯齿缘。

（五）高斜镜

镜面倾斜 45°，一个视野的观察范围约 26°，在转动眼球的情况下可见到周边部眼底。压陷巩膜可见到锯齿缘和睫状体平部。

（六）双凹平面镜

镜面球形凹陷，-93D，观察眼底范围增加，达 4°、8° 范围，但物像缩小。主要用于有晶状体眼气/液交换时看清后极部眼底。

（七）双凹倾斜镜

镜面倾斜45°并有球形凹陷，观察范围33°，用于有晶状体眼气/液交换时观察周边眼底，在巩膜压陷情况下，可看清锯齿缘和睫状体平部。因气体折光，距离感不清楚，应注意勿损伤晶状体。

（八）角膜接触镜的保养

使用完毕用湿纱布轻轻擦洗角膜接触镜表面的甲基纤维，避免碰、撞、摔。

二、玻璃体手术显微器械

（一）巩膜穿刺刀（图3-26）

巩膜穿刺刀（microvitreoretinal blade，MVR）是专门用于做睫状体平部巩膜穿刺孔的一次性尖刀，刀头呈三角形，有19、20号，20号最宽处1.4mm，形成切口的直径0.89mm。

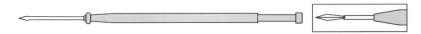

图3-26 巩膜穿刺刀

（二）灌注头

经睫状体平部三通道玻璃体手术需要建立单独的灌注系统，通常在颞下方巩膜穿刺孔插入灌注头到眼内，并用缝线固定其两翼，保持眼内针头的稳定。

（三）剥膜钩

剥膜钩（membrane picks）用于分离视网膜前膜和视网膜下膜的钩状眼内器械。

（四）眼内剪（图3-27，图3-28）

眼内剪（intraocular scissors）是用于剪断玻璃体条索、剪切视网膜前膜和切开视网膜的特制剪刀。

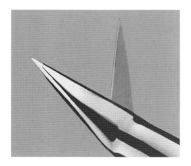
图3-27 气体驱动水平剪

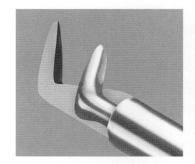
图3-28 气体驱动垂直剪

（五）眼内镊（图3-29）

眼内镊（intraocular forceps）是用于剥离视网膜前膜、视网膜下膜和取出眼内异物的工具。

（六）笛形针

笛形针（flute needle）靠灌注的水和气体的压力被动排出视网膜下液体和玻璃体腔内液体（包括重水）和血液，是气/液交换必须使用的工作。

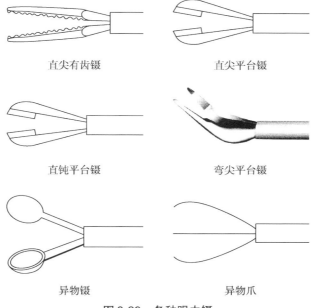

直尖有齿镊　　　　　　直尖平台镊

直钝平台镊　　　　　　弯尖平台镊

异物镊　　　　　　　　异物爪

图 3-29　各种眼内镊

（七）巩膜钉或塞

巩膜钉或塞（scleral plugs）是用于暂时关闭巩膜穿刺孔的一种小钉状物，一端有膨大的钉帽。

第三节　白内障手术的特殊器械

开展超声乳化白内障摘除术，除具备现代囊外摘除联合后房型人工晶状体植入的手术器械外，还必须配备专门为做小切口的特殊器械。这些器械的共同特点是与超声乳化头直径的大小配套。

一、Phaco 手柄、I/A 手柄

（一）Phaco 手柄

Phaco 手柄是超声乳化仪的关键部件，也是必须重点保护的部件，由头部、体部和尾部组成（图 3-30）。

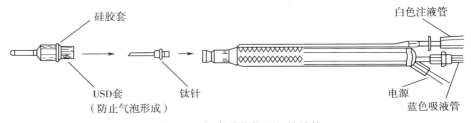

硅胶套　　　　　　　　　　　　白色注液管

USD套　　钛针　　　　　　　　　电源
（防止气泡形成）　　　　　　　　蓝色吸液管

图 3-30　超声乳化仪手柄的结构

1. 头部   也称探头（tip）用钛金属制作，为中空管，既可通过超声频率的振动将晶状体硬核乳化，又可以将乳化的晶状体核从管道吸出。探头（tip）有 0°、15°、30°、45°等不同规格的斜面，外部加一个硅胶套管，套管近顶端的两侧分别有注水开口，灌注液可通过此套管自由进入眼内，既可起到保持前房作用，又可起到冷却探头和防止探头直接接触眼内组织的作用。

2. 体部   除有灌注、抽吸管道外，还有换能器。不同的超声乳化仪配有不同的换能器，其种类不外两种：压电晶片、金属的励磁换能器。

3. 尾部   有两个管道的接口和一个电源插头。两个管道接口一个为注入口，接注入管道，另一个为抽吸口，接抽吸管道，才能保证超声乳化仪的正常运行，不能接错。电源插头在使用时直接插入机身的插座上即可。

（二）I/A 手柄

手柄头的开口，有一个抽吸口，两侧为注水口（图 3-31）。

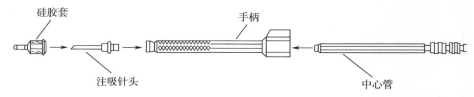

图 3-31   抽吸手柄的结构

二、白内障小切口手术的特殊器械

（一）隧道切开刀

其前端刀锋为圆形，两边也为刀锋，既可以前进将巩膜做隧道式切开，也可在一平面上向两边扩大切口，刀宽 2.6mm，有直的和弯的两种。

（二）前房切开刀

前房切开刀是为超声乳化手术专门设计的，在板层切开刀形成隧道切口后，用前房切开刀穿刺进入前房形成内切口。其顶端为尖锐的三角形，随着进入前房的距离增大，切口也随着扩大，刀的最宽处从 2.3mm 至 3.2mm，可以随意选择以适应手柄探头的大小。

（三）标准角刀

标准角刀均为直刀，刀尖设计成 15°、30° 和 45° 三种，可以用来做角膜缘的外切口。15° 的角刀还可以扩大内切口和在周边透明角膜上直接做前房穿刺。

（四）虹膜牵引钩

虹膜牵引钩由尼龙缝线材料制作而成，弯成一个柔软的钩，钩柄上有一固定塞。作用：将虹膜钩开，克服因瞳孔小造成操作的困难。

（五）撕囊钳

撕囊钳的前端锐利，弯向晶状体囊膜，像一把剪刀可将晶状体囊膜剪开。优点：可以减少器械进前房的次数，既可剪开囊又可撕囊。

（六）晶状体核劈开器

晶状体核劈开器的弯钩度为 90°，弯钩的长度为 1.75mm，超声乳化手术时劈开硬核。

（七）人工晶状体折叠镊

人工晶状体折叠镊为一对，一把镊子先把人工晶状体折叠起来，另一把将其夹住、固定并将人工晶状体往囊袋内送。不同厂家的人工晶状体有不同的人工晶状体折叠镊，一般要配套使用。

（八）双切口抽吸灌注针头

双切口抽吸灌注针头是一套细的抽吸灌注针头，由两种针头组成，一种用于灌注，另一种用于抽吸。

（九）前房型人工晶状体植入专用器械

前房型人工晶状体植入专用器械包括操作器（图 3-32）、夹扣针（图 3-33）、夹扣镊（图 3-34）、夹持镊（图 3-35）。

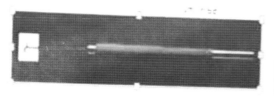

图 3-32 操作器

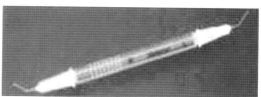

图 3-33 夹扣针

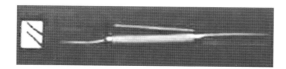

图 3-34 夹扣镊

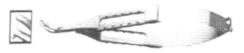

图 3-35 夹持镊

第四节 玻璃体视网膜手术常用的眼内填充物

随着玻璃体视网膜手术治疗复杂性视网膜脱离的疗效得到进一步肯定，眼内填充物的应用显得越为重要，提高了玻璃体手术的成功率，使手术更加完善，目前已成为玻璃体手术的一个重要组成部分。

一、眼内填充物的特性

（一）无毒性副作用。

（二）无色透明，屈光指数尽可能接近于玻璃体。

（三）有一定的表面张力，能封闭视网膜裂孔或展平视网膜固定皱褶。

（四）比重低者，可顶压上方视网膜裂孔；比重大于水者，可压平下方的视网膜裂孔。

（五）可代谢吸收，或永久存留无毒性。

（六）在眼内尽可能不发生乳化和分散。

（七）黏度适中，便于注入和吸出。

目前，尚无完全符合上述要求的眼内填充物。

二、常用的眼内填充物及其特性

(一) 空气

空气为最早应用的眼内填充材料。

1. 优点　材料易得,对眼内组织无毒性,且能很好地被眼内组织耐受。

2. 缺点　在眼内停留时间短,吸收快,注入 4 天后,气泡变小而失去填塞作用;而且术后需特殊体位。

(二) 过氟丙烷(C_3F_8)

1. 特性　注入玻璃体腔后体积能膨胀 4 倍,在眼内维持的时间长,半衰期为 6 天。

2. 缺点　可发生一时性眼压升高。

(三) 硅油

1. 硅油特性　硅油的理化性质稳定、透明、屈光指数与玻璃体接近(图 3-36)。

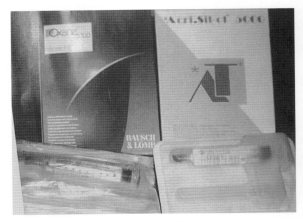

图 3-36　硅油

2. 优点

(1) 硅油具有光学透明性:屈光指数与玻璃体接近,不影响术中观察和操作,且有利于术后视力的恢复。

(2) 硅油有一定的黏度和表面张力。

(3) 硅油不膨胀,术后发生急性眼压升高的机会比较少。

(4) 硅油不溶于水,可防止增生性玻璃体视网膜变性和虹膜红变,并具有机械性抑制增值膜的牵引作用。

(5) 止血作用:硅油把血液和纤维细胞局限在硅油泡和视网膜之间,同时也有填塞正在出血血管的作用,可防止继发性出血。

(6) 防止眼球萎缩的作用。

3. 缺点　有并发症,可能进入视网膜下,价格昂贵。

第四章

眼科手术室技术操作规范

眼科手术室技术操作分为手术室专科技术操作和眼科专科技术操作。眼科技术操作具有很强的专科特点，因眼的结构精细、感觉灵敏，是人体十分重要的视觉器官，即使有轻微的损伤，都可以引起患者的明显不适或视力下降。眼科技术操作的熟练与规范对保证患者安全十分重要。

第一节　手术室技术操作的原则

1. 实施技术操作前，应严格遵守三查七对制度。核对患者身份（姓名、年龄、性别、住院号/诊疗号、床号）及眼别。评估患者的病情、精神、心理状况和配合程度。
2. 尊重患者的知情权，落实告知制度。向患者或家属解释实施技术操作的目的、方法、程序、可能发生的并发症及风险，操作过程中可能出现的不适及配合方法。
3. 操作的环境应宽敞、明亮、整齐、清洁、安全和舒适。
4. 操作前必须备齐所需物品、急救物品。
5. 严格执行无菌技术、消毒隔离、标准预防原则，防止职业暴露。
6. 操作必须轻、稳、准，严防医源性眼部损伤。
7. 密切观察患者的病情，如发生异常情况应及时报告，及时处理和记录。

第二节　手术室专科技术操作

一、外科手消毒

医务人员在进行各种操作前后，应进行清洁洗手；在进行外科手术前进行手的消毒。包括一般洗手法和外科手消毒。

（一）相关概念

1. 洗手　用不含抗菌剂的普通肥皂/液和流动水洗手，仅能去除手部皮肤污垢、碎屑和部分致病菌的过程。
2. 手消毒　指用含抗菌剂肥皂/液清洗或消毒剂擦手的过程。
3. 外科手消毒　消除或消灭暂居菌和减少常驻菌。外科手消毒剂常含有持续抗菌因子。

4．手消毒剂　用于消除残留于手部皮肤上的细菌,主要攻击目标是常驻致病菌。

5．抗菌剂　指用于皮肤以减少皮肤细菌数量的抗微生物物质,如乙醇、氯己定、聚维酮碘溶液等。

（二）目的

1．清除指甲、手、前臂的污物。

2．将手部常居菌减少到最低程度。

3．抑制微生物的快速再生,减少对手术区域、无菌物品等污染,避免感染或交叉感染。

（三）目标

1 外科手消毒程序、操作正确。

2．卫生学检测达标。

（四）操作程序及方法

外科手消毒的操作流程、要点和注意事项见表4-1。

表 4-1　外科手消毒的操作流程、要点和注意事项

项目	操作流程	要点及注意事项
评估	1．操作者:手部有无炎症、皮肤破损,对消毒液过敏史 2．环境:是否具备外科手消毒条件及洗手设施是否齐全	1．手部有炎症不宜参加手术,皮肤有破损的应先处理好伤口后再进行手消毒,手术时带双层无菌手套 2．对消毒液过敏的另选消毒液 3．外科洗手池应设置在手术间附近 4．手消毒剂包装、存放要避免二次污染造成致病微生物的传播 5．消毒液的选择原则:能够显著减少完整皮肤上的菌落数量;含有不刺激皮肤的广谱抗菌成分;能够在手术期间连续发挥杀菌作用;作用快速
准备	1．操作者:换手术室专用衣裤、鞋,戴帽子和口罩,修剪指甲 2．物品:含抗菌剂皂液、手消毒液、无菌刷手刷、无菌巾、钟表 3．环境:洁净、宽敞,物品摆放有序	1．操作者掌握七步洗手法 2．选用的手消毒剂符合国家有关规定,有卫生许可批件且在有效浓度、有效期内
操作过程	1．清洗手臂:在流动水下湿润双手及手臂,取含抗菌剂的皂液适量,均匀涂抹搓擦双手及前臂到上臂下 1/3 处,流水冲净 2．清洗双手:再取适量含抗菌剂的皂液,按七步洗手法搓擦双手 1 分钟,流动水洗净 3．擦干双手及手臂:用无菌巾将手及臂擦干 4．消毒双手:取适量的消毒剂,均匀涂抹搓擦双手及前臂 5．消毒双手:再取适量的消毒剂,双手稍作搓擦后,再按七步洗手法充分搓擦双手 3 分钟 6．干燥双手:双手自然干燥后即可戴无菌手套 7．连台手术先脱手术衣,再脱手套,再按洗手规则消毒双手	1．清洗双手时,应清洁指甲下的污垢 2．清洗双手、手臂用软质的无菌刷手刷擦拭 3．冲洗时避免水溅湿手术衣 4．整个手消毒过程中保持手指朝上,让手的位置高于肘部 5．刷手后手臂、肘部不可触及他物,如不慎触及,视为污染,必须重新刷洗 6．搓搓时保证手消毒剂完全覆盖手部皮肤,使双手达到消毒的目的 7．消毒后的双手应置于胸前,肘部抬高外展,远离身体,迅速进入手术间,避免污染

二、手术野的消毒及铺巾法

（一）目的

形成手术的无菌区域，保证手术在无菌状态下进行。

（二）目标

1. 操作者能按无菌技术操作原则进行操作。
2. 保证手术区域的无菌状态。

（三）操作程序及方法

手术野消毒及铺巾的操作流程、要点和注意事项见表4-2。

表4-2　手术野消毒及铺巾的操作流程、要点和注意事项

项目	操作方法	要点及注意事项
评估	1. 患者：手术野的情况、是否感染手术、疾病史、药物过敏史等 2. 环境：是否符合无菌技术操作原则 3. 患者的心理状态及合作程度 4. 室内温度	感染手术要在感染手术间进行操作
准备	1. 操作者：换手术室专用衣裤、鞋，戴帽子和口罩，修剪指甲，行外科手消毒 2. 用物：无菌手术布料包、5% 聚维酮碘溶液、0.25% 聚维酮碘溶液 3. 患者：向患者解释操作目的，配合方法 4. 环境：整洁、安静	患者取仰卧、舒适的体位
消毒	1. 按结膜囊冲洗法对手术眼进行清洁消毒 2. 眼部手术野的清洁消毒法 患者仰卧于手术床上，用 5% 聚维酮碘溶液擦洗睫毛根部和睑缘，然后，以眼部为中心，旋转消毒眼周围皮肤扩大到面部皮肤。上方达发际，内侧到对侧眼的内眦部，下方到上唇平面，外侧到耳根部，消毒区域呈正方形。重复一次共两次。0.25% 聚维酮碘溶液可滴入结膜囊进行结膜消毒 3. 非眼部手术野消毒 （1）口唇黏膜的消毒 术前 3 天给患者朵贝溶液漱口，每天三次（饭后），送手术室前再漱口一次。取唇黏膜前用 0.25% 聚维酮碘溶液消毒唇黏膜 2～3 次 （2）供皮区的皮肤消毒 手术前一天作好供皮区的皮肤清洁、剃毛。一般供皮区在耳后、上臂内侧、大腿内侧、锁骨上。先用肥皂水清洁皮肤，并剃去毛发。耳后取皮者，剃毛范围应超过供皮区周围 2～3cm，即耳上、耳后的头发应剃去 2～3cm，然后用清水擦洗干净。手术当天用 75% 乙醇消毒供皮区皮肤三遍，然后以消毒纱布、绷带包扎。取皮前用 5% 聚维酮碘溶液再次消毒供皮区皮肤两次，范围应大于取皮范围	1. 严格执行无菌技术操作原则 2. 操作者须行外科手消毒才能进行眼部手术野的清洁消毒 3. 消毒必须以手术野为中心由内向外进行

续表

项目	操作方法	要点及注意事项
铺巾法	1. 包头巾二幅错位重叠，用示指、拇指及中指、无名指分别夹住上下两巾一边的二角，助手扶起患者头部，持巾者将包头巾置入患者颈后，即放开底巾作为枕部垫巾；表面的一幅则向上裹住术眼耳际及非手术眼，再把左、右两巾的巾角在前额处交褶，然后用布巾钳夹好 2. 铺上有大孔的直布巾，自胸前盖至头后 3. 最后铺上有小孔横布巾，只露出手术眼	1. 上布巾钳时应避免夹伤患者的皮肤 2. 注意观察患者的反应：有无心慌、气促等感觉

三、无菌技术

感染控制是手术室管理的关键环节，无菌技术是做好感染控制的基础，手术室的无菌技术包括：无菌手套的使用技术、无菌口罩的使用技术、无菌区域的布置技术、无菌持物钳的使用技术等。

（一）无菌手套的使用技术

1. 目的　正确戴、脱和使用无菌手套，保证操作全程的无菌性。

2. 目标

（1）戴手套方法正确，手套没有被污染。

（2）进行无菌操作过程中手套保持无菌状态。

（3）使用后手套得到妥善处理。

3. 戴无菌手套的操作流程及方法　见表4-3。

表4-3　戴无菌手套的操作流程及方法

项目	操作流程	要点及注意事项
评估	（1）操作者：手的大小、指甲 （2）环境：是否符合进行无菌技术操作	
准备	（1）操作者：修剪指甲，取下手表和手上饰品。按七步洗手法洗手后戴口罩 （2）环境：清洁、宽敞、明亮 （3）物品：合适型号的无菌手套	（1）操作者要修剪指甲以防刺破手套 （2）无菌手套在有效期内，包装无破损、潮湿
操作过程	戴无菌手套 （1）打开无菌手套包，查看袋中手套的摆放，将手套反褶部分移到近身处 （2）取出手套 （3）五指并拢，伸入至手套指根部，再张开五指对准手套五指戴上 （4）以戴好手套的手四指并拢插入另一手套的反褶内面，未戴手套的手对准手套的手指插入手套内 （5）将手套的反折部翻上工作服袖口或手术衣袖口上	（1）戴手套时，双手始终保持在腰以上，并防止手套外面触及任何非无菌物品 （2）戴第二只手套时，注意避免手套口卷边 （3）已戴好手套的手不可触及未戴手套的手及另一手套的内面，未戴手套的手不可触及手套的外面 （4）如手套有破损，立即更换

项目	操作流程	要点及注意事项
操作过程	使用 （1）戴好手套的手只能在无菌区域内活动 （2）戴好手套的手始终保持在腰部以上水平、视线范围内 （3）进行无菌操作过程中，无菌手套被（或疑被）刺破、污染，应立即更换 脱手套 （1）用戴手套的手捏另一手套的手腕部分的外面，翻转脱下至露出大拇指；再用露出的大拇指插入另一手套的内面，将手套脱下并同时将先脱下的手套包裹 （2）使用后的一次性手套按感染性医疗垃圾废物处理 （3）按七步洗手法洗手	保持戴好无菌手套后，操作过程中始终处于无菌状态 注意已污染的手套勿接触到皮肤或污染周围环境

（二）无菌口罩的使用技术

1．目的　防止和减少通过呼吸道、飞沫等途径污染无菌操作区域。

2．目标

（1）医务人员掌握正确选择和佩戴口罩方法。

（2）医务人员没有因佩戴口罩不当而发生无菌区域污染。

3．戴口罩方法

（1）佩戴口罩时让口罩紧贴面部和完全覆盖口鼻、下巴，有金属片的一边向上，系紧口罩的绳子，并把金属片沿鼻梁两侧按紧，使口罩紧贴面部。

（2）密合性检查：戴好口罩后，双手尽量完全覆盖在口罩上，呼气时用手感觉气体有否从口罩的边缘逸出。

（三）无菌区域的布置技术

1．目的　正确使用无菌布巾布置无菌区域，形成无菌区域，短期内放置无菌物品或进行无菌技术操作，保持区域与无菌物品的无菌状态。

2．目标

（1）铺无菌巾方法正确，无菌面没有被污染。

（2）污染或疑是污染的无菌巾及时更换。

（3）操作过程符合无菌技术操作原则。

3．操作流程及方法　见表4-4。

表4-4　铺无菌巾的操作流程及方法

项目	操作方法	要点及注意事项
评估	环境：是否符合进行无菌技术操作	
准备	（1）操作者：按七步洗手法洗手后戴口罩 （2）环境：清洁、宽敞、明亮 （3）物品：无菌布料包、无菌持物钳、手术台、清洁小毛巾、卡片	无菌布料包超过有效期、潮湿、破损不可使用
操作过程	（1）用清洁小毛巾擦拭手术台 （2）洗手或用快速手消毒液抹试手	（1）打开无菌布料包时，操作者的手不可触及包布的内面，不可跨越无菌区域

续表

项目	操作方法	要点及注意事项
操作过程	（3）按无菌技术操作原则对无菌布料包、无菌持物钳进行核查 （4）在清洁、干燥、平坦操作台上平放无菌布料包，按原折顺序由远到近逐层打开无菌布料包 （5）用无菌持物钳夹取无菌台套，轻轻抖开，将台套套于手术台上，上层折成扇形，边缘向外，台套的内面构成无菌面 （6）将无菌布料夹到无菌台套的内面，用无菌持物钳夹住无菌台套的内面，拉开扇形折叠遮盖于无菌布料上 （7）注明无菌布料的开启日期、时间	（2）无菌持物钳不可触及手术台 （3）夹取和摆放无菌物品时不可跨越无菌区 （4）已开好的布料包有效期为4小时

（四）无菌持物钳的使用技术

1. 目的　保持无菌持物钳的无菌状态，确保无菌物品传递过程不被工作人员污染。

2. 目标

（1）无菌持物钳使用方法正确，保持无菌。

（2）无菌持物钳存放方法正确，无被污染。

3. 操作流程及方法　见表4-5。

表4-5　无菌持物钳的操作流程及方法

项目	操作方法	要点及注意事项
评估	环境：空气质量及人流量	
准备	（1）操作者：按七步洗手法洗手后戴口罩 （2）环境：清洁、宽敞、明亮 （3）物品：干式无菌持物钳	
操作过程	（1）按无菌技术操作原则的要求核对、检查无菌包 （2）在靠近取物、操作处开启无菌持物钳 （3）将无菌持物钳包逐层打开，操作者用手持钳的上1/3以上处取出持物钳 （4）使用无菌持物钳时，不得低于操作者腰部以下进行操作 （5）操作过程中保持无菌持物钳下2/3不被污染，被（或疑被）污染立即更换 （6）持物钳使用后即放于污物处置室固定位置	（1）超过有效期、潮湿、破损不可使用 （2）防止无菌持物钳在空气中暴露过久而被污染 （3）保持无菌钳的无菌状态 （4）一用一灭菌

第三节　眼科专科技术操作

一、结膜囊冲洗法

（一）目的

眼科手术前的眼部常规清洁。

（二）目标

1. 眼部冲洗规范，符合手术要求。

2. 患者（家属）能复述眼部冲洗的目的并能配合。

（三）操作程序及方法

结膜囊冲洗的操作流程、要点和注意事项见表4-6。

表4-6　结膜囊冲洗的操作流程、要点和注意事项

项目	操作流程	要点和注意事项
评估	1. 患者眼部一般情况的评估：眼睑及结膜有无充血、水肿、疼痛、有无创口、有无近期手术史、有无角膜溃疡、穿孔或眼球穿通伤，有无翻眼睑禁忌证 2. 检查眼睑及周围皮肤有无感染灶 3. 患者的心理状态及合作程度 4. 室内温度	1. 如有角膜溃疡、穿孔或眼球穿通伤，不可翻眼睑 2. 如眼部涂有眼膏或有分泌物，应用棉签擦干净
准备	1. 护士：着装整洁，洗手，戴口罩 2. 用物：洗眼壶、受水器、垫巾、消毒棉签、肥皂水、眼部冲洗液、弯盘 3. 患者：向患者解释操作目的、配合方法 4. 环境：整洁、安静	1. 在洗眼侧肩部放一垫巾 2. 患者取仰卧位或坐位，头略后仰并向冲洗侧倾斜，把受水器紧贴该洗眼侧的颊部，指导患者自持，以接受流下的液体
观察记录	1. 冲洗前观察结膜囊及眼周皮肤情况 2. 术前准备发现结膜充血或眼周皮肤有炎症者应记录并报告医生	发现结膜充血或眼周皮肤有炎症者应及时通知医生，以决定能否手术
操作过程	1. 核对医嘱、患者姓名、眼别，确认患者 2. 眼部有分泌物或眼膏者，应先用棉签轻轻擦去 3. 患者取仰卧位或坐位，头略后仰并向冲洗侧倾斜，把受水器紧贴洗眼侧颊部，由患者自持，以接受流下的液体 4. 术前眼部冲洗 （1）用棉签蘸肥皂水洗净睫毛、眼睑、眉毛及周围皮肤（清洁范围：上至眉弓上3cm，下至鼻唇沟，内至鼻中线，外至太阳穴；冲洗顺序：先冲洗眼睑及睫毛，然后从眉弓上3cm处开始往下方冲洗。一边冲洗，一边用棉签拭擦，把软皂液冲洗干净直至皮肤清洁 （2）皮肤冲洗完毕，嘱患者睁开眼睛，冲洗结膜囊，用拇指、示指轻轻分开上下眼睑，充分暴露球结膜、结膜囊，一边冲洗，一边嘱患者向上、下、左、右转动眼球，再嘱患者向下固视，应用眼睑翻转法轻轻翻转眼睑，同时暴露上下眼睑彻底冲洗，再用生理盐水冲洗干净，回复上眼睑，继续用生理盐水冲洗球结膜、上、下穹隆部结膜，以彻底清洁结膜囊。冲洗距离以3～4cm为宜；冲洗液量：根据皮肤清洁度而定，一般不少于一受水器的容量	1. 冲洗液不可直射角膜，洗眼壶勿接触眼部，以防污染洗眼壶或碰伤眼睛 2. 角膜溃疡、穿孔、眼球穿通伤冲洗时，勿加压眼球，不可翻转眼睑，以防眼内容物被挤压出 3. 如为不合作或刺激症状重的患者冲洗，可先表面麻醉或全身麻醉后，再作冲洗 4. 冲洗温度要适宜，冬季要加温（约32～37℃）
整理	1. 患者：结膜囊冲洗完毕用无菌纱布包封手术眼 2. 用物：分类处置 3. 护士：洗手	

二、滴眼药法

(一)目的

1. 角膜、结膜表面麻醉。

2. 眼部手术前的散瞳。

3. 眼部用药。

(二)目标

1. 患者舒适、安全,用药符合要求。

2. 患者(家属)能复述眼部点药的目的并能配合。

3. 操作熟练,规范,符合要求。

4. 达到检查、治疗的效果。

(三)操作程序及方法

滴眼药的操作流程、要点和注意事项见表4-7。

表 4-7 滴眼药的操作流程、要点和注意事项

项目	操作流程	要点和注意事项
评估	1. 评估患者眼部一般情况,如眼部是否清洁、有无分泌物、眼睑及结膜有无充血、水肿、有无眼痛 2. 患者对治疗合作程度,对眼部用药知识的了解情况 3. 患者有无药物过敏史	1. 严格执行"三查七对" 2. 如眼部有分泌物或眼膏者,应先用棉签拭去,再点眼药 3. 眼部用药既往史,药物过敏史
准备	1. 护士:着装整洁,洗手、戴口罩 2. 用物:眼药液、消毒棉签、弯盘 3. 患者:向患者及家属详细解释操作目的、配合方法、药物作用及副作用 4. 环境:整洁、安静	
操作过程	1. 核对医嘱、药物、患者姓名、眼别 2. 协助患者取仰卧位,体位舒适 3. 向患者解释操作的目的、注意事项及配合技巧 4. 用棉签拉开下眼睑,嘱眼睛往上看,暴露下结膜囊,将药液点入下穹隆结膜囊内 5. 嘱患者轻闭眼 1~2 分钟,并抹拭外流的泪液	1. 角膜感觉灵敏,药液不能直接点在角膜上,嘱患者点药后不要用力闭眼,以防药液外溢 2. 点药时,管口向下,不可离眼太近,一般距眼睑 1~2cm,勿使滴管口或瓶口碰到眼睑或睫毛,以防眼药瓶内药液被污染 3. 毒性药物,如阿托品类,点后用棉签按压泪囊区 2~3 分钟,以防药液流入鼻腔引起中毒 4. 点眼每次一滴即够,不宜太多,避免药液外溢 5. 需点用两种以上滴眼液时,要有时间间隔,不可同时点入,一般间隔时间为 10 分钟以上
观察记录	观察用药后反应	如眼部出现红、肿、疼痛等情况,应报告医生处理
整理	1. 患者:舒适,滴眼液无外溢 2. 用物:分类处置 3. 护士:洗手	

三、涂眼药膏法

（一）目的

眼部用药,预防术后感染。

（二）目标

1. 患者舒适、安全,用药符合要求。

2. 患者能复述眼部涂眼药膏的目的并能配合。

3. 操作熟练、规范,符合要求。

（三）操作程序及方法

涂眼药膏的操作流程、要点和注意事项见表4-8。

表4-8　涂眼药膏的操作流程、要点和注意事项

项目	操作流程	要点和注意事项
评估	1. 评估患者眼部一般情况,如眼部有无疼痛 2. 患者对治疗合作程度,对眼部用药知识的了解情况 3. 患者有无药物过敏史	眼部用药既往史,过敏史
准备	1. 护士:着装整洁,洗手,戴口罩 2. 用物:眼药膏、消毒圆头玻璃棒、消毒棉签、弯盘 3. 患者:向患者详细解释操作目的、配合方法、药物作用及副作用 4. 环境:整洁、安静	
操作过程	1. 核对医嘱、药物、姓名、眼别,确认患者 2. 患者取仰卧位 A:玻璃棒法 1. 将适量眼药膏挤在玻棒的圆头上 2. 用棉签拉开下眼睑,嘱眼睛往上看,暴露下结膜囊,把涂有药膏的玻棒与睑缘平行,轻轻放入结膜囊,嘱轻闭眼,然后将玻棒从颞侧抽出 B:软管法 用棉签拉开下眼睑,嘱眼睛往上看,另一手持药膏软管,将药膏直接挤入结膜囊内,嘱患者眼睑闭合1~2分钟	1. 涂药前,应先检查玻棒圆头是否光滑完整,以免擦伤结膜、角膜 2. 如用软管法,软管口不可触及眼部 3. 对不合作的患儿,不宜用软管法 4. 感染手术患者,应严格执行药物隔离 5. 操作时应轻巧,勿加压眼球 6. 要观察药物的副作用,儿童涂阿托品眼膏要特别注意阿托品的毒性反应
观察记录	观察用药后反应	如眼部出现红、肿、疼痛等情况,应报告医生处理
整理	1. 患者:舒适 2. 用物:分类处置 3. 护士:洗手	

四、结膜下注射

（一）目的

1. 提高药物在眼内的浓度,增强药物作用及延长药物的作用时间,治疗眼部疾病。

2．眼球手术的局部浸润麻醉。

（二）目标

1．患者能够了解结膜下注射的目的及注意事项，愿意合作。

2．注射部位准确，患者安全，减轻疼痛。

（三）操作程序及方法

结膜下注射的操作流程、要点和注意事项见表4-9。

表4-9　结膜下注射的操作流程、要点和注意事项

项目	操作流程	要点及注意事项
评估	1．患者眼部情况：结膜有无瘢痕，手术创口的位置 2．患者有无药物过敏史 3．患者的配合程度及对用药的了解情况	观察结膜有无瘢痕、手术创口
准备	1．护士：着装整洁，洗手、戴口罩 2．用物：1ml注射器、胶布、眼垫、表面麻醉剂、注射用药物、消毒棉签、抗生素眼膏、弯盘 3．患者：向患者解释操作目的、配合方法、药物作用及副作用 4．环境：整洁、安静	将药物注入结膜下以提高药物在眼内的浓度，增强药物作用及延长药物的作用时间，治疗眼部疾病
操作过程	1．核对医嘱、患者姓名、眼别，药名和用药方法 2．进针前告知患者 3．选择注射部位，一般常选择在靠近下穹隆部球结膜 4．操作者右手持吸好药物的注射器，左手拉开患者下眼睑，嘱患者向上注视，暴露下方球结膜，持注射针头与睑缘平行，距角膜缘5～6mm，避开血管，注射针尖斜面朝下，与眼球表面成10°～15°进针，进针时挑起球结膜，缓慢推注药液，可见结膜下药液小泡形成 5．注射完毕，遵医嘱眼部用药，盖眼垫包眼 6．交代注意事项	1．严格执行"三查七对" 2．注射前，应向患者做解释工作，指导患者配合注射，嘱患者不能转动头部及眼球，以免伤及眼球，特别谨防针头穿通眼球壁 3．多次注射时，可变换注射部位，以免形成瘢痕 4．对于不合作或眼球震颤者，应用开睑器开睑，用镊子固定眼球后再注射 5．注射时，针头不能朝向角膜或距离角膜缘太近，以免发生危险 6．结膜下注射，可能会伤及结膜血管，引起结膜下出血，要向患者解释，以免患者紧张
观察记录	观察用药后反应，记录注射经过	注意观察注射后的反应并及时处理：有剧烈的头痛，应考虑眼压有无增高 药物反应（散瞳合剂）：头晕、心悸、口干等 出现上述情况要注意安慰患者，并报告医生
整理	1．患者：舒适 2．用物：分类处置 3．护士：洗手	

五、眼垫、眼罩包封法

（一）目的

1. 保护眼部,防止感染。

2. 保持眼部清洁。

（二）目标

1. 美观、整洁,患者感觉舒适。

2. 患者能复述眼部保护的目的并能配合。

3. 操作熟练规范、安全,达到预期目的。

（三）操作程序及方法

眼垫、眼罩包封的操作流程、要点和注意事项见表4-10。

表4-10　眼垫、眼罩包封的操作流程、要点和注意事项

项目	操作流程	要点和注意事项
评估	1. 患者眼部的情况,眼睑及周围皮肤情况 2. 患者的合作程度 3. 患者有无胶布过敏史	
准备	1. 护士:着装整洁,洗手、戴口罩 2. 物品:眼垫、棉签、胶布、眼膏、圆头玻璃棒、弯盘 3. 患者:向患者解释操作目的、配合方法 4. 环境:整洁、安静	
操作过程	1. 核对医嘱、药物、患者姓名、眼别,确认患者 2. 协助患者取仰卧位 3. 眼垫包封法:按医嘱涂眼膏,盖上眼垫后用胶布由鼻侧眶上缘斜向颞侧眶下缘固定在眼眶周围的皮肤上,用两条胶布固定(胶布长度应是眼垫长的两倍),注意避免粘着眉毛 4. 眼罩法:敷盖眼垫后,再用胶布将眼罩固定在眼眶上	如胶布过敏可用四头带代替胶布的粘贴
观察记录	包扎效果	
整理	1. 患者:舒适 2. 用物:分类处置 3. 护士:洗手	

六、绷带包扎法

（一）目的

1. 某些内眼术后,以固定敷料,防止敷料脱落,减少感染机会。

2. 小儿及不合作又需要包封眼的患者。

3. 绷带包扎使敷料包眼牢固,达到加压的目的。

（二）目标

1. 美观、整洁,患者感觉舒适。

2. 患者能复述眼部保护的目的并能配合。

3. 操作熟练、规范、安全,绷带包扎松紧符合,达到预期目的。

（三）操作程序及方法

绷带包扎的操作流程、要点和注意事项见表4-11。

表4-11　绷带包扎的操作流程、要点和注意事项

项目	操作流程	要点和注意事项
评估	1. 患者眼部的情况，眼睑及周围皮肤情况 2. 患者的合作程度 3. 患者有无胶布过敏史	
准备	1. 护士：着装整洁，洗手、戴口罩 2. 物品：眼垫、棉签、胶布、眼膏、绷带、圆头玻璃棒、弯盘 3. 患者：向患者解释操作目的、配合方法 4. 环境：整洁、安静	
操作过程	1. 核对医嘱、药物、患者姓名、眼别，确认患者 2. 协助患者取仰卧位或坐位，头略后仰 3. 单眼绷带包扎法：患眼涂眼膏，用眼垫包封，首先在眉心部放一条长约20cm的短绷带，然后由患侧耳上开始，经过前额，向后绕至枕骨粗隆下方，先绕头1～2周固定起端，后经患侧下方向前上方出于面部经患眼至对侧耳上，再绕枕骨粗隆下方，经患侧耳下绕行患眼，如此缠绕几次，最后将绷带再绕头1～2周作好固定，绷带末端用胶布固定在前额，最后结扎眉心部的短绷带 4. 双眼绷带包扎法：双眼涂眼膏，用眼垫包封，按8字形包扎法包扎双眼。起端左、右侧均可，以右侧为例，以右侧耳上为起端，经前额向枕后绕头1～2周作固定，然后由前额向下过左眼，经由左耳下方向后经过枕骨粗隆下方绕至右耳下方，向前出于面部，经右眼绕至左耳上方，由左耳上方经过枕骨粗隆下方及在右耳上方过左眼，成"8"字形形状，如此连续绕数圈后，再绕头二周作好固定，绷带末端以胶布固定在前额 5. 加压绷带包扎法：患眼涂上眼膏，用眼垫包封，将另一眼垫对折后放在已包封的眼垫上，用胶布固定，然后依绷带包扎法缠绕绷带，缠绕时稍加压力，绷带注意拉紧，一般以患者能忍受为限，但不应缠绕过久或压力过大，以免引起头痛、头晕，亦不能太松，否则达不到加压的目的	1. 如胶布过敏可用四头带代替胶布的粘贴 2. 绷带包扎时，松紧要合适，绷带切勿压迫耳廓和鼻孔 3. 末端固定点应结在前额部，以防后枕或头部两侧形成结节使患者仰卧或侧卧时引起头部不适，亦容易摩擦而松脱 4. 用弹性绷带包扎，注意包扎的力度，不能过紧，以免引起患者不适
观察记录	包扎效果	询问患者的感觉，根据病情需要及时调整松紧度
整理	1. 患者：安置好患者，使患者感觉舒适 2. 用物：分类处置 3. 护士：洗手	

七、球后注射法

（一）目的

内眼手术时麻醉睫状神经节。

（二）目标

1. 患者能够了解球后注射的目的及注意事项，愿意合作。

2. 注射部位准确,患者安全,减轻疼痛。

（三）操作流程及方法

球后注射的操作流程、要点和注意事项见表4-12。

表4-12　球后注射的操作流程、要点和注意事项

项目	操作流程	要点及注意事项
评估	1. 观察患者眼部及周围皮肤情况 2. 患者心理状态、合作程度 3. 药物过敏史	
准备	1. 护士:着装整洁,洗手、戴口罩 2. 物品:注射器、球后注射针头、注射药物、消毒棉签和纱布 3. 患者:向患者解释操作目的、配合方法 4. 环境:整洁、安静	
操作过程	1. 核对医嘱、药物、患者姓名、眼别,确认患者 2. 协助患者取仰卧位 3. 操作者站在患者头顶侧,嘱患者向鼻上方注视,左手压紧消毒区眼眶边缘的外1/3与内2/3交界处皮肤进针,如从结膜囊进针,则先拉开下睑,从同一位置的下结膜囊刺入,先靠眶下壁垂直进针2cm,稍用力穿过眶隔膜与肌间膜,越过眼球赤道部,随斜向鼻上方,使针尖进至外直肌与视神经之间,入针约3cm深,回抽注射器筒芯,无回血即可慢慢注入药液 4. 注射完毕,嘱患者闭眼,轻轻拔出针头,垫以消毒纱布,轻轻按压眼球片刻不少于30秒,使注入药物迅速扩散,并防止出血	1. 严格执行无菌技术操作原则及"三查七对" 2. 进针过程如有明显阻力,不得强行进针,以防刺伤眼球或针头穿通眼球,特别是高度近视眼轴增长者。进针总深度不宜越过3.5cm,以防刺入颅内,也不要过于偏移鼻侧,以防刺伤较大血管及视神经。针尖不宜太锐利 3. 注射完毕,观察有无球后出血现象,如眼睑皮肤紧绷、眼球突出、眼球运动受限等,如出现上述特征时可用单眼绷带加压包扎止血 刺伤血管的原因:通常为针头刺入过深、过速、针头太锋利或针体过细太软不能控制方向。操作时,操作者应记住针头长度,观察和控制入针方向,如方向不对时,应拔针后从新进针,不要在眼眶内乱刺,避免刺伤眼眶内组织
观察记录	观察有无球后出血现象及患者的感受	如出现眼睑皮肤紧绷、眼球突出、眼球运动受限等及时处理
整理	1. 患者:安置好患者,使患者感觉舒适 2. 用物:分类处置 3. 护士:洗手	

八、压陷眼压测量法

（一）目的

了解眼内压的情况协助诊断。

（二）目标

1. 患者舒适、安全。

2. 患者能复述眼压测量的目的并能配合。

3．操作熟练、规范，测量准确安全。

（三）操作程序及注意事项

压陷眼压测量的操作流程、要点和注意事项见表4-13。

表4-13　压陷眼压测量的操作流程、要点和注意事项

项目	操作程序	要点和注意事项
评估	1．患者的病情、角膜情况 2．有无麻醉药过敏史，是否做过压陷式眼压的检查，配合程度	1．核对：姓名、年龄、眼别 2．严格执行三查七对制度 3．结膜、角膜有损伤、炎症时，不宜用此方法测量眼压
准备	1．护士：着装整洁，洗手、戴口罩 2．物品：Schiotz眼压计、消毒液、小棉签、表面麻醉药、换算表、抗生素滴眼液 3．患者：舒适体位，松解过紧衣领 4．环境：整洁、安静	1．告知：实施此操作的目的、方法。操作中可能出现的不适，教会配合的方法 2．眼部用药既往史，过敏史 3．表面麻醉药每隔3～5分钟点一次，共点2次，麻醉要充分 4．清洁、消毒眼压计（轴心、足板、试盘），将眼压计足板正置于试盘上，检测眼压计的准确性（如此时指针正好在"0"度，说明指针的摆动灵活，才能使用）
操作过程	1．核对医嘱、药物、患者姓名、眼别，确认患者 2．协助患者取仰卧位 3．向患者解释操作的目的，注意事项及配合技巧 4．嘱患者下颌稍抬高，避免面部倾斜，并嘱患者两眼向上方固视（以患者单一手指作固视点） 5．检查者用一手拇指和示指分开被检眼上、下睑，着力于上下眶缘，充分暴露角膜 6．另一手持眼压计，将眼压计足板垂直放在角膜正中面上，观察眼压计指针所指的刻度。如读数小于3，改用7.5g砝码，读数仍小于3，则再改用10g砝码 7．测量后被检眼点抗生素滴眼液 8．眼压计清洁、消毒备用	1．操作宜轻，手指切勿压迫眼球，以免影响眼压准确性 2．一般先右后左，测量不宜连续反复多次 3．操作时，勿遮挡另一眼视线，以免影响双眼向上方固视 4．每次测量后，应用棉签蘸消毒液擦干眼压计足板 5．眼压计要防震防潮，经常保持清洁干燥，定期用乙醇浸泡消毒，但消毒后注意擦干，防止生锈
观察记录	眼部有无异常情况，如有角膜上皮脱落或缺损，应报告医生及时处理。查换算表，正确记录	记录方法：砝码克数/眼压计刻度＝若干毫米汞柱 例如5.5/5＝17.3mmHg
整理	1．患者：舒适、角膜上皮完好 2．用物：分类处置，眼压计清洁、消毒备用 3．护士：洗手	眼压计清洁、消毒备用

九、泪道冲洗法

（一）目的

1．检查泪道是否通畅。

2.内眼手术前常规冲洗,了解泪道有无炎症及堵塞,清洁泪道,防止术后感染。

3.泪道手术前后常规冲洗。

(二)目标

1.患者能复述泪道冲洗的目的并能配合。

2.泪道冲洗熟练规范,符合要求。

3.患者舒适、安全。

(三)操作程序及注意事项

泪道冲洗的操作流程、要点和注意事项见表4-14。

表4-14 泪道冲洗的操作流程、要点和注意事项

项目	步骤	要点和注意事项
评估	1.患者的泪点情况及眼部情况 2.患者的心理状态及合作程度 3.询问眼部用药过敏史	1.核对:医嘱、姓名、眼别 2.结膜有无充血、眼部有无分泌物、流泪、溢泪 3.泪囊区有无红、肿,按压泪囊区有无脓液从泪点反流 4.泪点是否完整 5.患者有无不适
准备	1.护士:洗手,戴口罩 2.物品:5ml注射器、泪道冲洗针头、泪点扩张器、棉签、受水器、表面麻醉药、抗生素滴眼液、眼膏、生理盐水或药液、弯盘 3.环境:整洁、安静 4.患者:舒适体位	1.告知:泪道冲洗的目的、操作过程、配合方法 2.患者头部固定,向上注视,手持受水器紧贴冲洗侧的颊部 3.患者取仰卧位或坐位,头略后仰并向泪道冲洗侧倾斜,把受水器紧贴该泪道冲洗侧的颊部,指导患者自持,以接受流下的液体 4.用小棉签蘸上表面麻醉药,放在上下泪点间,嘱患者闭眼夹住3～5分钟,作泪点局部黏膜麻醉
操作过程	1.核对医嘱、药物、患者姓名、眼别,确认患者 2.向患者解释操作的目的,注意事项及配合技巧 3.根据医嘱抽取冲洗液,排气 4.用眼膏润滑针头 5.患者手持受水器紧贴冲洗侧颊部 6.操作者一手持冲洗注射器,另一手持棉签拉开下眼睑,把针头垂直插入下泪小点,深约1.5～2mm,再使针头转向水平方向,沿泪小管慢慢进针约5～6mm,碰到鼻骨壁后将针尖退出1～2mm,将冲洗液慢慢注入泪道 7.询问患者有无水流入鼻咽部,同时观察泪点处有无冲洗液或分泌物反流 8.冲洗完毕,抹拭眼部反流出的液体及分泌物,点抗生素滴眼液	1.如泪点狭小,可先用泪点扩张器扩大泪点,再行冲洗 2.操作要轻巧、准确,以免损伤角膜、结膜,进针遇到阻力时,不可暴力推进,以防损伤泪道 3.推入冲洗液时,如出现皮下肿胀,为误入皮下,应停止冲洗,并按医嘱给予抗生素治疗,以免发生蜂窝织炎 4.注意观察冲洗时有无分泌物及分泌物的量和性质,冲洗后局部有无反应等

续表

项目	步骤	要点和注意事项
观察记录	1. 泪道周围皮肤情况 2. 如皮肤有异常情况,应记录并报告医生 3. 观察患者反应,准确记录泪道冲洗情况	记录:从右(左)下(上)泪小点进针,针尖是否可碰骨壁,冲洗液的流向情况,是否有分泌物及其量和性质 常见泪道冲洗的情况 1. 泪道通畅:冲洗液顺利推入,全部进入咽喉,无外流 2. 鼻泪管狭窄:冲洗时有阻力感觉,要施加压力才有冲洗液流入鼻咽部,通而不畅,上泪点也有冲洗液流出 3. 鼻泪管阻塞(合并慢性泪囊炎):从下泪点进针,可碰到骨壁,冲洗液从上泪点流出,无流入鼻咽部,无分泌物。(冲洗时如伴有大量黏液或脓性分泌物,则合并有慢性泪囊炎) 4. 泪小管阻塞:从下泪点进针,碰不到骨壁,推进冲洗液时阻力大,液体从原泪点反流,如从上泪点冲洗通畅,则为下泪小管阻塞 5. 泪总管阻塞:从下泪点进针,碰不到骨壁,推进冲洗液时阻力大,水从上泪点射出,鼻咽部无水,无分泌物
整理	1. 患者:舒适,泪点及周围黏膜无损伤、出血 2. 用物:分类处置 3. 护士:洗手	

第五章

眼科手术麻醉的护理

眼部手术的麻醉分为全身麻醉和局部麻醉，目前眼部手术多采用局部麻醉。全身麻醉主要用于儿童的各种手术、精神紧张难以自控的成人手术、手术范围广时间长的手术、患者要求全身麻醉且无麻醉禁忌证者。

麻醉方法的选择原则是在保证患者安全的前提下，做到止痛完善、操作简便、能适应手术的需要，并考虑患者的要求。

外眼手术的麻醉要求与一般外科手术的要求相同，而内眼手术则要达到以下要求：

（1）手术眼球固定不动，眼睑不能闭合。

（2）眼球和有关的附属器被充分麻醉。

（3）术中眼压及血压控制平稳。

（4）麻醉过程不出现眼心反射、恶性高热、紧张或恐惧表现。

（5）全身麻醉过程平稳，无呕吐、血压波动、咳嗽或呼吸抑制。

（6）术后有适当的镇痛时间。

第一节　局部麻醉的护理

眼科手术涉及的范围较小，时间相对较短，因此只要患者合作，大部分眼科手术均可在局部麻醉下顺利完成。

一、局部麻醉的种类

眼科局部麻醉包括表面麻醉、浸润麻醉、神经阻滞麻醉。

（一）表面麻醉

结膜及角膜可通过滴表面麻醉药达到麻醉的目的，常用于结膜、角膜的拆线，以及结膜和角膜的某些小手术，白内障超声乳化手术等。表面麻醉也常作为其他麻醉方法的补充。常用的表面麻醉药有：内美卡因、丁卡因等。

（二）浸润麻醉

浸润麻醉是将局部麻醉药物直接注入手术切口部位的组织内，以阻滞该部位组织中神经末梢，达到麻醉作用。浸润麻醉包括：结膜下浸润麻醉、筋膜囊下浸润麻醉、皮下浸润麻醉。

（三）神经阻滞麻醉

神经阻滞麻醉是把麻醉药直接注射在神经干或神经分支的旁侧，以麻醉该神经支配的区域。

1.眼球手术的神经阻滞麻醉：眼科手术最常用的阻滞麻醉是对面神经支配的眼轮匝肌作制动麻醉以及对三叉神经第一支（眼神经）的各分支及第二支（上颌神经）的分支作感觉麻醉。

（1）面神经阻滞麻醉：目的是达到眼睑制动，消除术中眼睑闭合对眼球产生的压力。

（2）球后阻滞麻醉：在眼球后的肌锥内注入麻醉药物，以便阻滞第Ⅲ、Ⅳ、Ⅵ脑神经，以及第Ⅴ脑神经的眼神经分支，令眼球固定不动，并使结膜、角膜及葡萄膜的知觉消失；同时可以降低眼肌张力，令眼眶内血管收缩，有降低眼压的作用。

（3）球周阻滞麻醉：将麻醉药注射到肌锥外的眼球周围软组织内，让药物自行扩散到肌锥内达到麻醉作用。

2.眼球外手术的阻滞麻醉

（1）泪腺神经阻滞：可麻醉上睑外侧皮肤、结膜及泪腺。

（2）额神经阻滞：可麻醉上睑中央大部分皮肤及结膜、前额皮肤。

（3）眶上神经阻滞：可麻醉前额内侧皮肤、上睑内侧的皮肤及结膜。

（4）滑车上神经阻滞：可麻醉上睑鼻侧的皮肤及结膜。

（5）滑车下及筛前神经阻滞：可麻醉内眦部皮肤、结膜、泪囊、鼻腔外侧前部、筛窦和鼻中甲前部。

（6）眶下神经阻滞：可以麻醉除内、外眦以外的下睑皮肤、上唇、泪囊窝下部及鼻侧。

（7）颧面神经麻醉：可以麻醉眶外侧部分。

二、局部麻醉的护理

（一）表面麻醉的注意事项

1.局部滴眼后，应常规压迫泪囊区3～5分钟，以防止药液流入咽喉吸收中毒。

2.有些表面麻醉药在滴眼后会引起角膜上皮干燥脱落，故滴药后嘱患者立即闭合眼睑及不能滴太多次，以便减少角膜上皮损害。

3.为达到良好的表面麻醉效果，滴眼前应先擦去眼泪，嘱患者向上注视，然后拉开下眼睑，将药液滴在下方结膜囊内，再轻轻闭合眼睑。

4.角膜缘有较多的血管，特别在结膜充血时，麻醉药较快被吸收，麻醉持续时间较短，为了加强药物的麻醉效果，可合并用肾上腺素滴眼。必要时可改用接触麻醉法，即用小棉签蘸上麻醉药，然后直接按在需麻醉部位，如泪点，半分钟可达麻醉效果。

（二）局部麻醉的注意事项

1.局部麻醉药直接使血管平滑肌松弛，导致局部血管扩张，麻醉作用越强，血管扩张更明显。因此，可在每10ml局部麻醉药物中加入0.1%肾上腺素1～2滴，起对抗血管扩张的作用，增强局部麻醉效果，还可减少术中出血和对抗局部麻醉药物的心血管抑制作用。但合并高血压、糖尿病、心血管疾病及青光眼患者禁止加用肾上腺素。

2.如向深部组织或有较大血管经过的部位注射麻醉药时，注射前或改变针尖部位之后应先回抽注射器，无回血后方可注射药物。如将药物误注入血管内，会导致生命危险。

3．不宜直接把麻醉药物注入感染区内，以免导致感染扩散。

4．当患者情绪过度紧张、剧痛及甲状腺功能亢进者，可适当加大镇痛、镇静药物剂量。

5．1岁以内的患儿、颅内压升高、呼吸功能不全、支气管哮喘及肝功能严重损害者，慎用麻醉性镇痛药，如吗啡、哌替啶。

6．高热、心动过速、甲状腺功能亢进、青光眼及肾上腺皮质功能亢进者不宜用阿托品。

（三）局部麻醉的毒副作用

局部麻醉药物的毒副作用主要是中枢神经系统兴奋及心血管系统的抑制。产生毒副作用与用药的剂量、注射的速度、注射部位血管的多少、药物对局部血管的作用、药物本身的毒性，以及药物代谢的速度有关。

1．中枢神经系统兴奋　早期症状为多语、口周麻木、刺痛感、复视及耳鸣等。较重者表现为眼球和面部震颤、肌肉抽搐甚至惊厥。严重者呈昏迷和呼吸抑制。

2．心血管系统抑制　可出现周围循环衰竭、心力衰竭甚至全身循环衰竭，患者表现为缺氧及酸中毒。

3．产生原因　药物用量过大或注入血管内。

4．预防　局部麻醉药应该使用最低的浓度和最小有效剂量，并在每次注药前，先回抽注射器，无回血方可注药。

5．处理

（1）一旦出现毒副作用症状，立即停止注射麻醉药并快速给氧。

（2）有痉挛、震颤或抽搐者静脉注射地西泮，必要时气管插管给氧。

（3）血压下降者予静脉补液及用血管升压药。

第二节　全身麻醉的护理

全身麻醉是指麻醉药经呼吸道吸入或静脉、肌内注射进入人体内，产生中枢神经系统的抑制，临床表现为神志消失，全身的痛觉丧失，遗忘，反射抑制和一定程度的肌肉松弛。这种抑制是可逆的或可控的，当麻醉药从体内排出或在体内代谢后患者将逐渐恢复意识，对中枢神经系统无残留作用或任何后遗症。

一、概述

根据眼科手术的特点，全身麻醉在眼科手术的应用主要方法有三种：吸入全麻、静脉全麻、复合全麻。

（一）吸入全麻

吸入全麻是指挥发性的麻醉气体经呼吸系统吸收进入血液循环，在脑组织中达到一定浓度后抑制中枢神经系统，产生全身麻醉（神志、感觉、运动及反射方面的抑制）的方法。

（二）静脉全麻

静脉全麻是指药物经静脉注入，通过血液循环，作用于中枢系统，使神志、感觉、运动及反射等方面抑制而产生全身麻醉的方法。适用于手术时间短、疼痛不明显的手术，如睑板腺囊肿刮除术、白内障手术等。

（三）复合全麻

复合全麻是指同时或先后应用两种以上的全身麻醉药物或麻醉技术、麻醉疗法，达到镇痛、遗忘，肌肉松弛、自主反射抑制并维持生理功能稳定的麻醉方法。

二、全身麻醉的护理配合

（一）全身麻醉诱导期的护理配合

1．物品准备　准备好急救用物，如：吸痰用物（各型号吸痰管、生理盐水、无菌手套等），调节好吸引负压［成人33～53.3kPa（250～400mmHg），儿童＜39.9kPa（300mmHg），婴幼儿13.3～26.6kPa（100～200mmHg），新生儿＜13kPa（100mmHg）］，保证中心供氧及中心吸引装置能正常使用并预设至备用状态。

2．环境准备　特别是新生儿的全麻手术，将手术间的温度调至24～25℃，湿度50%～60%，由于患儿的体温调节中枢未发育完善，要注意保暖，必要时准备热水袋、暖风机等辅助加温装置。

3．术前排尿　如预计手术时间较长或术中液体出入量较大，必要时应留置尿管。

4．术前核对　护士和手术医生、麻醉医生一起仔细核对患者的姓名、性别、年龄、手术名称、手术部位、有无过敏史、术前禁食情况及有无义齿等，小儿要和家长做好查对工作。

5．做好心理护理，以消除患者紧张恐惧的心理。

6．患者入室时，常规建立静脉通道，约束固定好患者。

7．协助麻醉医生进行必要的生命体征监测，连接好心电监护仪。

8．麻醉诱导时，麻醉护士或巡回护士应根据麻醉医生的需求进行协助。

9．按医嘱使用麻醉药物时应做好三查七对，并了解麻醉药物的基本药理及注意事项。

（二）全身麻醉维持期的护理配合

1．密切观察患者术中生命体征的变化，特别是心率的变化，因为眼科手术容易发生眼心反射，发生心动过缓时应及时通知麻醉医生处理。

2．全身麻醉患者在麻醉药物的作用下，易出现低体温，增加术后并发症的发生，所以在不影响麻醉操作的基础上应注意为患者保暖。手术中室温应维持在20～25℃，相对湿度在45%～50%为宜。

（三）全身麻醉苏醒期的护理配合

1．保持各种急救设备在备用状态。

2．气管插管全麻的患者应协助麻醉医生进行拔管操作。

3．对未完全清醒的患者继续观察，严格做到寸步不离。

4．患者在苏醒过程中有可能出现躁动和幻觉，应加强保护防止坠床，及注意防止患者不自觉地拔除输液管和各种引流导管，造成意外。

5．患者稳定后，协助麻醉医生将患者护送至麻醉复苏室。

三、常见全身麻醉苏醒期意外及并发症的护理

（一）恶心、呕吐

1．患者取侧卧位。

2．对想呕吐者颌下置弯盘。

3．鼓励安慰患者。

4．假如患者持续恶心＞15分钟，通知麻醉医生。

5．观察止呕药对患者的主要副作用及并发症。

（二）寒战、发热

1．进入恢复室患者如发生发热或寒战，及时测量体温。

2．患者体温＜36℃，可使用辅助保温装置。

3．持续给氧，提供保温装置直到寒战停止。

4．密切观察血氧饱和度。

（三）口干

1．麻醉患者清醒前禁止饮水。

2．护理人员可用湿纱布或棉签湿润嘴唇及口腔。

（四）低血氧饱和度

1．成人氧流量5～8L/min，儿童2～3L/min。

2．血氧饱和度＜95%，必须持续面罩供氧，必要时加压供氧。寻找低血氧饱和度的原因。

3．持续供氧10分钟，血氧饱和度仍低于90%要通知主管的麻醉医生。

4．使用口（鼻）咽通气道。

5．按医嘱进行呼吸支持。

（五）呼吸困难（上呼吸道梗阻）

1．头后仰，托起下颌，清除口咽分泌物。

2．放置口咽通气管，加压面罩供氧。

3．准备气管插管用品。

4．通知麻醉医生。

5．按医嘱用药，观察用药后反应。

（六）低血压

1．收缩压（舒张压）较入室前水平下降20%～30%以上。

2．如病情允许，可适当加快输液速度。

3．通知主管的麻醉医生。

4．按医嘱用药，观察用药后反应。

第六章

手术室整体护理

随着责任制整体护理模式的深入开展，医院在广泛开展优质护理示范病房的基础上，门诊、手术室都积极推行优质护理工作模式，以一种全程、连续、无缝隙的优质护理为围术期患者提供满意服务。手术室和病房护士形成一个护理团队共同为围术期患者制定护理计划、措施来保证手术患者的安全和提高手术的效果。眼科手术室围术期的整体护理主要包括：术前访视、术前准备、术中护理、术后护理、术后随访等。

第一节　术前护理

术前护理特指手术室对手术患者在手术之前的护理，包括术前访视和术前准备。

一、术前访视

手术室配合手术的护士在手术前一天到病房访视患者，全面了解手术患者病情、心理状态，手术方式等，对患者进行客观、准确的评估并对患者进行恰当的术前指导、心理护理等，为保证手术的顺利进行打下良好基础。

（一）术前评估

眼科手术大部分为局部麻醉手术，患者在整个手术过程处于清醒状态，对手术室周围环境及声音刺激十分敏感，还有手术前用无菌孔巾盖在头部，只暴露术眼，口、鼻被盖住，使患者感到不适或胸闷，这些都增加患者紧张、恐惧心理。再者眼科手术患者老年人占比例多，如白内障、糖尿病视网膜病变患者，合并高血压、心脏病、糖尿病使手术风险性增高，所以做好术前评估非常主要。评估主要内容有以下几方面：

1. 个人信息　性别、年龄、文化程度、职业、婚姻状况等。
2. 生命体征　体温、脉搏、呼吸、血压、疼痛等。
3. 合并全身性疾病　心脏病、高血压、糖尿病等。
4. 既往病史、过敏史。
5. 用药史　降压药、抗凝药、镇静、安定类药物、利尿药。
6. 皮肤及静脉情况。
7. 眼部情况　视力、眼压、眼痛、眼周皮肤有无疖肿等。
8. 活动能力、意识状态与交流能力等。
9. 术前血、尿常规、凝血功能及血生化检查阳性结果等。

10. 手术相关信息　术前诊断、手术名称、手术眼别、麻醉方式等。

11. 评估患者对手术相关信息的了解程度。

12. 评估患者的心理状况　紧张、焦虑、恐惧程度。

13. 患者睡眠状况。

14. 患者胃纳、排便情况。

15. 患者的经济状况和社会支持情况。

（二）术前指导

手术前一天手术室护士到病房访视患者，亲切地与患者及家属交谈，通过术前评估进行有针对性的术前指导，减轻或消除患者的心理压力，更好地配合手术。

1. 简单介绍手术室环境、手术室的具体位置、设备、仪器、介绍无影灯、麻醉机、手术床等，手术间的温度调节，手术的大概过程及所需时间、术中的体位和双手固定约束的目的，手术的可靠性及安全措施，有助于患者稳定情绪，树立信心。

2. 介绍感觉 / 不舒适信息　术前模拟头被无菌巾盖住的情形，可以用干毛巾捂脸，指导如何进行正常呼吸，解释盖无菌孔巾无菌操作的重要性和必要性，鼓励患者克服由此带来的不适，有利于减轻患者术中气闷、胸闷不适及紧张、恐惧心理。强调手术中避免咳嗽、打喷嚏，可采用舌尖顶上腭做深呼吸，如实在无法避免要告知医生或护士以及时保护手术切口。

3. 介绍手术过程信息　手术当日的接送入手术室的大致时间、接送方式、接送人员、入手术室后的主要流程。进入手术室后，全身麻醉者予建立静脉通道，由于针头比较粗，进针时会有轻微疼痛，手术过程中可能出现的感觉及可能听到仪器运行的声音均属正常现象。如手术期间有感觉不适难以忍受要随时告知医生、护士。告知全麻患者术后苏醒的地点，苏醒后因导尿管刺激会有尿意。麻醉药作用后，可以术后镇痛，但麻醉药作用消失后眼部会有轻微疼痛。因气管插管刺激，咽喉会感觉不舒适，分泌物多，病房护士会按医嘱给消炎药物雾化吸入局部治疗，咽喉不适可得到缓解。

4. 告知患者家属手术期间在何处等待信息。

5. 告知手术后术眼需要眼包或绷带包眼，没有医生的许可不能自己打开。

二、术前准备常规

1. 迎接患者入手术室，与病区护士做好交接班，双方确认术前准备皆已完成。主动邀请患者参与核对，内容：科别、住院号 / 诊疗号、床号、手腕带、患者的姓名、性别、年龄、诊断、手术方式、手术时间、眼别。

2. 检查患者入院常规检查（包括血常规、尿常规、凝血四项、肝功能、生化、血脂、心电图、胸片）结果是否齐全、正常，如果检查结果有异常，及时向手术医师汇报及采取相应的护理措施。

3. 询问患者有无药物过敏史、有无咳嗽，是否有高血压、糖尿病、心脏病等全身疾病史，行结膜囊冲洗前检查眼周围皮肤是否存在感染病灶。

4. 评估患者的心理状态，对手术的了解及耐受情况、配合程度，指导患者放松的方法：缓慢的深呼吸、听音乐分散注意力等。

5. 安全管理　患者到陌生环境，等待手术过程中要注意患者的安全，患者如需如厕，做好防跌倒措施。同时还要注意手术室间的温湿度，以免患者受凉感冒。

6. 巡回护士检查准备的手术器械是否齐全，各种用品类别、规格、质量是否符合要求，仪器、设备是否处于备用状态。

第二节   手术中护理

一、严格执行查对制度

1. 巡回护士接患者进入手术室时再次核对患者的姓名、性别、年龄、诊断、手术方式、手术时间、眼别。

2. 手术开始前护士与手术医生、麻醉医生按照"手术安全核对单"进行科别、住院号/诊疗号、床号、手腕带、患者的姓名、性别、年龄、诊断、手术方式、手术时间、眼别、麻醉方式及用药等的核对。在麻醉、手术开始实施前，实施"暂停（Time out）"程序，由手术医生、麻醉师、护士在执行最后程序后，方可开始实施麻醉、手术。

3. 护士打开无菌包时，查包内化学指标卡是否达标，与手术医生共同核对无菌手术包的灭菌效果。

4. 手术前或术毕缝合前护士与手术医生共同唱对手术包内器械、纱布、缝针等数量，并由护士即时在手术护理记录单记录并签名。术前后包内器械及物品数目相符。

二、手术体位护理

1. 仰卧体位   让患者舒适地仰卧于手术床上，并用约束带约束患者双手并嘱患者双手扶住手术床的床栏，注意约束带的松紧适宜。解释约束手的目的。再次向患者交代术中的注意事项及配合方法。

2. 铺孔巾后盖住口鼻可给予低流量吸氧，指导患者缓慢呼吸的方法，对较紧张患者可在头部两侧置支撑器以利通气，减轻患者的不适。

三、心理护理

1. 热情接待患者，做好解释、安慰、鼓励工作，减轻患者的紧张、恐惧心理。

2. 指导术中配合方法并解释其重要性。

3. 播放轻音乐，指导患者移情方法。

4. 医生、护士说话轻、走路轻、取物轻，避免对患者造成不良刺激。

5. 工作科学安排，医护配合默契、娴熟，保证手术顺利、尽快完成。

四、病情观察

1. 主动询问患者的感受，当患者诉害怕时可握住患者双手，并嘱张口缓慢呼吸；如患者对遮盖孔巾有窒息感，可在患者头部两侧置支撑器，把孔巾稍稍撑离鼻部并吸氧。

2. 生命体征   手术对每一位患者都是应激源，术中要严密观察患者的生命体征，特别是合并全身病患者更要密切观察患者的血压、脉搏、心率、呼吸；牵拉眼肌可引起眼心反射，要密切观察斜视矫正手术患者的心率，当心率低于 60 次/分，告知手术医生暂停手术。行泪囊鼻腔吻合术患者因用赛洛唑啉、肾上腺素塞鼻，要严密观察患者的脉搏、血压。全身麻醉患者在麻醉药物的作用下，易出现低体温，手术中室温应维持在 20～25℃，相对湿度在 45%～50% 为宜，术中观察患者的体温。

3. 视力　球后麻醉时麻醉剂误注入视网膜神经鞘内或蛛网膜下，或者注射到球后间隙的麻醉剂经硬脑膜鞘扩散，导致视网膜中央动脉痉挛而引起暂时性失明。特别是晚期、小视野青光眼手术患者术中要密切观察患者的视力。行巩膜环扎手术加硅胶填压时，形成的手术嵴较高，较容易引起眼压升高；另外玻璃体腔内如果注气过多也易引起眼压升高。因此，要经常询问患者有无光感或手动，及时发现视力障碍及时进行紧急抢救治疗。

4. 疼痛评估　评估患者对疼痛的耐受情况，指导患者用移情的方法减轻疼痛；对疼痛敏感的患者，遵医嘱予使用止痛剂，并密切观察药物的作用及副作用。

5. 恶心、呕吐　牵拉眼肌可出现恶心、呕吐。

6. 出血情况　行泪囊鼻腔吻合术、眼眶手术、眼球摘除手术、眼内容物剜除手术患者要观察术中出血情况。玻璃体视网膜手术患者观察术中眼内出血情况，必要时给予眼内电凝器或遵医嘱用止血药物。

7. 术中并发症的观察　密切观察各种手术术中可能出现的并发症，如出血、一过性黑蒙、眼压过低等，应及时配合医生处理。

8. 皮肤情况　行泪道成形＋义管植入术的患者要观察手腕部夹电极处皮肤有无红、热、痛；使用高频射频仪时患者皮肤有无烫伤。对于手术时间较长的患者，注意观察骨突处皮肤情况。

9. 密切观察患者的配合情况，嘱患者应尽量避免咳嗽、打喷嚏，如确实无法避免，应告知手术医生暂停手术操作，待咳嗽停止，再进行手术，以防止术中发生意外。

10. 药物的作用及副作用　观察麻醉药物的作用、副作用；术中使用药物的作用及副作用。如出现麻醉药物的毒副作用，立即加大吸氧流量，配合医生抢救。

第三节　术　后　护　理

一、术毕护理

1. 术毕涂抗生素眼膏、包眼，及时准确书写护理记录。
2. 评估患者病情，观察生命体征，询问患者感觉。
3. 注意保暖，检查衣服是否潮湿并及时更换。
4. 做简单有针对性的健康指导。
5. 根据患者手术及麻醉方式、术中情况、术中用药、是否合并全身病，决定送患者回病房的时间、方式（用轮椅或者车床）。
6. 协助患者安全过床，避免头部用力。
7. 再一次检查各种记录是否完整。
8. 与病房护士做好手术交接班。

二、术后访视

1. 探访患者，询问患者情况，进行有针对性的健康指导。观察患者眼部及全身情况,视力恢复情况,有无手术后并发症等。

2.与病房护士充分沟通,形成按专科分组护理,共同讨论患者的护理问题,制定有针对性的护理措施,提高手术效果。

3.征求患者意见,根据患者提出的意见,不断改进手术配合工作。患者意见调查表的内容如下:

(1)入手术室时,您对护士的接待是否满意。

(2)对护士的服务态度是否满意。

(3)对护士操作前的解释工作是否满意。

(4)对护士护理技术操作的熟练度是否满意。

(5)对护士术中提供的保暖、舒适护理是否满意。

(6)对手术室的环境(安静、整齐、清洁)是否满意。

(7)对手术室护士的仪表、仪容及行为规范是否满意。

(8)您对手术室工作的建议。

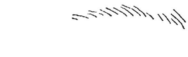

第七章
眼睑手术的配合技巧

眼睑是保护眼球和协助瞳孔调整进入眼内光线的重要组织，也是构成颜面仪容的一个重要组成部分。无论是先天异常还是后天疾病所引起眼睑结构与形态的改变，均需进行整复，以便继续发挥眼睑的固有功能，并恢复或改善患者的颜面外观。

第一节　眼睑手术相关的解剖知识

眼睑（图 7-1）分为上睑和下睑，覆盖眼球前面。

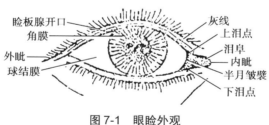

图 7-1　眼睑外观

一、睑皮肤

眼睑皮肤是全身皮肤最薄的部位，内含丰富的神经、血管、淋巴管、弹性纤维，皮下组织含脂肪少且特别疏松，故特别富于弹性。上述这些特点对睑部整形手术较为有利，但儿童和青少年的眼睑皮肤较紧张，故手术时不能随便将不整齐或游离的皮肤切除，否则切除过多可能导致睑裂闭合不全、睑外翻和溢泪等并发症。老年人因弹性纤维变性，眼睑皮肤弹性减弱而变得松弛和延长，手术时可将多余部分的皮肤切除。上下眼睑形成了 5 条明显的皮纹沟，无论是手术切口还是外伤修补，均应顺着皮纹沟方向进行，切口愈合后瘢痕不明显。

二、睑缘

上、下睑游离缘称睑缘，睑缘宽约 2mm，长约 25～30mm。前缘圆钝，后缘较锐，呈直角。前后两缘之间为缘间部,是皮肤和结膜移行处,是肿瘤好发部位。缘间部有一条色泽浅灰线为缘间线,是手术的一个重要标志线。沿此线垂直切口,可将眼睑分成前后两层,前层为皮肤、皮下组织和肌肉;后层是睑板和睑结膜(图7-2)。

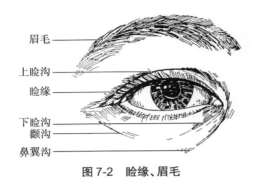

图7-2 睑缘、眉毛

三、眉毛

眉区的结构分4层。

(一)皮肤

眉毛部皮肤稍厚而隆起,含有丰富皮脂腺和汗腺。

(二)肌肉

有三种肌纤维。

1. 额肌纤维 使眉毛上扬及睑裂开大。

2. 眼轮匝肌 牵拉眉毛向下及开睑。

3. 皱眉肌纤维 使眉毛拉向鼻根,保护眼睛免受强光刺激。

(三)脂肪

呈一长块状向下方伸展。

(四)腱膜

眉区最厚的一层,分深浅两层,可防止额部腱膜下的渗出物进入眶内。

四、眼睑肌

眼睑肌包括眼轮匝肌、上睑提肌和 Müller 肌。

(一)眼轮匝肌

眼轮匝肌是指由围绕眼眶和眼睑环形走行的一薄扁平横纹肌(图7-3)。如果睑部出现与其肌纤维走向相一致的皮肤和肌肉伤口,即使不缝合,伤口也会愈合,而且一般不留瘢痕。相反,如果伤口与皮肤及肌肉走向不一致,伤口会因肌肉收缩而裂开,难以愈合或错位愈合,形成明显瘢痕。眼轮匝肌又是面部主要表情肌,眼睑手术时,不要随便切除,以防导致眼睑闭合不全或影响面部表情。

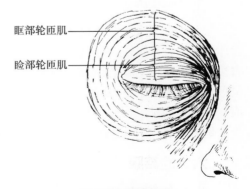

图7-3 眼轮匝肌

（二）上睑提肌

上睑提肌起自蝶骨小翼下面，沿眶顶向前走行，在上穹隆结膜顶点处形成白色腱膜，然后垂直向下扇形散开于上睑（图7-4）。

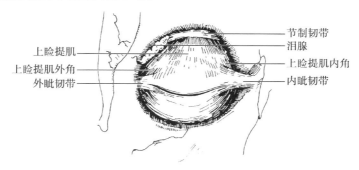

图7-4　上睑提肌

（三）Müller肌

Müller肌是上、下睑各有的一小而薄的平滑肌，上睑稍大，下睑较细（图7-5）。Müller肌与上睑提肌关系紧密，普通的上睑下垂矫正手术的上睑提肌缩短术一般将Müller肌与上睑提肌一起游离出来加以缩短而无需各自单独游离，但源于Müller肌引起的睑下垂，则需单独将它分离出来进行缩短。

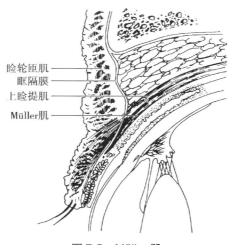

图7-5　Müller肌

五、眶隔膜

眶隔膜是由上睑板上缘及下睑板下缘向眶缘延伸一层很薄而富于弹性的结缔组织膜，参与眼睑所有活动。下睑眶隔较上睑更薄，人到老年，眶隔会萎缩变薄，眶内脂肪多从下睑，特别是下睑内侧处疝出，是下睑下方隆起，形成"眼袋"。眶隔的薄弱处是眼眶深部脂肪疝的好发部位。

六、睑结膜

睑结膜是眼睑最内层，与睑板紧贴不易分离，但结膜的穹隆部则十分松弛。临床上利用这一特点移动睑板和睑结膜去修补较大范围的睑缺损。

第二节　睑板腺囊肿刮除术的配合技巧

一、物品准备

睑板腺囊肿手术器械包、尖刀片、妥布霉素眼膏、2% 利多卡因、0.1% 肾上腺素、生理盐水、眼包、胶布、备 5-0 缝线、大睑板腺囊肿夹、标本纸等。全身麻醉者另备 5% 葡萄糖，另外，根据医生个人喜好及手术习惯增加手术中所需物品。

二、患者准备

按患者术前准备常规。

三、主要手术步骤及配合技巧

睑板腺囊肿刮除术的主要手术步骤及配合技巧见表 7-1。

表 7-1　睑板腺囊肿刮除术的主要手术步骤及配合技巧

主要手术步骤	配合方法	配合技巧和要点说明
核对患者	1. 手术医生、麻醉师、护士三方共同核对患者 2. 全身麻醉者配合麻醉师建立静脉通道、安装心电监护仪等，全身麻醉者非手术眼涂抗生素眼膏。局部麻醉者术眼滴丙美卡因滴眼液一次 3. 摆好手术体位	1. 核对内容包括：患者姓名、性别、年龄、诊断、手术时间、眼别、入院常规检查结果、药物过敏史、手术同意书、麻醉同意书 2. 让患者舒适地仰卧于手术床上并约束双手，说明约束双手的目的 3. 说明术中的配合要点，术后的注意事项
用 5% 聚维酮碘溶液消毒手术野、铺巾	1. 抽吸麻醉药 2. 手术眼结膜囊滴 0.25% 聚维酮碘溶液 3. 用生理盐水冲洗结膜囊	1. 严格执行无菌技术操作原则 2. 手术野消毒范围要达到要求 3. 结膜囊滴 0.25% 聚维酮碘溶液 3 分钟后用生理盐水冲洗，时间太短达不到效果，时间太长可能引起角膜水肿 4. 有高血压病史患者慎用肾上腺素
麻醉；夹睑板腺囊肿；选择切口部位（图 7-6）；刮除内容物（图 7-7）；剪除囊壁（图 7-8）；取去睑板腺囊肿夹，压迫止血	1. 根据手术需要给予手术器械或物品 2. 密切观察手术进程及患者的配合情况 3. 术毕压迫止血 15～20 分钟 4. 术毕涂抗生素眼膏，包眼 5. 清点物品，物品分类处理	1. 根据睑板腺囊肿的大小选择合适的睑板腺囊肿夹 2. 压迫止血的方法：用手指垫以纱布将切口的眼睑压在眶缘上 3. 术后如有活动性大出血，应清除切口内腔的积血块，寻找出血点，予电凝出血点，再切口缝合压迫止血 4. 年龄 45 岁或以上、反复复发睑板腺囊肿的患者要留取标本做病理检查 5. 书写护理记录，做好交接班

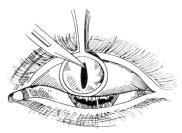

图 7-6　睑板腺囊肿切口

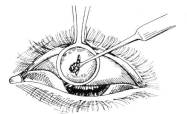

图 7-7　刮除内容物

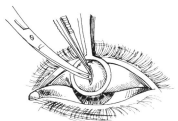

图 7-8　剪除囊壁

第三节　睑内翻矫正术的配合技巧

一、物品准备

矫形手术器械包，5-0 黑丝线、一次性止血器或双极电凝、灭菌生理盐水、睑板夹或大睑板腺囊肿夹、5% 聚维酮碘溶液、0.25% 聚维酮碘溶液、2% 利多卡因、丙美卡因，肾上腺素针剂、妥布霉素眼膏、胶布、弹力绷带、注射器、标记笔或亚甲蓝。另外，根据医生个人喜好及手术习惯增加手术中所需物品。

二、患者准备

按患者术前准备常规。

三、主要手术步骤及配合技巧

睑内翻矫正术的主要手术步骤及配合技巧见表 7-2。

表 7-2　睑内翻矫正术的主要手术步骤及配合技巧

主要手术步骤	配合方法	配合技巧和要点说明
核对患者	1. 手术医生、麻醉师、护士三方共同核对患者 2. 向患者说明注意事项 3. 摆好手术体位	1. 核对内容包括：患者姓名、性别、年龄、诊断、手术时间、眼别、入院常规检查结果、药物过敏史、手术同意书、麻醉同意书 2. 向患者说明手术的主要步骤、如何配合、如有不适及时沟通 3. 指导患者放松的方法：张口深呼吸、移情的方法等 4. 让患者舒适地仰卧于手术床上并约束双手，说明约束的目的
用 5% 聚维酮碘溶液消毒手术野、铺巾	1. 手术眼结膜囊滴 0.25% 聚维酮碘溶液 2. 用生理盐水冲洗结膜囊	1. 严格执行无菌技术操作原则 2. 手术野消毒范围要达到要求 3. 结膜囊滴 0.25% 聚维酮碘溶液 3 分钟后用生理盐水冲洗，时间太短达不到效果，时间太长可能引起角膜水肿
标记；麻醉	1. 抽取麻醉药 2. 抽取灭菌生理盐水 3. 摆好手术器械	1. 麻醉药：2% 利多卡因 5ml＋1 滴肾上腺素（有高血压病史或术前血压高者不加肾上腺素） 2. 麻醉：结膜囊滴表面麻醉药；睑皮肤及穹隆部结膜作局部麻醉

续表

主要手术步骤	配合方法	配合技巧和要点说明
睑板夹固定眼睑;切开皮肤;分离皮下组织,暴露眼轮匝肌,剪除睑板前的眼轮匝肌,分离肌组织,切削睑板;缝合切口	1．根据手术需要给予手术器械或物品 2．密切观察手术进程及患者的配合情况 3．观察术中出血情况,及时配合医生止血 4．术毕用 5% 聚维酮碘溶液消毒皮肤切口 5．结膜囊涂抗生素眼膏,包眼 6．清点物品,物品分类处理	1．用睑板夹固定眼睑前要在睑板夹的金属板上涂上少量眼药膏以保护角膜 2．术中出血可能与睑板夹的螺旋钮旋不紧有关,因此术中应随时调整睑板夹的松紧。如有活动性出血,可用电凝器止血,术毕应用手指尖将皮肤切口压向眶缘片刻,待皮肤切口无渗血再包眼 3．向患者说明术后的注意事项 4．书写护理记录,做好交接班

第四节　睑外翻矫正术的配合技巧

一、物品准备

矫形手术器械包,5-0 黑丝线、一次性止血器或双极电凝、灭菌生理盐水、睑板夹或大睑板腺囊肿夹、5% 聚维酮碘溶液、0.25% 聚维酮碘溶液、2% 利多卡因、丙美卡因、肾上腺素针剂、妥布霉素眼膏、胶布、弹力绷带、注射器、标记笔或亚甲蓝。另外,根据医生个人喜好及手术习惯增加手术中所需物品。

二、患者准备

按患者术前准备常规。

三、主要手术步骤及配合技巧

睑外翻矫正术的主要手术步骤及配合技巧见表 7-3。

表 7-3　睑外翻矫正术的主要手术步骤及配合技巧

主要手术步骤	配合方法	配合技巧和要点说明
核对患者	1．手术医生、麻醉师、护士三方共同核对患者 2．向患者说明注意事项 3．摆好手术体位	1．核对内容包括:患者姓名、性别、年龄、诊断、手术时间、眼别、入院常规检查结果、药物过敏史、手术同意书、麻醉同意书 2．向患者说明手术的主要步骤、如何配合、如有不适及时沟通 3．指导患者放松的方法:张口深呼吸、移情的方法等 4．让患者舒适地仰卧于手术床上并约束双手,说明约束的目的

续表

主要手术步骤	配合方法	配合技巧和要点说明
用 5% 聚维酮碘溶液消毒手术野、铺巾	1. 手术眼结膜囊滴 0.25% 聚维酮碘溶液 2. 用生理盐水冲洗结膜囊	1. 严格执行无菌技术操作原则 2. 手术野消毒范围要达到要求 3. 结膜囊滴 0.25% 聚维酮碘溶液 3 分钟后用生理盐水冲洗,时间太短达不到效果,时间太长可能引起角膜水肿
标记;麻醉	1. 抽取麻醉药 2. 抽取灭菌生理盐水 3. 摆好手术器械	1. 麻醉药:2% 利多卡因 5ml + 1 滴肾上腺素(有高血压病史或术前血压高者不加肾上腺素) 2. 麻醉:结膜囊滴表面麻醉药;睑皮肤及穹隆部结膜作局部麻醉
睑板夹固定眼睑;切开皮肤;缝合切口	1. 根据手术需要给予手术器械或物品 2. 密切观察手术进程及患者的配合情况 3. 观察术中出血情况,及时配合医生止血 4. 术毕用 5% 聚维酮碘溶液消毒皮肤切口 5. 结膜囊涂抗生素眼膏,包眼 6. 清点物品,物品分类处理	1. 用睑板夹固定眼睑前要在睑板夹的金属板上涂上少量眼药膏以保护角膜 2. 术中出血可能与睑板夹的螺旋钮旋不紧有关,因此术中应随时调整睑板夹的松紧。如有活动性出血,可用电凝器止血,术毕应用手指尖将皮肤切口压向眶缘片刻,待皮肤切口无渗血再包眼 3. 向患者说明术后的注意事项 4. 书写护理记录,做好交接班

第五节 睑肿物控制性切除术的配合技巧

一、物品准备

矫形手术器械包、双极电凝、灭菌生理盐水、5% 聚维酮碘溶液、0.25% 聚维酮碘溶液、2% 利多卡因、0.75% 罗哌卡因、丙美卡因、0.1% 肾上腺素针剂、妥布霉素眼膏、胶布、弹力绷带、注射器、凡士林纱布、标记笔或亚甲蓝。另外,根据医生个人喜好及手术习惯增加手术中所需物品。

二、患者准备

按患者术前准备常规。

三、主要手术步骤及配合技巧

睑肿物控制性切除术的主要手术步骤及配合技巧见表 7-4。

表 7-4 睑肿物控制性切除术的主要手术步骤及配合技巧

主要手术步骤	配合方法	配合技巧和要点说明
核对患者	1. 手术医生、麻醉师、护士三方共同核对患者 2. 向患者说明注意事项	1. 核对内容包括:患者姓名、性别、年龄、诊断、手术时间、眼别、入院常规检查结果、药物过敏史、手术同意书、麻醉同意书

续表

主要手术步骤	配合方法	配合技巧和要点说明
核对患者	3. 摆好手术体位	2. 向患者说明手术的主要步骤、如何配合、如有不适及时沟通 3. 指导患者放松的方法：张口深呼吸、移情的方法等 4. 让患者舒适地仰卧于手术床上并约束双手，说明约束的目的
用 5% 聚维酮碘溶液消毒手术野、铺巾	1. 手术眼结膜囊滴 0.25% 聚维酮碘溶液 2. 用生理盐水冲洗结膜囊	1. 严格执行无菌技术操作原则 2. 手术野消毒范围要达到要求。手术野皮肤消毒时动作要轻巧，尽量减少对肿瘤局部摩擦，避免造成肿瘤表面破损 3. 结膜囊滴 0.25% 聚维酮碘溶液 3 分钟后用生理盐水冲洗，时间太短达不到效果，时间太长可能引起角膜水肿
做好标记；麻醉	1. 抽取麻醉药 2. 摆好手术器械	1. 麻醉药：2% 利多卡因 5ml＋0.75% 罗哌卡因 5ml＋1 滴肾上腺素 2. 局部麻醉时，针尖绝不能注入瘤体内，只能在瘤体周围注射麻醉药
切除肿瘤组织；缝合创口或手术创面覆盖凡士林纱布包眼	1. 根据手术需要给予手术器械或物品 2. 密切观察手术进程及患者的配合情况 3. 留取病理标本 4. 手术创面覆盖凡士林纱布包眼 5. 清点物品，物品分类处理	1. 切除恶性肿瘤时不可用力挤压瘤体或引起瘤体包膜穿破，以免造成医源性播散 2. 术中所用的手套或器械如已触及瘤体，有污染危险者应及时更换 3. 切除恶性肿瘤组织后，应立即更换手套、剪刀与镊子等手术器械，方可切除周围的"正常"组织 4. 如癌肿细胞可能有残留或污染手术野，手术台上应立即用抗癌药物冲洗手术野 5. 及时准确留取手术标本，清晰注明标本的编号及组织来源，及时送病理室 6. 向患者说明术后的注意事项 7. 书写护理记录，做好交接班

第六节　额肌瓣悬吊术的配合技巧

一、物品准备

矫形手术器械包，6-0 可吸收线、5-0 黑、白丝线、一次性止血器或双极电凝、肌夹、灭菌生理盐水、5% 聚维酮碘溶液、0.25% 聚维酮碘溶液、2% 利多卡因、0.75% 罗哌卡因、丙美卡因，肾上腺素针剂、妥布霉素眼膏、胶布、弹力绷带、注射器、标记笔或亚甲蓝。另外，根据医生个人喜好及手术习惯增加手术中所需物品。全身麻醉者另备 5% 葡萄糖、灭菌生理盐水或乳酸钠林格液。

二、患者准备

（一）按患者术前准备常规。

（二）对于紧张、害怕、哭闹的患儿，要耐心、细心地解释，并鼓励她们，允许家长陪伴直至进手术室间。

三、主要手术步骤及配合技巧

额肌瓣悬吊术的主要手术步骤及配合技巧见表7-5。

表7-5　额肌瓣悬吊术的主要手术步骤及配合技巧

主要手术步骤	配合方法	配合技巧和要点说明
核对患者	1. 手术医生、麻醉师、护士三方共同核对患者 2. 全身麻醉者配合麻醉师建立静脉通道、安装心电监护仪等，全身麻醉者非手术眼涂抗生素眼膏 3. 摆好手术体位	1. 核对内容包括：患者姓名、性别、年龄、诊断、手术时间、眼别、入院常规检查结果、药物过敏史、手术同意书、麻醉同意书 2. 备好急救物品，负压吸引器处于可用状态 3. 向患者说明手术的主要步骤、如何配合、如有不适及时沟通 4. 指导患者放松的方法：张口深呼吸、移情的方法等 5. 让患者舒适地仰卧于手术床上并约束双手，说明约束的目的
用5%聚维酮碘溶液消毒手术野、铺巾	1. 手术眼结膜囊滴0.25%聚维酮碘溶液 2. 用生理盐水冲洗结膜囊	1. 严格执行无菌技术操作原则 2. 手术野消毒范围要达到要求，要消毒双眼 3. 结膜囊滴0.25%聚维酮碘溶液3分钟后用生理盐水冲洗，时间太短达不到效果，时间太长可能引起角膜水肿
预设皮肤切口；局部麻醉	1. 抽取麻醉药 2. 准备双极电凝 3. 摆好手术器械	1. 麻醉药：2%利多卡因5ml+0.75%罗哌卡因5ml 2. 为了保证患者有对称而又美观的重睑，要在注射麻醉药前做好皮肤切口标记 3. 检查双极电凝机的性能，处于可用状态，功率18～25W，最大不超过30W
分离与暴露额肌（图7-9）；将额肌与骨膜分离（图7-10）；制作额肌瓣（图7-11）；分离眼轮匝肌；额肌与睑板固定缝合；皮肤缝合（图7-12）	1. 根据手术需要给予手术器械或物品 2. 密切观察手术进程及患者的配合情况 3. 术毕涂抗生素眼膏，包眼，绷带包扎 4. 清点物品，物品分类处理	1. 用5-0黑白丝线是为了术中易于分辨，结扎时不会弄错 2. 缝合皮肤时缝线应过睑板浅层，以免术后因皮肤水肿，将睫毛向下压，而引起倒睫 3. 术后注意充分压迫止血，防止形成血肿，影响外观及手术效果 4. 术后如果眼睑闭合不全明显，可在下睑作暂时牵引缝线，把下睑提前保护角膜和支撑上睑 5. 术毕涂眼膏量要多，包眼时需把脸睑颊皮肤尽量向上拉，以使眼睑闭合 6. 绷带包扎时需经患眼耳下方向前上方包扎，松紧适宜 7. 书写护理记录，做好交接班

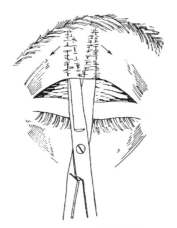

图 7-9　暴露额肌

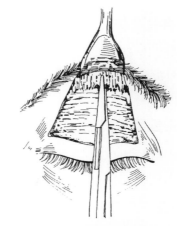

图 7-10　额肌与骨膜分离

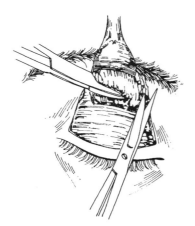

图 7-11　制作额肌瓣

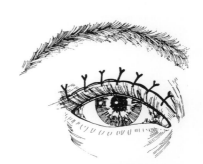

图 7-12　皮肤缝合

第七节　上睑提肌缩短术的配合技巧

一、物品准备

矫形手术器械包，6-0 可吸收线、5-0 黑、白丝线、一次性止血器或双极电凝、肌夹、灭菌生理盐水、5% 聚维酮碘溶液、0.25% 聚维酮碘溶液、2% 利多卡因、0.75% 罗哌卡因、丙美卡因，肾上腺素针剂、妥布霉素眼膏、胶布、弹力绷带、胶引流条、注射器、标记笔或亚甲蓝。另外，根据医生个人喜好及手术习惯增加手术中所需物品。全身麻醉者另备 5% 葡萄糖、灭菌生理盐水或乳酸钠林格液。

二、患者准备

（一）按患者术前准备常规。

（二）对于紧张、害怕、哭闹的患儿，要耐心、细心地解释，并鼓励她们，允许家长陪伴直至进手术室间。

三、主要手术步骤及配合技巧

上睑提肌缩短术的主要手术步骤及配合技巧见表7-6。

表7-6　上睑提肌缩短术的主要手术步骤及配合技巧

主要手术步骤	配合方法	配合技巧和要点说明
核对患者	1．手术医生、麻醉师、护士三方共同核对患者 2．全身麻醉者配合麻醉师建立静脉通道、安装心电监护仪等，全身麻醉者非手术眼涂抗生素眼膏 3．摆好手术体位	1．核对内容包括：患者姓名、性别、年龄、诊断、手术时间、眼别、入院常规检查结果、药物过敏史、手术同意书、麻醉同意书 2．备好急救物品，负压吸引器处于可用状态 3．让患者舒适地仰卧于手术床上并约束双手，交代注意事项
用5%聚维酮碘溶液消毒手术野、铺巾	1．手术眼结膜囊滴0.25%聚维酮碘溶液 2．用生理盐水冲洗结膜囊	1．严格执行无菌技术操作原则 2．手术野消毒范围要达到要求，要消毒双眼 3．结膜囊滴0.25%聚维酮碘溶液3分钟后用生理盐水冲洗，时间太短达不到效果，时间太长可能引起角膜水肿
做皮肤切口标记	1．抽取麻醉药 2．准备双极电凝 3．摆好手术器械	1．麻醉药：2%利多卡因5ml＋0.75%罗哌卡因5ml 2．为了保证患者有对称而又美观的重睑，要在注射麻醉药前做好皮肤切口标记 3．检查双极电凝机的性能，处于可用状态，功率18～25W，最大不超过30W
分离结膜（图7-13）；皮肤切口；暴露、分离上睑提肌（图7-14）；缝合结膜；上睑提肌缩短；缝合皮肤	1．根据手术需要给予手术器械或物品 2．密切观察手术进程及患者的配合情况 3．术毕涂抗生素眼膏，包眼，绷带包扎 4．清点物品，物品分类处理	1．用5-0黑白丝线是为了术中易于分辨，结扎时不会弄错 2．缝合皮肤时缝线应过睑板浅层，以免术后因皮肤水肿，将睫毛向下压，而引起倒睫 3．术后注意充分压迫止血，防止形成血肿，影响外观及手术效果 4．术后如果眼睑闭合不全明显，可在下睑作暂时牵引缝线，把下睑提前保护角膜和支撑上睑 5．术毕涂眼膏量要多，包眼时需把脸颊皮肤尽量向上拉，以使眼睑闭合 6．绷带包扎时需经患眼耳下方向前上方包扎，松紧适宜 7．书写护理记录，做好交接班

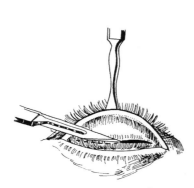

图 7-13   分离结膜

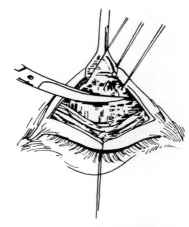

图 7-14   分离上睑提肌

第八节   倒睫矫正术的配合技巧

一、物品准备

矫形手术器械包，5-0 黑、白丝线、一次性止血器或双极电凝、睑板夹或大睑板腺囊肿夹、灭菌生理盐水、5% 聚维酮碘溶液、0.25% 聚维酮碘溶液、2% 利多卡因、丙美卡因，肾上腺素针剂、胶粒或硅胶圈、妥布霉素眼膏、胶布、弹力绷带、注射器、标记笔或亚甲蓝。另外，根据医生个人喜好及手术习惯增加手术中所需物品。

二、患者准备

按患者术前准备常规。

三、主要手术步骤及配合技巧

倒睫矫正术的主要手术步骤及配合技巧见表 7-7。

表 7-7   倒睫矫正术的主要手术步骤及配合技巧

主要手术步骤	配合方法	配合技巧和要点说明
核对患者	1. 手术医生、麻醉师、护士三方共同核对患者 2. 向患者说明注意事项 3. 摆好体位	1. 核对内容包括：患者姓名、性别、年龄、诊断、手术时间、眼别、手术方式、入院常规检查结果、药物过敏史、手术同意书、麻醉同意书 2. 向患者说明手术的主要步骤、如何配合、如有不适及时沟通 3. 指导患者放松的方法：张口深呼吸、移情的方法等 4. 让患者舒适地仰卧于手术床上，并用约束带约束双手并嘱患者双手扶住手术床的床栏位，解释约束手的目的。嘱患者术中如有不适或需求用语言沟通、头及身体不要摆动，以免影响手术的进行

续表

主要手术步骤	配合方法	配合技巧和要点说明
用 5% 聚维酮碘溶液消毒手术野、铺巾	1. 手术眼结膜囊滴 0.25% 聚维酮碘溶液 2. 用生理盐水冲洗结膜囊	1. 严格执行无菌技术操作原则 2. 手术野消毒范围要达到要求，要消毒双眼 3. 结膜囊滴 0.25% 聚维酮碘溶液 3 分钟后用生理盐水冲洗，时间太短达不到效果，时间太长可能引起角膜水肿
麻醉	1. 抽麻醉药：2% 利多卡因 5ml 2. 抽取灭菌生理盐水 3. 摆好手术器械	1. 结膜囊滴丙美卡因 3 次，滴表面麻醉药不可太多次，以免引起角膜水肿 2. 局部麻醉：用 2% 利多卡因做手术部位的睑缘皮肤、穹隆部和睑结膜的局部麻醉
固定手术部位的睑缘（图 7-15）；切口；缝合（图 7-16）	1. 根据手术需要给予手术器械或物品 2. 密切观察手术进程及患者的配合情况 3. 术毕用 5% 聚维酮碘溶液消毒皮肤切口 4. 结膜囊涂抗生素眼膏，包眼 5. 清点物品，物品分类处理	1、切口的长度应略较倒睫范围稍长，必须将所有倒睫包括在内 2. 书写护理记录，做好交接班 3. 向患者说明术后的注意事项

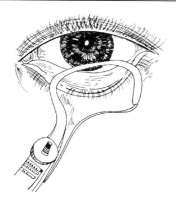

图 7-15　固定睑缘

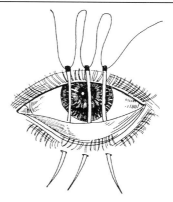

图 7-16　缝合

第九节　粘连性睑缘缝合术的配合技巧

一、物品准备

矫形手术器械包，5-0 白丝线、一次性止血器、灭菌生理盐水、5% 聚维酮碘溶液、0.25% 聚维酮碘溶液、2% 利多卡因、丙美卡因，肾上腺素针剂、胶粒或硅胶圈、小圆刀片、妥布霉素眼膏、胶布、绷带、注射器、标记笔或亚甲蓝。另外，根据医生个人喜好及手术习惯增加手术中所需物品。

二、患者准备

按患者术前准备常规。

三、主要手术步骤及配合技巧

粘连性睑缘缝合术的主要手术步骤及配合技巧见表7-8。

表7-8 粘连性睑缘缝合术的主要手术步骤及配合技巧

主要手术步骤	配合方法	配合技巧和要点说明
核对患者	1. 手术医生、麻醉师、护士三方共同核对患者 2. 向患者说明注意事项 3. 摆好体位	1. 核对内容包括：患者姓名、性别、年龄、诊断、手术时间、眼别、手术方式、入院常规检查结果、药物过敏史、手术同意书、麻醉同意书 2. 向患者说明手术的主要步骤、如何配合、如有不适及时沟通 3. 指导患者放松的方法：张口深呼吸、移情的方法等 4. 让患者舒适地仰卧于手术床上，并用约束带约束双手并嘱患者双手扶住手术床的床栏位，解释约束手的目的。嘱患者术中如有不适或需求用语言沟通，头及身体不要摆动，以免影响手术的进行
用 5% 聚维酮碘溶液消毒手术野、铺巾	1. 手术眼结膜囊滴 0.25% 聚维酮碘溶液 2. 用生理盐水冲洗结膜囊	1. 严格执行无菌技术操作原则 2. 手术野消毒范围要达到要求 3. 结膜囊滴 0.25% 聚维酮碘溶液 3 分钟后用生理盐水冲洗，时间太短达不到效果，时间太长可能引起角膜水肿
麻醉；做两道浅层切口；切除两切口之间的上皮（图7-17）并在睑缘区内做深切开（图7-18）；缝合	1. 抽麻醉药：2% 利多卡因 5ml 2. 抽取灭菌生理盐水 3. 摆好手术器械 4. 根据手术需要给予手术器械或物品 5. 密切观察手术进程及患者的配合情况 6. 术毕用 5% 聚维酮碘溶液消毒皮肤切口 7. 结膜囊涂抗生素眼膏，包眼 8. 清点物品，物品分类处理	1. 两道浅层切口分别于上、下睑内中 1/3 及外中 1/3 交界的缘间部，两切口相距 5mm 2. 结扎缝线后，应使上、下睑缘切口完全对合 3. 内、外角必须留有足够空隙，使睑内分泌物顺利排出眼外，也可通过此缝隙滴药 4. 绷带包扎时需经患眼耳下方向前上方包扎，松紧适宜 5. 书写护理记录，做好交接班

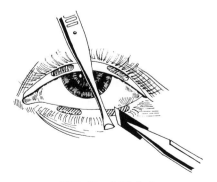

图 7-17 切除上皮

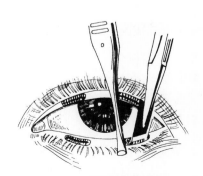

图 7-18 睑缘深切开

第十节　睑腺炎切开排脓(麦粒肿切开排脓)操作技巧

一、物品准备

手术尖刀片、棉签、眼包、胶布、5%聚维酮碘溶液、表面麻醉药、抗生素眼膏,必要时备引流条、弯盘。

二、患者准备

1. 核对医嘱、患者姓名、眼别,确认患者。

2. 眼部有分泌物或眼膏者,应先用棉签轻轻擦去。局部分泌物多时,应先用生理盐水清洁患处。

3. 向患者解释手术目的,术中可能出现的不适,教会配合的方法。

4. 体位舒适,取仰卧位。

5. 检查睑腺炎是否成熟(病变部位有无波动感,黄色的脓点等),未成熟者应暂缓切开。

三、主要操作步骤及注意事项

睑腺炎切开排脓的主要手术步骤及配合技巧见表7-9。

表7-9　睑腺炎切开排脓的主要手术步骤及配合技巧

主要操作步骤	操作方法	要点说明及注意事项
核对患者	两名护士共同核对患者姓名、医嘱、眼别并查看病历图示,确认患者	严格执行三查七对制度
评估	1. 眼部情况:眼睑皮肤是否清洁,炎症是否局限,病变部位有无波动感,是否黄白色脓点,眼部有无疼痛 2. 患者对此手术的认识及合作程度 3. 询问患者药物过敏史 4. 患者对治疗的合作程度	1. 操作避免空腹进行 2. 协助患者取舒适体位 3. 说明术中的配合要点
表面麻醉(内睑腺炎)	1. 用棉签拉开下眼睑,嘱患者眼睛往上看,充分暴露下结膜囊,将药液点入下穹隆结膜囊内 2. 嘱患者轻闭眼1~2分钟,并抹拭外流的泪液 3. 表面麻醉3次,每3分钟点眼一次	1. 点眼每次一滴即够用,不宜太多,避免药液外溢 2. 点药时,管口向下,不可离眼太近,一般距眼睑1~2cm,勿使滴管口或瓶口碰到眼睑或睫毛,以防眼药瓶内药液被污染 3. 嘱患者勿用手揉眼,以免损伤角膜上皮
操作	A. 内睑腺炎 1. 先作表面麻醉 2. 操作者戴上医用手套,翻转患者的眼睑,用左手拇指固定已翻转的眼睑睑缘,刀尖对准脓点,以垂直睑缘的方向切开脓点处睑结膜,排出脓液(图7-19)	1. 内睑腺炎如切口排出的脓液较多,排脓后应冲洗结膜囊

续表

主要操作步骤	操作方法	要点说明及注意事项
操作	3．涂上抗生素眼膏，包封术眼 B．外睑腺炎 1．外睑腺炎用消毒液消毒病变部位及周围皮肤 2．操作者戴上医用手套，用手指固定病灶两侧的睑皮肤，用尖刀片垂直脓点，平行睑缘，迅速切开脓点处的皮肤，排出脓液。如不能一次排空脓液，则可放置引流条（图7-20） 3．操作时，勿用力挤压排脓，以防炎症扩散，引起眶蜂窝织炎或海绵窦血栓形成及全身败血症等严重并发症 4．结膜囊涂抗生素眼膏，并包封患眼，次日回院复诊	2．外睑腺炎切开排脓时，切口应选波动感最明显的最低点，与睑缘平行，避免切断眼轮匝肌，以防产生瘢痕畸形。切开后用棉签擦净脓液，注意不要用力挤压，以免造成血行播散。如脓液黏稠时，可用镊子夹取脓块排脓 3．脓液较多，脓腔较大，应放置胶片引流条，放引流条前先用探针轻轻放入脓腔，了解腔底的位置，然后用无齿小镊把引流条送入腔底，引流条的一端在创口外，保持创口的开放
观察并记录	1．观察患者反应，无眩晕等异常不适，休息20分钟后可离院 2．记录治疗情况	做好健康指导
整理	1．用物：分类处置 2．护士：洗手	

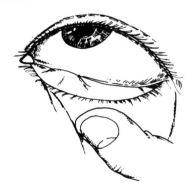

图 7-19　内睑腺炎切口

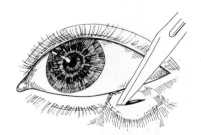

图 7-20　外睑腺炎切口

第八章

泪器手术的配合技巧

第一节　泪器手术相关的解剖知识

泪器（图 8-1）包括分泌泪液的泪腺和排泄泪液的泪道。

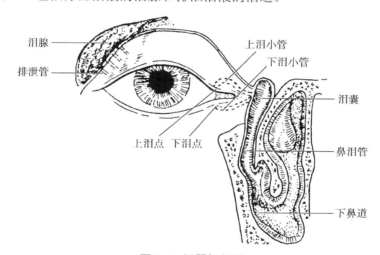

图 8-1　泪器解剖图

一、泪腺

位于眼眶外上方的泪腺窝内。泪腺共有排泄管 10～20 个，开口于上穹隆部结膜的颞侧（图 8-2）。

泪腺神经为混合神经，感觉纤维为三叉神经眼支的分支；支配纤维来自面神经中的副交感神经纤维和颅内动脉丛的交感神经纤维，司泪腺分泌。

二、泪道

泪道由泪点、泪小管、泪囊和鼻泪管 4 部分组成（图 8-2）。

（一）泪点

泪点位于上、下睑缘内侧端一圆形隆起上，直径为 0.2～0.3mm，泪点开口于泪湖。正常情况下泪点贴附于眼球表面。如泪点外翻或炎症、瘢痕等而致泪点闭锁，则泪液经常外流，临床上称为溢泪。

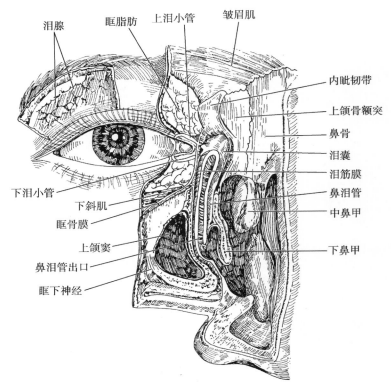

图 8-2　泪腺与泪道

（二）泪小管

上、下睑各一条泪小管，为泪点与泪囊间的小管，管径为 0.5～0.8mm，长约 10mm，从上、下泪点开始先垂直各向上、下走行 1.5～2mm，然后呈直角弯曲并水平走向，两者转弯处稍膨大，称为壶腹部。上、下泪小管多先汇合成泪总管后再进入泪囊。冲洗泪道时，泪道冲洗针头应先垂直插入泪点，再转入水平方向进针。如果方向不对，则易穿破管壁形成假道。

（三）泪囊

泪囊位于泪骨的泪囊窝内（图 8-3）。泪囊窝的前界是上颌骨额突上隆起的骨嵴称为泪前嵴，后界是以泪后嵴为界。正常泪囊顶部（底部）成盲端，如袋状，长约 10～15mm，前后径为 5～6mm，内外径 4～7mm。泪囊腔自上而下逐渐变窄，有时此处黏膜形成皱襞样突起其直径可缩至 1mm，常是泪道阻塞的好发部位。泪囊的内上方是前组筛窦，内下方是中鼻道，泪囊的外侧是泪筋膜、眼轮匝肌和皮肤。泪囊的前面有内韧带（图 8-4）横过泪囊上 1/3。向深层，前泪嵴又是寻找泪囊的重要标志，它相当于内角位置。内动脉和静脉（图 8-5）位于距内 8mm 皮下，垂直越过内韧带，泪囊手术时应注意不可伤及这些血管，以免引起大出血。

（四）鼻泪管

鼻泪管位于上颌骨性管道中，上接于泪囊，下方开口于下鼻道。由于鼻泪管斜穿过鼻黏膜，开口处管内壁黏膜有皱襞，是胚胎的膜状残留物，如出生后此膜未破裂仍存在，常导致新生儿泪囊炎。鼻泪管有微静脉丛，血管充盈时易造成鼻泪管阻塞。

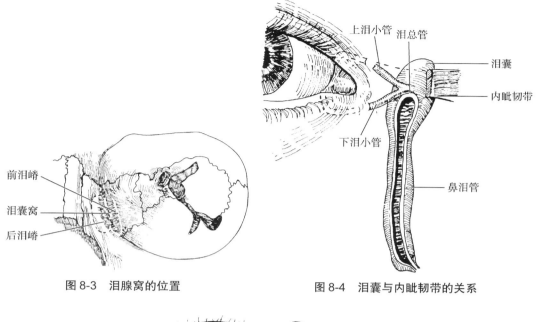

图 8-3 泪腺窝的位置

图 8-4 泪囊与内眦韧带的关系

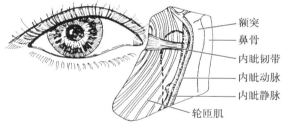

图 8-5 泪囊和内眦动脉静脉与内眦韧带的位置

第二节 泪囊摘除术的配合技巧

一、物品准备

泪囊手术器械包，一次性止血器，2% 利多卡因、0.75% 罗哌卡因、0.1% 肾上腺素溶液、灭菌生理盐水、泪道冲洗针头、5ml 注射器、妥布霉素眼膏、胶布，5% 聚维酮碘溶液、泪小点切开刀、5-0 缝线、小圆刀片、泪囊枕。另外，根据医生个人喜好及手术习惯增加手术中所需物品。

二、患者准备

（一）按术前患者准备常规。

（二）检查患者手术当天是否已行泪道冲洗及泪道冲洗情况。如未行泪道冲洗的患者予泪道冲洗，并将冲洗结果记录。如果泪道冲洗通畅或冲洗时有大量脓性分泌物，要及时向主刀医生汇报。

三、主要手术步骤及配合技巧

泪囊摘除术的主要手术步骤及配合技巧见表8-1。

表8-1　泪囊摘除术的主要手术步骤及配合技巧

主要手术步骤	配合方法	配合技巧和要点说明
核对患者	1. 手术医生、麻醉师、护士三方共同核对患者 2. 向患者说明注意事项 3. 摆好体位	1. 核对内容包括：患者姓名、性别、年龄、诊断、手术时间、眼别、入院常规检查结果、药物过敏史、手术同意书、麻醉同意书 2. 向患者说明手术的主要步骤、如何配合、如有不适及时沟通 3. 指导患者放松的方法：张口深呼吸、移情的方法等 4. 让患者舒适地仰卧于手术床上并约束双手，说明约束的目的
用5%聚维酮碘溶液消毒手术野、铺巾	1. 手术眼结膜囊滴0.25%聚维酮碘溶液 2. 用生理盐水冲洗结膜囊	1. 严格执行无菌技术操作原则 2. 手术野消毒范围要达到要求 3. 结膜囊滴0.25%聚维酮碘溶液3分钟后用生理盐水冲洗，时间太短达不到效果，时间太长可能引起角膜水肿
麻醉	1. 抽取麻醉药 2. 抽取灭菌生理盐水 3. 摆好手术器械	1. 麻醉药：2%利多卡因5ml+0.75%罗哌卡因5ml+1滴肾上腺素 2. 麻醉部位：滑车下神经和眶下神经阻滞麻醉；皮肤切口局部麻醉；鼻泪管周围注射麻醉
皮肤切口（图8-6）；分离皮下组织及肌层；分离泪囊（图8-7）；摘除泪囊；切开泪小管；缝合内眦韧带（图8-8）、肌肉、皮下组织、皮肤切口	1. 根据手术需要给予手术器械或物品 2. 密切观察手术进程及患者的配合情况 3. 观察术中出血情况，及时配合医生止血 4. 用5%聚维酮碘溶液涂布于泪囊窝及鼻泪管口 5. 术毕用5%聚维酮碘溶液消毒皮肤切口，在皮肤切口上放泪囊枕加压 6. 结膜囊涂抗生素眼膏，包眼 7. 清点物品，物品分类处理	1. 分离泪囊顶部时易出血，用小棉球压迫止血，边分离边压迫止血。注意所有的止血棉球在止血后应立即取出，以免遗留在泪囊窝 2. 术中大出血可能与皮肤切口不正确、分离皮下组织操作粗暴、分离时造成组织结构混乱有关。术中一旦发生大出血，即用血管钳或电灼止血器或缝合结扎止血 3. 残留在泪囊筋膜和眶隔上的泪囊碎片难以用刮匙清除掉，因此用5%聚维酮碘溶液涂布于泪囊窝及鼻泪管口 4. 用泪囊枕压迫皮肤切口的目的是消除摘出泪囊后遗留的死腔 5. 向患者说明术后的注意事项 6. 书写护理记录，做好交接班

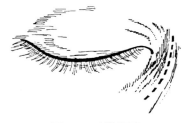

图8-6　皮肤切口

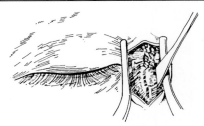

图8-7　分离泪囊

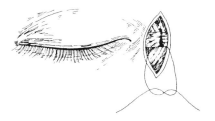

图 8-8　缝合内眦韧带

第三节　泪囊鼻腔吻合术的配合技巧

一、物品准备

泪囊手术器械包、一次性止血器、骨孔扩大器、线状刀、咬骨钳、泪囊保护器、2% 利多卡因、0.75% 罗哌卡因、1% 丁卡因溶液、赛洛唑啉、0.1% 肾上腺素溶液、灭菌生理盐水、泪道冲洗针头、5ml 注射器、手电筒、妥布霉素眼膏、胶布、5% 聚维酮碘溶液、0.25% 聚维酮碘溶液。另外，根据医生个人喜好及手术习惯增加手术中所需物品。

二、患者准备

（一）按术前患者准备常规。

（二）询问患者有无鼻部息肉、严重鼻中隔偏曲、化脓性鼻窦炎、严重萎缩性鼻炎等病史。查看鼻科会诊记录，排除手术禁忌证。有高血压病史者测量血压并记录。

（三）检查患者手术当天是否已行泪道冲洗及泪道冲洗情况。如未行泪道冲洗的患者予泪道冲洗，并将冲洗结果记录。如果泪道冲洗通畅或冲洗时有大量脓性分泌物，要及时向主刀医生汇报。

三、主要手术步骤及配合技巧

泪囊鼻腔吻合术的主要手术步骤及配合技巧见表 8-2。

表 8-2　泪囊鼻腔吻合术的主要手术步骤及配合技巧

主要手术步骤	配合方法	配合技巧和要点说明
核对患者	1．手术医生、麻醉师、护士三方共同核对患者 2．向患者说明注意事项 3．摆好体位	1．核对内容包括：患者姓名、性别、年龄、诊断、手术时间、眼别、入院常规检查结果、药物过敏史、手术同意书、麻醉同意书 2．向患者说明手术的主要步骤、如何配合、如有不适及时沟通 3．指导患者放松的方法：张口深呼吸、移情的方法等 4．塞鼻：预防术中出血，用浸有 1% 丁卡因、赛洛唑啉、0.1% 肾上腺素的松头大棉签，从手术眼则前鼻孔进入，经中鼻甲前端，填塞于中鼻道准备手术处。药物组成：1% 丁卡因溶液 2ml + 赛洛唑啉 1ml + 0.1% 肾上腺素溶液 1ml。操作方法：

续表

主要手术步骤	配合方法	配合技巧和要点说明
核对患者		（1）检查患者鼻部有无息肉、严重鼻中隔偏曲 （2）向患者解释操作的步骤及配合方法，指导患者张口缓慢深呼吸 （3）用生理盐水清洁术侧鼻孔，再用 5% 聚维酮碘溶液消毒 （4）患者平卧手术床上，头部取后仰位（将枕头置肩背下），用 0.5% 丁卡因棉签塞入鼻腔内作鼻黏膜麻醉约 5 分钟 （5）护士站立在患者右侧，右手持浸有 1% 丁卡因、赛洛唑啉、0.1% 肾上腺素溶液的松头大棉签，从患侧前鼻孔进入，经中鼻甲前端，填塞于中鼻道 （6）协助患者取平卧位 注意事项：大棉签应向后、向下方向塞 5. 让患者舒适地仰卧于手术床上，并用约束带约束双手并嘱患者双手扶住手术床的床栏位，解释约束手的目的。嘱患者术中如有不适或需求用语言沟通、头及身体不要摆动，以免影响手术的进行
用 5% 聚维酮碘溶液消毒手术野、铺巾	1. 手术眼结膜囊滴 0.25% 聚维酮碘溶液 2. 用生理盐水冲洗结膜囊	1. 严格执行无菌技术操作原则 2. 手术野消毒范围要达到要求 3. 结膜囊滴 0.25% 聚维酮碘溶液 3 分钟后用生理盐水冲洗，时间太短达不到效果，时间太长可能引起角膜水肿
麻醉	1. 抽取麻醉药 2. 抽取灭菌生理盐水 3. 摆好手术器械	1. 麻醉药：2% 利多卡因 5ml＋0.75% 罗哌卡因 5ml＋1 滴肾上腺素 2. 麻醉部位：局部浸润麻醉＋滑车下神经、筛前神经与眶下神经阻滞麻醉＋鼻神经节麻醉。这样可减少局部浸润麻醉药过多致组织肿胀与增强麻醉效果
切口（图 8-9）；暴露泪囊（图 8-10）；造骨孔（图 8-11）；泪囊鼻腔膜吻合（图 8-12）；缝合肌肉、皮下组织、皮肤切口	1. 根据手术需要给予手术器械或物品 2. 密切观察手术进程及患者的配合情况 3. 观察术中出血情况，及时配合医生止血 4. 用 5% 聚维酮碘溶液涂布于泪囊窝及鼻泪管口 5. 术毕用 5% 聚维酮碘溶液消毒皮肤切口 6. 结膜囊涂抗生素眼膏，包眼 7. 清点物品，物品分类处理	1. 术中严密观察出血情况。大量出血可能是鼻道填塞不佳、骨孔位置过高、损伤中鼻甲、骨板未开好而勉强用骨钳把扭断或撕裂鼻黏膜而引起。如为骨面出血、可用骨蜡止血；如是软组织或鼻黏膜出血，可用棉签蘸肾上腺素压迫片刻，亦可把鼻内填塞物压紧。必要时，遵医嘱予肌内注射或静脉缓慢注射止血药物 2. 泪囊鼻腔吻合术后不用泪囊枕压迫皮肤切口，以免缝合的前叶受压向后与后页粘连，对保持缝合口开放不利 3. 术中密切观察患者的脉搏、血压，对手术的耐受情况。对于有高血压病史、心脏病病史者术中予监测脉搏、心率、呼吸、血压、心电图 4. 书写护理记录，做好交接班 5. 嘱患者术后 2～3 天避免剧烈咳嗽，擤鼻涕，如唾液中含有少量血丝一般不作处理，继续观察。如果出血量多应及时告知护士或回门诊复诊

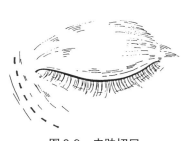

图 8-9 皮肤切口

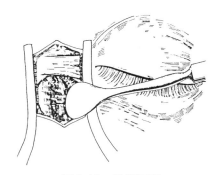

图 8-10 暴露泪囊

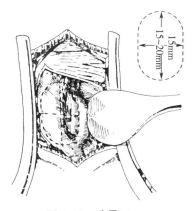

图 8-11 造骨口

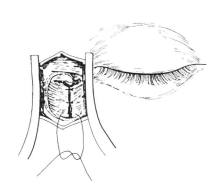

图 8-12 泪囊鼻腔膜吻合

第四节 泪小管断裂吻合术的配合技巧

一、物品准备

泪囊手术器械包、医用硅胶管（直径 0.8～1.2mm）、各种型号的泪道探针、针灸针（长15cm）、腰麻管、10-0 连针尼龙线、泪道冲洗针头、球后针头、显微持针钳、显微角膜剪刀、打结镊子、有齿显微镊子、灭菌生理盐水、2% 利多卡因注射液、0.75% 罗哌卡因、妥布霉素眼膏、胶布、眼垫、妥布霉素注射液、手术显微镜。另外，根据医生个人喜好及手术习惯增加手术中所需物品。

二、患者准备

按术前患者准备常规。

三、主要手术步骤及配合技巧

泪小管断裂吻合术的主要手术步骤及配合技巧见表 8-3。

表 8-3　泪小管断裂吻合术的主要手术步骤及配合技巧

主要手术步骤	配合方法	配合技巧和要点说明
核对患者	1. 手术医生、麻醉师、护士三方共同核对患者 2. 向患者说明注意事项 3. 摆好体位	1. 核对内容包括：患者姓名、性别、年龄、诊断、手术时间、眼别、入院常规检查结果、药物过敏史、手术同意书、麻醉同意书 2. 向患者说明手术的主要步骤、如何配合、如有不适及时沟通 3. 指导患者放松的方法：张口深呼吸、移情的方法等 4. 让患者舒适地仰卧于手术床上，并用约束带约束双手并嘱患者双手扶住手术床的床栏位，解释约束手的目的。嘱患者术中如有不适或需求用语言沟通、头及身体不要摆动，以免影响手术的进行
用 5% 聚维酮碘溶液消毒手术野、铺巾	1. 手术眼结膜囊滴 0.25% 聚维酮碘溶液 2. 用生理盐水冲洗结膜囊	1. 严格执行无菌技术操作原则 2. 手术野消毒范围要达到要求 3. 结膜囊滴 0.25% 聚维酮碘溶液 3 分钟后用生理盐水冲洗，时间太短达不到效果，时间太长可能引起角膜水肿
麻醉；检查有无异物；彻底冲洗干净伤口	1. 抽取麻醉药：2% 利多卡因 5ml + 0.75% 罗哌卡因 5ml 2. 抽取生理盐水 3. 彻底冲洗伤口	1. 成人应在局部麻醉下手术，但小儿及不合作者应在全身麻醉下手术 2. 冲洗伤口要彻底，如果污染严重要用过氧化氢先清洗，再用生理盐水彻底冲洗
找寻泪小管断端；泪小管插管（图 8-13）；泪小管断端缝合（图 8-14）	1. 根据手术需要给予手术器械或物品 2. 密切观察手术进程及患者的配合情况 3. 结膜囊涂抗生素眼膏，包眼 4. 清点物品，物品分类处理	1. 泪小管断裂应在伤后 12～24 小时进行修复 2. 在泪小管吻合术中，利用泪道插管作为支撑是保证断端正确对位、术后黏膜良好愈合的先决条件。所以手术的成功与插管材料的选择有密切关系。最好的插管材料是硅胶管 3. 硅胶管移位可能是术后令人烦恼的并发症，因此，要向患者说明术后的注意事项 4. 书写护理记录，做好交接班

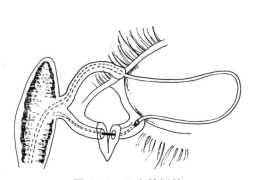

图 8-13　泪小管插管

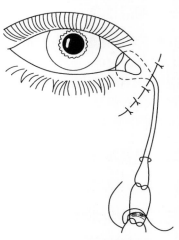

图 8-14　泪小管断端缝合

第五节　泪道成形+义管植入术的配合技巧

一、物品准备

泪道浚通手术包、WZC-II型泪道浚通治疗仪、高频泪道浚通探针、湿生理盐水纱布2块、线套1个、医用硅胶管1条、长针灸针2条、腰麻管2条、5ml及1ml注射器各2个、5-0线带结膜针1条、胶布、眼垫、砂轮（备用）、灭菌生理盐水、2%利多卡因注射液、妥布霉素眼膏、妥布霉素注射液、地塞米松注射液、丙美卡因、安尔碘、5%聚维酮碘溶液、灭菌棉签、1%丁卡因溶液5ml+赛洛唑啉5ml（用于塞鼻）、赛洛唑啉5ml+丙美卡因5ml（用于喷鼻）。根据医生喜好及手术习惯增加手术中所需物品。

二、患者准备

（一）按术前患者准备常规。

（二）询问患者有无鼻部息肉、严重鼻中隔偏曲、化脓性鼻窦炎、严重萎缩性鼻炎等病史。

（三）检查患者手术当天是否已行泪道冲洗及泪道冲洗情况。如未行泪道冲洗的患者予泪道冲洗，并将冲洗结果记录。如果泪道冲洗通畅或冲洗时有大量脓性分泌物，及时向主刀医生汇报。

三、主要手术步骤及配合技巧

泪道成形+义管植入术的主要手术步骤及配合技巧见表8-4。

表8-4　泪道成形+义管植入术的主要手术步骤及配合技巧

主要手术步骤	配合方法	配合技巧和要点说明
核对患者	1. 手术医生、麻醉师、护士三方共同核对患者 2. 向患者说明注意事项 3. 喷鼻、术眼滴丙美卡因 4. 摆好体位	1. 核对内容包括：患者姓名、性别、年龄、诊断、手术时间、眼别、入院常规检查结果、药物过敏史、手术同意书、麻醉同意书 2. 向患者说明手术的主要步骤、如何配合、如有不适及时沟通 3. 指导患者放松的方法：张口深呼吸、移情的方法等 4. 喷鼻前检查患者血压是否正常，如血压高或有高血压病史者不要喷鼻 5. 让患者舒适地仰卧于手术床上，并用约束带约束双手并嘱患者双手不要碰到手术床的床栏，解释约束的目的
用5%聚维酮碘溶液消毒手术野、铺巾	1. 手术眼结膜囊滴0.25%聚维酮碘溶液 2. 用生理盐水冲洗结膜囊	1. 严格执行无菌技术操作原则 2. 手术野消毒范围要达到要求 3. 结膜囊滴0.25%聚维酮碘溶液3分钟后用生理盐水冲洗，时间太短达不到效果，时间太长可能引起角膜水肿

续表

主要手术步骤	配合方法	配合技巧和要点说明
麻醉	1．抽取麻醉药：2% 利多卡因 2．抽取妥布霉素 8 万 U＋地塞米松 5mg 3．准备好 WZC-Ⅲ泪道高频治疗仪 4．摆好手术器械	1．麻醉方式包括：上泪道麻醉和鼻泪管麻醉 2．用蘸有 1% 盐酸丁卡因溶液和赛洛唑啉溶液的棉签麻醉下鼻道鼻泪管开口处的黏膜 2 次，第 2 次的麻醉棉签保留至手术结束，以达到麻醉、收敛鼻泪管下口和保护鼻底的双重目的 3．检查 WZC-Ⅲ泪道高频治疗仪的性能，调好输出功率，患者手腕部夹上电极夹（电极夹与手部皮肤之间需垫两块湿盐水纱布）并交代注意事项 4．患有严重心脏病或安装有心脏起搏器的患者禁止使用 WZC-Ⅲ泪道高频治疗仪
泪道浚通；植入硅胶管（图 8-15）；缝合硅胶管；冲洗泪道	1．根据手术需要给予手术器械或物品 2．密切观察手术进程及患者的配合情况 3．结膜囊涂抗生素眼膏，包眼 4．清点物品，物品分类处理	1．术中要严密观察患者的生命体征、配合情况，特别是手腕部夹电极处皮肤有无红、热、痛，如有，应暂停手术，更换湿纱布，密切观察，做好交接班 2．患者如需心电监护时，应将监护仪电极尽可能放在远离手术电极的地方 3．在泪道浚通时可能会闻到烧焦味道，告诉患者这是正常现象，不要害怕 4．有高血压病史或血压高者不用赛洛唑啉喷鼻，以免引起血压升高，造成术中出血 5．向患者说明术后注意事项 6．书写护理记录，做好交接班

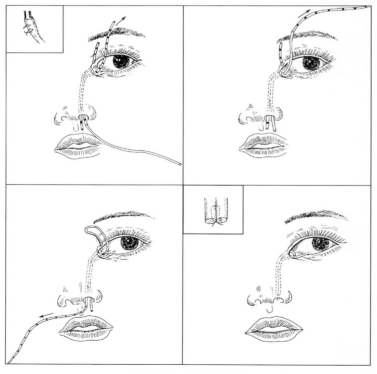

图 8-15　植入硅胶管

第九章

结膜手术的配合技巧

第一节　结膜手术的相关解剖知识

　　结膜(图 9-1)为一连续眼睑与眼球间的透明薄层黏膜,覆盖于眼睑后面和眼球前面。分为睑结膜、球结膜及两者移行部的穹隆结膜三个部分。以睑裂为口,角膜为底,结膜呈一囊,即结膜囊。结膜上皮由复层上皮细胞组成,杯状细胞分布于睑结膜和穹隆结膜的上皮细胞层,分泌黏液湿润角膜和结膜,起保护作用。上下穹隆部结膜含有副泪腺,参与分泌泪液。

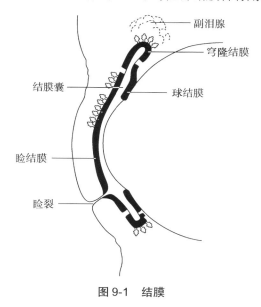

图 9-1　结膜

一、睑结膜

　　睑结膜与结膜下淋巴组织和睑板紧密相连,很难分开。上睑结膜在距离睑缘后唇上约 3mm 处为睑板下沟,此处容易存留异物。

二、穹隆结膜

　　介于睑结膜和球结膜之间,为疏松的纤维组织,移动性较大。穹隆部结膜含有与睑板连续的 Muller 平滑肌纤维。泪腺管和上方的 Krause 副泪腺管开口于上穹隆部。

三、球结膜

球结膜富有弹性,是结膜中最薄的部分。颞侧球结膜和上穹隆结膜比鼻侧和下穹隆可获得较大的结膜瓣,临床上常用此处的结膜转位或作游离结膜瓣移植修复结膜缺损和遮盖角膜或巩膜创口。

第二节   翼状胬肉切除术的配合技巧

翼状胬肉是一种慢性的结膜变性疾病,其发生发展与环境因素、紫外线辐射等刺激和结膜炎症有关。

一、物品准备

白内障手术器械包、一次性止血器、2% 利多卡因、0.1% 肾上腺素溶液、灭菌生理盐水、5ml 注射器、妥布霉素眼膏、胶布、5% 聚维酮碘溶液、0.25% 聚维酮碘溶液、10-0 尼龙线、剃须刀片、眼科手术贴膜。另外,根据医生个人喜好及手术习惯增加手术中所需物品。

二、患者准备

按患者术前准备常规。

三、主要手术步骤及配合技巧

翼状胬肉切除术的主要手术步骤及配合技巧见表 9-1。

表 9-1   翼状胬肉切除术的主要手术步骤及配合技巧

主要手术步骤	配合方法	配合技巧和要点说明
核对患者	1. 手术医生、麻醉师、护士三方共同核对患者 2. 向患者说明注意事项 3. 摆好手术体位 4. 准备好手术显微镜	1. 核对内容包括:患者姓名、性别、年龄、诊断、手术时间、眼别、入院常规检查结果、药物过敏史、手术同意书 2. 向患者说明手术的主要步骤、如何配合、如有不适及时沟通 3. 指导患者放松的方法:张口深呼吸、移情的方法等 4. 让患者舒适地仰卧于手术床上并约束双手,说明约束的目的
用 5% 聚维酮碘溶液消毒手术野、铺巾	1. 手术眼结膜囊滴 0.25% 聚维酮碘溶液 2. 用生理盐水冲洗结膜囊	1. 严格执行无菌技术操作原则 2. 手术野消毒范围要达到要求 3. 结膜囊滴 0.25% 聚维酮碘溶液 3 分钟后用生理盐水冲洗,时间太短达不到效果,时间太长可能引起角膜水肿
麻醉	1. 滴用丙美卡因作表面麻醉,隔 5 分钟一次,连续三次 2. 抽取麻醉药 3. 抽取灭菌生理盐水	1. 滴用表面麻醉药要适量,滴用过多可引起角膜上皮剥脱 2. 麻醉药:2% 利多卡因 5ml + 1 滴 0.1% 肾上腺素 3. 麻醉部位:于翼状胬肉颈部和体部结膜下注射麻醉药

续表

主要手术步骤	配合方法	配合技巧和要点说明
开睑；分离胬肉头部（图9-2）；分离胬肉体部；剪除胬肉头部和体部（图9-3）；清除巩膜面残留的结膜下组织；缝合结膜伤口	1. 根据手术需要给予手术器械或物品 2. 密切观察手术进程及患者的配合情况 3. 观察术中出血情况，及时配合医生止血 4. 结膜囊涂抗生素眼膏，包眼 5. 清点物品，物品分类处理	1. 在剖切被翼状胬肉侵犯的角膜时，应避免碰撞手术者手部，以免切穿角膜 2. 术中出血较多，可用电灼止血器或肾上腺素小棉签压迫止血 3. 在分离或剪除复发胬肉和变性的筋膜囊组织时，应仔细辨认，以免误将直肌损伤或切断 4. 术毕用眼包加压伤口并用弹性绷带包扎眼部。加压时松紧适宜，过松起不到压迫止血作用，易出现血肿；过紧会造成眶压升高，引起患者头痛、呕吐等不适。掌握的标准是缠绕的绷带下能够伸入一个手指 5. 向患者说明术后的注意事项 6. 书写护理记录，做好交接班

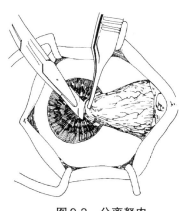

图9-2　分离胬肉

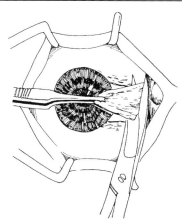

图9-3　剪除胬肉

第三节　睑球粘连分离+唇黏膜移植手术的配合技巧

睑球粘连是各种眼外伤及角膜、结膜炎症的后遗症，表现为眼睑与球结膜、前巩膜和角膜的粘连，结膜穹隆部变浅或消失，眼睑开启闭合和眼球运动受限制，发生复视，甚至影响患眼视力。

一、物品准备

矫形手术器械包、一次性止血器、2%利多卡因、0.75%罗哌卡因、0.1%肾上腺素溶液、灭菌生理盐水、5ml注射器、妥布霉素眼膏、胶布、5%聚维酮碘溶液、0.25%聚维酮碘溶液、6-0可吸收缝线、剃须刀片、眼科手术贴膜、切取唇黏膜手术器械、甲紫。另外，根据医生个人喜好及手术习惯增加手术中所需物品。

二、患者准备

（一）按患者术前准备常规。

（二）患者术前2天用漱口水漱口。

三、主要手术步骤及配合技巧

睑球粘连分离+唇黏膜移植手术的主要手术步骤及配合技巧见表9-2。

表9-2 睑球粘连分离+唇黏膜移植手术的主要手术步骤及配合技巧

主要手术步骤	配合方法	配合技巧和要点说明
核对患者	1. 手术医生、麻醉师、护士三方共同核对患者 2. 向患者说明注意事项 3. 摆好手术体位 4. 准备好手术显微镜	1. 核对内容包括：患者姓名、性别、年龄、诊断、手术时间、眼别、入院常规检查结果、药物过敏史、手术同意书、麻醉同意书 2. 向患者说明手术的主要步骤、如何配合、如有不适及时沟通 3. 指导患者放松的方法：张口深呼吸、移情的方法等 4. 让患者舒适地仰卧于手术床上并约束双手，说明约束的目的
用5%聚维酮碘溶液消毒手术野、铺巾	1. 手术眼结膜囊滴0.25%聚维酮碘溶液 2. 用生理盐水冲洗结膜囊	1. 严格执行无菌技术操作原则 2. 手术野消毒范围要达到要求 3. 结膜囊滴0.25%聚维酮碘溶液3分钟后用生理盐水冲洗，时间太短达不到效果，时间太长可能引起角膜水肿
麻醉	1. 滴用丙美卡因作表面麻醉，隔5分钟一次，连续三次 2. 抽取麻醉药 3. 抽取灭菌生理盐水 4. 摆好手术器械	1. 麻醉药：2%利多卡因5ml+0.75%罗哌卡因5ml+1滴肾上腺素 2. 麻醉部位：于球结膜下作局部浸润麻醉；取唇黏膜时，将2%利多卡因与等量生理盐水混合后于唇黏膜下浅层注射
开睑；剪开粘连区；分离粘连区的结膜；切除瘢痕及粘连组织（图9-4）；切取自体唇黏膜；用唇黏膜修补结膜缺损区（图9-5）并形成新的穹隆部；睑缘缝合	1. 根据手术需要给予手术器械或物品 2. 密切观察手术进程及患者的配合情况 3. 观察术中出血情况，及时配合医生止血 4. 取自体唇黏膜时另开一手术器械包，用0.25%聚维酮碘溶液消毒上、下唇黏膜，常规铺巾 5. 处理取下的黏膜及口唇创面 6. 清点物品，物品分类处理	1. 分离粘连时尽量保留可用的结膜组织，尤其是睑结膜及穹隆部结膜 2. 术中出血较多，可用电灼止血器或肾上腺素小棉签压迫止血；移植黏膜的创面要彻底止血，避免血块积聚于黏膜下，不利于移植黏膜的生长 3. 取下的唇黏膜，保持上皮面向上放在生理盐水湿润的纱布上备用 4. 切取唇黏膜后，用蘸有甲紫的纱布紧贴口唇创面，并嘱患者咬紧止血 5. 移植后的唇黏膜收缩很快，手术时切取的唇黏膜面积应比结膜缺损区大50%左右 6. 睑缘缝合可以预防黏膜的过度收缩 7. 术毕用眼包加压伤口并用弹性绷带包扎眼部。加压时松紧适宜，过松起不到压迫止血及使黏膜紧贴创面的作用；过紧会造成眶压升高引起患者头痛、呕吐等不适，并会影响移植黏膜的血液供应。掌握的标准是缠绕的绷带下能够伸入一个手指 8. 向患者说明术后的注意事项 9. 书写护理记录，做好交接班

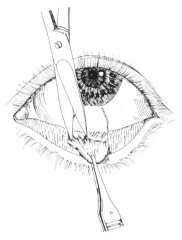

图 9-4　切除瘢痕及粘连组织

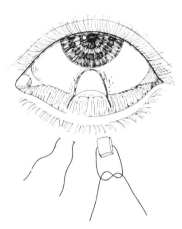

图 9-5　用唇黏膜修补缺损结膜

第四节　结膜囊成形手术的配合技巧

因各种原因作眼球摘出术后,结膜囊变形或变浅窄,义眼安装后滑出或不能装入,为了达到满意安装义眼的目的,需要行结膜囊成形术。

一、物品准备

矫形手术器械包、一次性止血器、2% 利多卡因、0.75% 罗哌卡因、0.1% 肾上腺素溶液、灭菌生理盐水、5ml 注射器、妥布霉素眼膏、胶布、5% 聚维酮碘溶液、0.25% 聚维酮碘溶液、6-0 可吸收缝线、剃须刀片、五针一线、环形硅胶圈。另外,根据医生个人喜好及手术习惯增加手术中所需物品。

二、患者准备

按患者术前准备常规。

三、主要手术步骤及配合技巧

结膜囊成形手术的主要手术步骤及配合技巧见表 9-3。

表 9-3　结膜囊成形手术的主要手术步骤及配合技巧

主要手术步骤	配合方法	配合技巧和要点说明
核对患者	1. 手术医生、麻醉师、护士三方共同核对患者 2. 向患者说明注意事项 3. 摆好手术体位 4. 准备好手术显微镜	1. 核对内容包括:患者姓名、性别、年龄、诊断、手术时间、眼别、入院常规检查结果、药物过敏史、手术同意书、麻醉同意书 2. 向患者说明手术的主要步骤、如何配合、如有不适及时沟通 3. 指导患者放松的方法:张口深呼吸、移情的方法等 4. 让患者舒适地仰卧于手术床上并约束双手,说明约束的目的

续表

主要手术步骤	配合方法	配合技巧和要点说明
用 5% 聚维酮碘溶液消毒手术野、铺巾	1. 手术眼结膜囊滴 0.25% 聚维酮碘溶液 2. 用生理盐水冲洗结膜囊	1. 严格执行无菌技术操作原则 2. 手术野消毒范围要达到要求 3. 结膜囊滴 0.25% 聚维酮碘溶液 3 分钟后用生理盐水冲洗,时间太短达不到效果,时间太长可能引起角膜水肿
麻醉	1. 滴用丙美卡因作表面麻醉 2. 抽取麻醉药 3. 抽取灭菌生理盐水 4. 摆好手术器械	1. 麻醉药:2% 利多卡因 5ml + 0.75% 罗哌卡因 5ml + 1 滴肾上腺素 2. 麻醉部位:在结膜下及眼睑皮下作浸润麻醉
开睑;切开并分离结膜(图 9-6);分离及切除瘢痕组织;整复结膜囊;植入义眼片(图 9-7);睑缘缝合(图 9-8)	1. 根据手术需要给予手术器械或物品 2. 密切观察手术进程及患者的配合情况 3. 观察术中出血情况,及时配合医生止血 4. 结膜囊涂抗生素眼膏,包眼 5. 清点物品,物品分类处理	1. 分离上穹隆部结膜时,注意不要过分向眶顶分离,以免损伤上睑提肌 2. 清除创面的瘢痕,使创面松弛、自然展开,可减少术后结膜囊收缩变窄 3. 术中出血较多,可用电灼止血器或肾上腺素小棉签压迫止血 4. 在整复好的结膜囊置入义眼片,大小要适中,使其撑紧调整后的结膜囊,不宜过大以免伤口裂开 5. 术毕用眼包加压伤口并用弹性绷带包扎眼部。加压时松紧适宜,过松起不到压迫止血的作用;过紧会造成眶压升高引起患者头痛、呕吐等不适。掌握的标准是缠绕的绷带下能够伸入一个手指 6. 向患者说明术后的注意事项 7. 书写护理记录,做好交接班

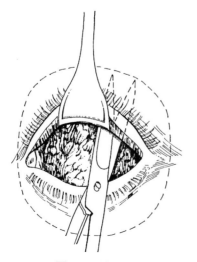

图 9-6 分离结膜

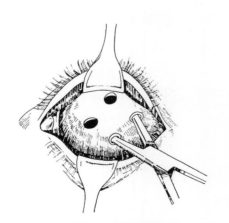

图 9-7 植入义眼片

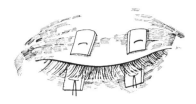

图 9-8　睑缘缝合

第五节　结膜肿物切除手术的配合技巧

一、物品准备

矫形手术器械包、显微器械一套（角膜剪、显微持针器、显微无齿镊、显微有齿镊各一把）、一次性止血器、2% 利多卡因、0.75% 罗哌卡因、0.1% 肾上腺素溶液、灭菌生理盐水、5ml 注射器、妥布霉素眼膏、胶布、5% 聚维酮碘溶液、0.25% 聚维酮碘溶液、8-0 可吸收缝线、剃须刀片。另外，根据医生个人喜好及手术习惯增加手术中所需物品。

二、患者准备

按患者术前准备常规。

三、主要手术步骤及配合技巧

结膜肿物切除手术的主要手术步骤及配合技巧见表 9-4。

表 9-4　结膜肿物切除手术的主要手术步骤及配合技巧

主要手术步骤	配合方法	配合技巧和要点说明
核对患者	1. 手术医生、麻醉师、护士三方共同核对患者 2. 向患者说明注意事项 3. 摆好手术体位 4. 准备好手术显微镜	1. 核对内容包括：患者姓名、性别、年龄、诊断、手术时间、眼别、入院常规检查结果、药物过敏史、手术同意书、麻醉同意书 2. 向患者说明手术的主要步骤、如何配合、如有不适及时沟通 3. 指导患者放松的方法：张口深呼吸、移情的方法等 4. 让患者舒适地仰卧于手术床上并约束双手，说明约束的目的
用 5% 聚维酮碘溶液消毒手术野、铺巾	1. 手术眼结膜囊滴 0.25% 聚维酮碘溶液 2. 用生理盐水冲洗结膜囊	1. 严格执行无菌技术操作原则 2. 手术野消毒范围要达到要求 3. 结膜囊滴 0.25% 聚维酮碘溶液 3 分钟后用生理盐水冲洗，时间太短达不到效果，时间太长可能引起角膜水肿
麻醉	1. 滴用丙美卡因作表面麻醉 2. 抽取麻醉药 3. 抽取灭菌生理盐水 4. 摆好手术器械	1. 滴用表面麻醉药要适量，滴用过多可引起角膜上皮剥脱 2. 麻醉药：2% 利多卡因 5ml + 0.75% 罗哌卡因 5ml + 1 滴肾上腺素 3. 麻醉部位：局部结膜下浸润麻醉，注射麻醉药时针尖不宜进入肿瘤区或肿物的实体内

续表

主要手术步骤	配合方法	配合技巧和要点说明
开睑；切开并分离肿物表面的结膜；切除肿物；缝合结膜切口	1. 根据手术需要给予手术器械或物品 2. 密切观察手术进程及患者的配合情况 3. 观察术中出血情况，及时配合医生止血 4. 及时、准确留取病理标本 5. 结膜囊涂抗生素眼膏，包眼 6. 清点物品，物品分类处理	1. 分离结膜囊肿时应小心剥离，避免穿破囊壁；如不慎穿破囊壁，应扩大切口，将可疑囊壁切除，以免引起囊肿复发 2. 结膜乳头状瘤切除应备好冷冻机 3. 术中出血较多，可用电灼止血器或肾上腺素小棉签压迫止血 4. 如为肿物控制性切除，在切除可疑肿物边缘时应更换一套新的手术器械切取标本，以免影响病理结果 5. 术毕用眼包加压伤口并用弹性绷带包扎眼部。加压时松紧适宜，过松起不到压迫止血的作用；过紧会造成眶压升高引起患者头痛、呕吐等不适。掌握的标准是缠绕的绷带下能够伸入一个手指 6. 向患者说明术后的注意事项 7. 书写护理记录，做好交接班

第六节　翼状胬肉切除术+带蒂结膜瓣移植术的配合技巧

翼状胬肉切除术中结膜缺失较多者可利用结膜富有弹性和很好的依从性特性将邻接翼状胬肉切除区的球结膜分离、松解剪开后进行移植，以修复巩膜区。

一、物品准备

矫形手术器械包，显微器械一套（角膜剪、显微持针器、显微无齿镊、显微有齿镊各一把）、一次性止血器，2% 利多卡因、0.75% 罗哌卡因、0.1% 肾上腺素溶液、灭菌生理盐水、5ml 注射器、妥布霉素眼膏、胶布、5% 聚维酮碘溶液、0.25% 聚维酮碘溶液、8-0 可吸收缝线、剃须刀片。另外，根据医生个人喜好及手术习惯增加手术中所需物品。

二、患者准备

按患者术前准备常规。

三、主要手术步骤及配合技巧

翼状胬肉切除术+带蒂结膜瓣移植术的主要手术步骤及配合技巧见表 9-5。

表 9-5　翼状胬肉切除术+带蒂结膜瓣移植术的主要手术步骤及配合技巧

主要手术步骤	配合方法	配合技巧和要点说明
核对患者	1. 手术医生、麻醉师、护士三方共同核对患者 2. 向患者说明注意事项 3. 摆好手术体位 4. 准备好手术显微镜	1. 核对内容包括：患者姓名、性别、年龄、诊断、手术时间、眼别、入院常规检查结果、药物过敏史、手术同意书、麻醉同意书 2. 向患者说明手术的主要步骤、如何配合、如有不适及时沟通 3. 指导患者放松的方法：张口深呼吸、移情的方法等 4. 让患者舒适地仰卧于手术床上并约束双手，说明约束的目的

续表

主要手术步骤	配合方法	配合技巧和要点说明
用 5% 聚维酮碘溶液消毒手术野、铺巾	1. 手术眼结膜囊滴 0.25% 聚维酮碘溶液 2. 用生理盐水冲洗结膜囊	1. 严格执行无菌技术操作原则 2. 手术野消毒范围要达到要求 3. 结膜囊滴 0.25% 聚维酮碘溶液 3 分钟后用生理盐水冲洗，时间太短达不到效果，时间太长可能引起角膜水肿
麻醉	1. 滴用丙美卡因作表面麻醉 2. 抽取麻醉药 3. 抽取灭菌生理盐水 4. 摆好手术器械	1. 滴用表面麻醉药要适量，滴用过多可引起角膜上皮剥脱 2. 麻醉药：2% 利多卡因 5ml + 1 滴肾上腺素 3. 麻醉部位：于翼状胬肉颈部、体部及巩膜暴露区上的结膜下注射麻醉
开睑；分离胬肉头部；分离胬肉体部；剪除胬肉头部和体部；清除巩膜面残留的结膜下组织；作一舌状结膜瓣；缝合	1. 根据手术需要给予手术器械或物品 2. 密切观察手术进程及患者的配合情况 3. 观察术中出血情况，及时配合医生止血 4. 结膜囊涂抗生素眼膏，包眼 5. 清点物品，物品分类处理	1. 在剖切被翼状胬肉侵犯的角膜时，应避免碰撞手术者手部，以免切穿角膜 2. 术中出血较多，可用电灼止血器或肾上腺素小棉签压迫止血 3. 在分离或剪除复发胬肉和变性的筋膜囊组织时，应仔细辨认，以免误将直肌损伤或切断 4. 术毕用眼包加压伤口并用弹性绷带包扎眼部。加压时松紧适宜，过松起不到压迫止血作用时易出现血肿；过紧会造成眶压升高引起患者头痛、呕吐等不适。掌握的标准是缠绕的绷带下能够伸入一个手指 5. 向患者说明术后的注意事项 6. 书写护理记录，做好交接班

第七节　睑结膜结石剔除的操作技巧

一、物品准备

表面麻醉药、6 号半注射针头、棉签、抗生素滴眼液（抗生素眼膏、眼垫、胶布必要时备用）。

二、患者准备

1. 核对医嘱、患者姓名、眼别，确认患者。
2. 眼部有分泌物或眼膏者，应先用棉签轻轻擦去，如眼部分泌物多，可先用生理盐水作结膜囊冲洗。
3. 向患者解释手术目的，术中可能出现的不适，教会配合的方法。
4. 体位舒适，取仰卧位。

三、主要操作步骤及注意事项

睑结膜结石剔除的主要操作步骤及注意事项见表 9-6。

表 9-6 睑结膜结石剔除的主要操作步骤及注意事项

主要操作步骤	操作方法	要点说明及注意事项
核对患者	两名护士共同核对患者姓名、医嘱、眼别并查看病历图示,确认患者	严格执行三查七对制度
评估	1. 眼部情况:眼睑皮肤是否清洁,结膜结石的大小、数量、深浅和位置 2. 患者对此手术的认识及合作程度 3. 询问患者眼药物过敏史 4. 患者对治疗的合作程度	1. 操作避免空腹进行 2. 协助患者取舒适体位 3. 说明术中的配合要点
表面麻醉	1. 用棉签拉开下眼睑,嘱患者眼睛往上看,充分暴露下结膜囊,将药液点入下穹隆结膜囊内 2. 嘱患者轻闭眼 1~2 分钟,并抹拭外流的泪液 3. 表面麻醉 3 次,每 3 分钟点眼一次	1. 点眼每次一滴即够,不宜太多,避免药液外溢 2. 点药时,管口向下,不可离眼太近,一般距眼睑 1~2cm,勿使滴管口或瓶口碰到眼睑或睫毛,以防眼药瓶内药液被污染 3. 嘱患者勿用手揉眼,以免损伤角膜上皮
操作	1. 协助患者取舒适体位(仰卧位) 2. 剔除上睑结石时,翻转上睑,嘱患者向下注视;剔除下睑结石时,嘱患者向上注视。充分暴露睑结膜后,操作者手持针头,针头远离角膜,斜面向上,顺着睑板腺方向,纵行挑开睑结膜,剔除突起在睑结膜面的结石(图 9-9) 3. 剔除完毕,点抗生素滴眼液。如果结石较多、创口较深的,可涂抗生素眼膏,包封术眼	1. 结石位置较深,未突出于结膜面的结石不必剔除,减少睑结膜的损伤 2. 结石量多者,应分次剔除,先剔除大而突出结膜面的结石,不可一次剔除,尽量减少对睑结膜的损伤 3. 眼睑结膜情况如出现睑结膜小血管出血较多,应先行止血
观察并记录	1. 睑结膜无继续出血 2. 患者无异常不适,休息 20 分钟后可离院 3. 记录治疗情况	做好健康指导
整理	1. 用物:分类处置 2. 护士:洗手	

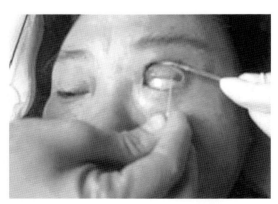 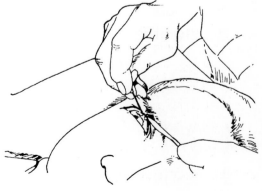

图 9-9 结膜结石剔除

第十章

角膜移植手术的配合技巧

第一节　角膜移植手术相关的解剖知识

一、角膜

角膜位于眼球的前 1/6 面积,和巩膜共同构成眼球坚韧的外壳,是重要的屈光间质(图 10-1)。

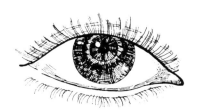

图 10-1　角膜

二、角膜的解剖生理

组织学上角膜有五层结构,表面上还覆盖有一层菲薄的泪膜,五层结构从前到后依次为上皮层、前弹力层、实质层、后弹力层和内皮层(图 10-2)。

(一)上皮层

约占角膜厚度的 10%,位于角膜表面,完整的上皮层有生物膜的作用,是阻止水分、药物和细菌通过的屏障。角膜上皮厚度一致,约 50μm,上皮层损伤后可以再生,不留瘢痕。

(二)前弹力层

前弹力层又称 Bowman 膜,厚度约 10～16mm,此层可独立分开,与上皮细胞层分界清楚,后面与基质层境界不明显,该层无再生能力,受损后由上皮细胞或瘢痕组织填充。

(三)实质层

实质层又叫基质层或间质层,是构成角膜的主体部分,占角膜厚度的 90%,角膜实质层损伤后,由瘢痕组织修复填补。

(四)后弹力层

后弹力层又称 Descemet 膜,位于实质层与内皮层之间,为内皮细胞的基底膜,该层无细胞结构,质地透明,富有弹性,该膜与实质层及内皮细胞层分界清楚,受损后可以由内皮细胞分泌再生。

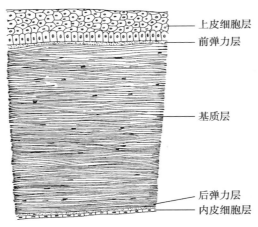

图 10-2   角膜横切面

(五)内皮层

内皮层位于角膜的最内面,角膜内皮细胞间的紧密连接以及特有的离子泵功能,是维持角膜相对脱水状态的关键。角膜内皮细胞在遇到创伤或者手术时会造成损失,出生后在体内不能再生,靠邻近内皮细胞的扩大及移行,填补死亡细胞留下的位置,如损失过多,引起角膜内皮失代偿,导致角膜水肿,失去其透明性。

三、角膜缘部

角膜缘部(图 10-3)是角膜与巩膜的移行区,角膜嵌入巩膜内,前界为前弹力层,后缘为后弹力层,宽约 1mm,角膜缘部表面盖有结膜,小梁及 Schlemm 管等重要组织均在此区域。

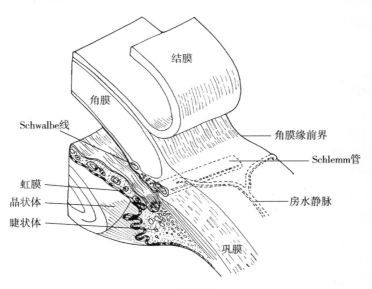

图 10-3   角膜缘结构

第二节　板层角膜移植术的配合技巧

一、物品准备

手术显微镜、白内障手术器械包、角膜材料、一次性止血器、剃须刀片、巩膜隧道刀、4-0 缝线、10-0 尼龙线、黏弹剂、输液器、注射器、小胶杯、玻璃皿、角膜环钻（普通 / 真空环钻）、针灸针、巩膜环、角膜刻切枕、胶布、绷带。眼内平衡液、丙美卡因、2% 利多卡因、0.75% 罗哌卡因、0.1% 盐酸肾上腺素注射剂、硫酸妥布霉素注射剂、地塞米松注射剂、1% 盐酸毛果芸香碱注射剂、抗生素眼药膏。另外，根据医生个人喜好、手术习惯、手术需要添加术中所需物品。

二、患者准备

（一）按术前患者准备常规。

（二）评估患者是首次接受角膜移植手术，还是多次行角膜移植手术；对疼痛的耐受程度。

（三）充分降低眼压，软化眼球，是角膜移植手术成败的关键之一。大部分患者术前 1 小时静脉滴注 20% 甘露醇。因此，要密切观察患者有无出现药物副作用（如一过性头痛、眩晕、视力模糊、直立性低血压等）并采取相应的护理措施。

三、主要手术步骤及配合技巧

板层角膜移植术的主要手术步骤及配合技巧见表 10-1。

表 10-1　板层角膜移植术的主要手术步骤及配合技巧

主要手术步骤	配合方法	配合技巧和要点说明
核对患者	1. 手术医生、麻醉师、护士三方共同核对患者 2. 向患者说明注意事项	1. 核对内容包括：患者姓名、性别、年龄、诊断、手术时间、眼别、入院常规检查结果、药物过敏史、手术同意书、麻醉同意书 2. 向患者说明手术的主要步骤、如何配合、如有不适及时沟通 3. 指导患者放松的方法：张口深呼吸、移情的方法等 4. 让患者舒适地仰卧于手术床上并约束双手，说明约束的目的
用 5% 聚维酮碘溶液消毒手术野、铺巾	1. 手术眼结膜囊滴 0.25% 聚维酮碘溶液 2. 用生理盐水冲洗结膜囊	1. 严格执行无菌技术操作原则 2. 手术野消毒范围要达到要求 3. 结膜囊滴 0.25% 聚维酮碘溶液 3 分钟后用生理盐水冲洗，时间太短达不到效果，时间太长可能引起角膜水肿
麻醉	1. 抽取麻醉药 2. 摆好手术器械	1. 表面麻醉：结膜囊滴丙美卡因，分别于患者摆好体位、铺巾完成、冲洗完结膜囊后点 2. 麻醉药：2% 利多卡因 5ml ＋ 0.75% 罗哌卡因 5ml ＋ 1 滴肾上腺素 3. 麻醉部位：球后麻醉、球周麻醉或者面神经阻滞麻醉

续表

主要手术步骤	配合方法	配合技巧和要点说明
开睑与眼球固定；剖切板层植床；制作板层移植片；缝合固定移植片（图 10-4，图 10-5）	1. 调节好手术显微镜 2. 根据手术需要添加手术器械、物品及敷料 3. 及时准确地准备角膜材料 4. 密切观察手术进程及患者的配合情况 5. 密切配合医生处理术中并发症及意外 6. 监督手术区域的无菌 7. 结膜囊涂抗生素眼膏，绷带包眼 8. 清点手术器械及物品，物品分类处理	1. 密切观察患者的反应，适时告知手术的进展 2. 评估患者对疼痛的耐受情况。予丙美卡因滴眼液表面麻醉。如果患者对疼痛敏感，耐受力低或反复多次手术的患者，遵医嘱予肌内注射止痛剂，并密切观察药物的作用。因为疼痛可使患者术中忍痛作闭眼动作致使术中眼压升高，影响手术的顺利进行 3. 角膜植片材料的处理：上台前与医生共同核对，严格无菌操作，巡回护士消毒瓶口后，将植片与保存液摇匀迅速倒入无菌玻璃皿中；新鲜角膜材料，先将眼球置于小无菌胶杯中，用无菌生理盐水冲洗三遍，然后抽取硫酸妥布霉素注射液 4 万 U 加生理盐水浸泡备用。注意：冲洗时务必要用血管钳夹住视神经，防止眼球掉落 4. 剖切板层植床和取植片时注意光源充足，提供合适的环钻、虹膜回复器 5. 及时准确地留取患者角膜的病理标本送检 6. 术毕绷带包扎松紧适宜 7. 书写护理记录，向患者说明术后的注意事项

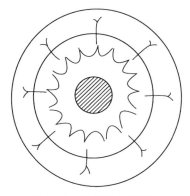

图 10-4　移植片间断缝合

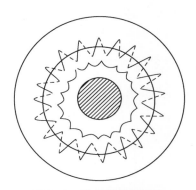

图 10-5　移植片连续缝合

第三节　穿透性角膜移植术的配合技巧

一、物品准备

　　手术显微镜、白内障手术器械包、角膜材料、一次性止血器、剃须刀片、巩膜隧道刀、4-0 缝线、10-0 尼龙线、黏弹剂、输液器、注射器、小胶杯、玻璃皿、角膜环钻（普通 / 真空环钻）、针灸针、巩膜环、角膜刻切枕、胶布、绷带、眼内平衡液、丙美卡因、2% 利多卡因、0.75% 罗哌卡因、0.1% 盐酸肾上腺素注射剂、硫酸妥布霉素注射剂、地塞米松注射剂、1% 盐酸毛果芸香碱注射剂、抗生素眼药膏。另外，根据医生个人喜好、手术习惯、手术需要添加术中所需物品。

二、患者准备

（一）按术前患者准备常规。

（二）评估患者是首次接受角膜移植手术，还是多次行角膜移植手术；对疼痛的耐受程度。

（三）充分降低眼压，软化眼球，是角膜移植手术成败的关键之一。大部分患者术前1小时静脉滴注20%甘露醇。因此，要密切观察患者有无出现药物副作用（如一时性头痛、眩晕、视力模糊、直立性低血压等）并采取相应的护理措施。

（四）检查患者的瞳孔是否已缩小，瞳孔缩小可减少作环钻植孔时损伤晶状体的危险性，也有利于制移植床时的中央定位，有利于术毕注气或注液以重建前房，保证手术的顺利进行。如果瞳孔缩得不够小，遵医嘱予缩瞳药物缩瞳。

三、主要手术步骤及配合技巧

穿透性角膜移植术的主要手术步骤及配合技巧见表10-2。

表10-2　穿透性角膜移植术的主要手术步骤及配合技巧

主要手术步骤	配合方法	配合技巧和要点说明
核对患者	1. 手术医生、麻醉师、护士三方共同核对患者 2. 向患者说明注意事项	1. 核对内容包括：患者姓名、性别、年龄、诊断、手术时间、眼别、入院常规检查结果、药物过敏史、手术同意书、麻醉同意书 2. 向患者说明手术的主要步骤、如何配合、如有不适及时沟通 3. 指导患者放松的方法：张口深呼吸、移情的方法等 4. 让患者舒适地仰卧于手术床上并约束双手，说明约束的目的
用5%聚维酮碘溶液消毒手术野、铺巾	1. 手术眼结膜囊滴0.25%聚维酮碘溶液 2. 用生理盐水冲洗结膜囊	1. 严格执行无菌技术操作原则 2. 手术野消毒范围要达到要求 3. 结膜囊滴0.25%聚维酮碘溶液3分钟后用生理盐水冲洗，时间太短达不到效果，时间太长可能引起角膜水肿
麻醉	1. 抽取麻醉药 2. 摆好手术器械	1. 表面麻醉：结膜囊滴丙美卡因，分别于患者摆好体位、铺巾完成、冲洗完结膜囊后滴 2. 麻醉药：2%利多卡因5ml+0.75%罗哌卡因5ml+1滴肾上腺素 3. 麻醉部位：球后麻醉、球周麻醉或者面神经阻滞麻醉
开睑与眼球固定；制作移植片（制移植床）；缝合固定移植片（图10-4，图10-5）；形成前房	1. 调节好手术显微镜 2. 根据手术需要添加手术器械、物品及敷料 3. 及时准确地准备角膜材料 4. 密切观察手术进程及患者的配合情况	1. 密切观察患者的反应，适时告知手术的进展 2. 评估患者对疼痛的耐受情况。予丙美卡因滴眼液表面麻醉。如果患者对疼痛敏感，耐受力低或反复多次手术的患者，遵医嘱予肌内注射止痛剂，并密切观察药物的作用。因为疼痛可使患者术中忍痛作闭眼动作致使术中眼压升高，影响手术的顺利进行 3. 角膜植片材料的处理：上台前与医生共同核对，严格无菌操作，巡回护士消毒瓶口后，将植片与保存液摇匀迅速倒入无菌玻璃皿中；新鲜角膜材料，先将眼球置于小无菌胶杯中，用无菌生理盐水冲洗三遍，然后抽取硫酸妥布霉素注射液4万U加生理盐水浸泡备用

续表

主要手术步骤	配合方法	配合技巧和要点说明
	5．密切配合医生处理术中并发症及意外 6．监督手术区域的无菌 7．结膜囊涂抗生素眼膏，绷带包眼 8．清点手术器械及物品，物品分类处理	4．取移植片及制作移植床时注意光源充足，提供合适的环钻、虹膜回复器等 5．制作植床时嘱患者深呼吸，不能憋气，随时提供前段玻璃体切割仪器和物品 6．术中并发症处理的配合：角膜新生血管多，环钻的角膜切口出血，虹膜睫状体出血时及时予海绵拭子。如果术中需行玻璃体切割时及时备好玻璃体切割的物品，并检测仪器的性能 7．及时准确地留取患者角膜的病理标本送检 8．术毕绷带包扎松紧适宜 9．书写护理记录，向患者说明术后的注意事项

第四节　深板层角膜内皮移植术的配合技巧

一、物品准备

手术显微镜、白内障手术器械包、角膜材料、一次性止血器、剃须刀片、巩膜隧道刀、4-0 缝线、10-0 尼龙线、黏弹剂、输液器、注射器、小胶杯、玻璃皿、针灸针、巩膜环、角膜刻切枕、胶布、绷带。一次性真空环钻、刨切器、可调钻石刀、人工前房器、Terny 弯、直角膜层间分离器、3.5mm 菱形刀、晶状体定位勾、眼内平衡液、0.5% 丙美卡因、2% 利多卡因、0.75% 罗哌卡因、0.1% 盐酸肾上腺素注射剂、硫酸妥布霉素注射剂、地塞米松注射剂、1% 盐酸毛果芸香碱注射剂、抗生素眼药膏。另外，增加一个辅助手术台用于制作供体植片，根据医生个人喜好、手术习惯、手术需要添加术中所需物品。

二、患者准备

（一）按术前患者准备常规。

（二）充分降低眼压，软化眼球，是角膜移植手术成败的关键之一。大部分患者术前 1 小时静脉滴注 20% 甘露醇。因此，要密切观察患者有无出现副作用（如一时性头痛、眩晕、视力模糊、直立性低血压等）并采取相应的护理措施。

（三）检查患者的瞳孔是否已缩小，如果瞳孔缩得不够小，遵医嘱予缩瞳药物缩瞳。

三、主要手术步骤及配合技巧

深板层角膜内皮移植术的主要手术步骤及配合技巧见表10-3。

表 10-3　深板层角膜内皮移植术的主要手术步骤及配合技巧

主要手术步骤	配合方法	配合技巧和要点说明
核对患者	1．手术医生、麻醉师、护士三方共同核对患者 2．向患者说明注意事项	1．核对内容包括：患者姓名、性别、年龄、诊断、手术时间、眼别、入院常规检查结果、药物过敏史、手术同意书、麻醉同意书 2．向患者说明手术的主要步骤、如何配合、如有不适及时沟通 3．指导患者放松的方法：张口深呼吸、移情的方法等 4．让患者舒适地仰卧于手术床上并约束双手，说明约束的目的

续表

主要手术步骤	配合方法	配合技巧和要点说明
用 5% 聚维酮碘溶液手术野、铺巾	1. 手术眼结膜囊滴 0.25% 聚维酮碘溶液 2. 用生理盐水冲洗结膜囊	1. 严格执行无菌技术操作原则 2. 手术野消毒范围要达到要求 3. 结膜囊滴 0.25% 聚维酮碘溶液 3 分钟后用生理盐水冲洗，时间太短达不到效果，时间太长可能引起角膜水肿
麻醉	1. 抽取麻醉药 2. 摆好手术器械	1. 表面麻醉：结膜囊滴丙美卡因，分别于患者摆好体位、铺巾完成、冲洗完结膜囊后滴 2. 麻醉药：2% 利多卡因 5ml＋0.75% 罗哌卡因 5ml＋1 滴肾上腺素 3. 麻醉部位：球后麻醉、球周麻醉或者面神经阻滞麻醉
开睑与眼球固定；剖切板层植床；制作板层移植片；缝合固定移植片；形成前房；缝合切口	1. 调节好手术显微镜 2. 制作供体内皮移植片时提供一个辅助手术台 3. 根据手术需要添加手术器械、物品及敷料 4. 观察手术进程，密切观察患者的配合情况 5. 密切配合医生处理术中并发症及意外 6. 结膜囊涂抗生素眼膏，绷带包眼 7. 清点手术器械及物品，物品分类处理	1. 密切观察患者的反应及配合，适时告知手术的进程 2. 角膜植片材料上台前与医生共同核对，严格无菌操作，巡回护士消毒瓶口后，将植片与保存液摇匀迅速倒入无菌玻璃皿中；新鲜角膜材料，先将眼球置于小无菌胶杯中，用无菌生理盐水冲洗三遍，然后抽取硫酸妥布霉素注射液 4 万 U 加生理盐水浸泡备用。注意：冲洗时务必要用血管钳夹住视神经，防止眼球掉落 3. 植床制作完毕立即准备另一辅助手术台供制作供体内皮移植片，移动手术显微镜至操作视野供主刀医生制作植片 4. 制作植床和取深板层内皮植片时注意光源充足，提供合适的环钻、虹膜回复器 5. 及时准确地留取患者角膜的病理标本送检 6. 对贵重精细器械如钻石刀、人工前房等轻取轻放，术毕用专业盒收取并按精细仪器处理 7. 术毕为利于植片与植床更好贴合，嘱患者继续仰卧 1 小时，避免眼睛和头部大幅度转动 8. 术毕绷带包扎松紧适宜 9. 书写护理记录，向患者说明术后的注意事项

第十一章
晶状体手术的配合技巧

第一节　晶状体手术的相关解剖知识

一、角膜缘

角膜缘是指透明角膜和不透明巩膜的移行区，角膜缘的前界为球结膜与角膜交界处，也是角膜前弹力层的终止点。从前界向后约 2mm 为角膜缘的后界，与后界对应的眼内结构为巩膜突。与角膜缘前后界的中界线相对应的眼内结构为角膜后弹力层的终止点。角膜缘是内眼手术切口的重要标志，外切口如在角膜上容易引起手术后角膜散光，外切口在巩膜应注意止血。

二、晶状体

晶状体是一个双凸面透明体，位于瞳孔和虹膜后面，玻璃体的前面，由晶状体悬韧带与睫状体的冠部联系固定（图 11-1）。晶状体的变异较小，成人在调节静止状态下，晶状体直径 9～10mm，中央厚度 4～5mm，前面曲率较小，弯曲半径为 9mm，后面曲率较大，

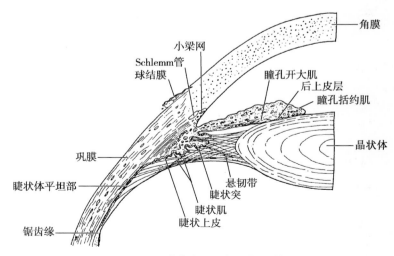

图 11-1　眼球前段经向切面解剖简图

弯曲半径 5.5mm。晶状体囊是一层具有高度弹性的透明膜，前囊比后囊厚，中周部比中央厚，行白内障囊内摘除手术时，冷冻头或囊镊的接触部位应避开晶状体前囊中央部分；行白内障囊外摘除术抽吸晶状体皮质时，抽吸器械的抽吸孔勿朝向后囊，以免将其撕破导致玻璃体脱出。随着年龄增长，晶状体囊膜的厚度增加，弹性减弱。

三、晶状体悬韧带

晶状体悬韧带是由连接睫状体和晶状体囊膜之间的光滑而有弹性的纤维组成。晶状体前囊膜的无韧带区的直径为 6mm，行白内障囊外摘出术时，如果前囊的破囊范围超过 6mm，易直接损伤晶状体悬韧带导致晶状体脱位。

四、玻璃体

晶状体后面位于玻璃体的髌状窝中，在 30 岁以前，特别是儿童期晶状体与玻璃体之间借 Weiger 玻璃体晶状体后囊韧带紧密粘连，如行白内障囊内摘除术，玻璃体易被连同拉出。

五、前房

正常前房中央深度约 3mm，周边不足 1mm，老年人前房变浅，故切开前房时须注意其深度的改变。

第二节　白内障囊外摘除＋人工晶状体植入术的配合技巧

一、物品准备

（一）器械
白内障手术器械包、止血器、15° 穿刺刀、3.2mm 隧道刀、注水囊圈、直或弯的双腔管、劈核刀或人工晶状体调位钩、撕囊镊、囊膜剪、人工晶状体植入镊。

（二）药物
0.1% 肾上腺素、2% 利多卡因、0.75% 罗哌卡因、平衡液、硫酸妥布霉素注射液、地塞米松磷酸钠注射液、妥布霉素地塞米松磷酸钠眼膏或妥布霉素眼膏、丙美卡因、硝酸毛果芸香碱注射液、5% 聚维酮碘溶液、0.25% 聚维酮碘溶液。

（三）其他
注射器、染色剂、人工晶状体、进口缝线（4-0 黑线、10-0 尼龙线）、黏弹剂，眼罩、胶布。可根据医生个人喜好及手术习惯增加手术中所需物品。

二、患者准备

（一）按术前患者准备常规。

（二）检查患者的瞳孔是否已散大，如果瞳孔未散大，遵医嘱给予散瞳药物散瞳。

（三）检查患者的人工晶状体测量、角膜曲率、A 超等检查结果是否齐全。

（四）对眼压偏高或合并青光眼患者，了解术前是否使用降眼压药物降低眼压，以减少术中玻璃体脱出及眼内暴发性出血发生的可能性；并注意观察药物的作用及副作用。

三、主要手术步骤及配合技巧

白内障囊外摘除＋人工晶状体植入术的主要手术步骤及配合技巧见表11-1。

表 11-1　白内障囊外摘除＋人工晶状体植入术的主要手术步骤及配合技巧

主要手术步骤	配合方法	配合技巧和要点说明
核对患者	1. 手术医生、麻醉师、护士三方共同核对患者 2. 向患者说明注意事项	1. 核对内容包括：患者姓名、性别、年龄、诊断、手术时间、手术方式及眼别、人工晶状体、手术前用药，入院常规检查结果、药物过敏史、手术同意书、麻醉同意书 2. 向患者说明手术的主要步骤、配合要点 3. 根据患者情况给予氧气吸入，必要时心电监护 4. 指导患者放松的方法：张口深呼吸、听轻音乐、移情等方法 5. 让患者舒适地仰卧于手术床上并约束双手，说明约束的目的
用 5% 聚维酮碘溶液消毒手术野、铺巾	1. 结膜囊滴 0.25% 聚维酮碘溶液 2. 用 2000U/ml 妥布霉素平衡液 10ml 冲洗结膜囊	1. 严格执行无菌技术操作原则 2. 手术野消毒范围要达到要求 3. 结膜囊滴 0.25% 聚维酮碘溶液 3 分钟后用 2000U/ml 妥布霉素平衡液冲洗，时间太短达不到效果，时间太长可能引起角膜水肿
麻醉	1. 抽取麻醉药 2. 连接平衡液 3. 摆好手术器械 4. 抽吸术中所需药物 5. 准备好显微镜	1. 麻醉药：2% 利多卡因 5ml +0.75% 罗哌卡因 5m +1 滴肾上腺素 2. 麻醉可根据手术需要采用球后麻醉、球周麻醉、表面麻醉 3. 术中使用的药物除了护士双人核对外，在上台时要与手术医生唱对 4. 5ml 平衡液中抽 0.1% 盐酸肾上腺素注射液一滴是为了保持术中瞳孔的散大 5. 头孢呋辛酯的浓度为 1mg/0.1ml 6. 手术显微镜脚踏摆放于手术者右脚
开睑、上直肌牵引缝线（图 11-2）、结膜瓣、角膜板层切口（图 11-3）、截囊、延长切口、娩出晶状体核、抽吸皮质，人工晶状体植入（图 11-4，图 11-5），抽吸游离皮质和黏弹剂、缝合切口、结膜下注射妥布霉素 2 万单位加地塞米松 1mg	1. 及时准确根据术者的需要调整显微镜 2. 根据手术需要给予手术器械或物品 3. 密切观察手术进程及患者的配合情况 4. 术中密切观察灌注液流速，根据手术需要及时调整灌注压 5. 及时准确备好人工晶状体 6. 准备结膜下注射药物：妥布霉素 2 万单位加地塞米松 1mg	1. 密切观察患者的配合情况，嘱患者应尽量避免咳嗽、喷嚏，如确实无法避免，应告知手术医生暂停手术操作，待咳嗽停止，再进行手术，以防止术中发生意外 2. 年纪大或合并有全身疾病等患者予安装心电监护仪监测生命体征、心率等情况 3. 严格执行查对制度 4. 开睑的目的是充分暴露手术野、避免影响手术操作。用缝线开睑时，缝线不可距睑缘过近并应经过睑板组织，否则会引起睑外翻或睑板上缘压迫眼球 5. 角膜缘后界切口是最常采用的切口部位，因为此处血管较多，伤口愈合较快，对角膜屈光影响也较少 6. 做切口可用角膜刀也可用剃须刀片 7. 在扩大切口前应先准备好缝线，避免术中不能及时关闭切口，增加手术的并发症

续表

主要手术步骤	配合方法	配合技巧和要点说明
	7. 术毕涂抗生素眼膏,包眼 8. 清点手术器械及物品,物品分类处理	8. 在娩出晶状体核前在核与角膜之间注入少量黏弹剂是为了减少娩核时损伤角膜内皮 9. 在娩出晶状体核前在切口中央用 10-0 尼龙线预置一针是为了预防眼内容物溢出的危险 10. 在娩核后、清除皮质前先间断缝合切口的一半,另一半缝合一针但用活结结扎,这样,既可以在抽吸皮质时维持前房的深度,又可以方便人工晶状体的植入 11. 术中灌注的目的是保持一定的前房深度,以保护角膜内皮和后囊膜免受损伤 12. 术中角膜缘或巩膜出血点可用电透热或烧灼法止血 13. 在抽吸时,当吸住晶状体后囊膜时,应立即停止抽吸,同时加快灌注速度 14. 人工晶状体上台前要与手术医生共同核对型号、度数、灭菌效果、有效期 15. 积极配合医生做好术中并发症的处理:如及时准备玻璃体切割机及物品 16. 向患者说明术后的注意事项 17. 书写护理记录,做好交接班

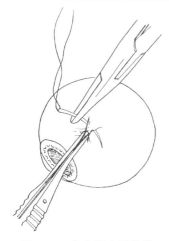

图 11-2 上直肌牵引缝线

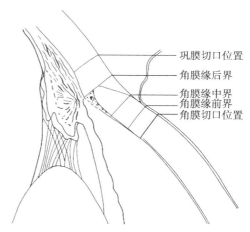

巩膜切口位置
角膜缘后界
角膜缘中界
角膜缘前界
角膜切口位置

图 11-3 角膜板层切口位置

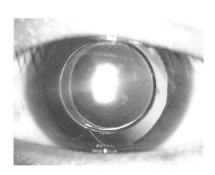

图 11-4 植入人工晶状体

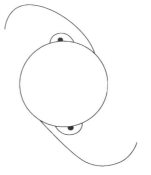

图 11-5 人工晶状体

第三节　有晶状体眼人工晶状体植入术的配合技巧

一、物品准备

白内障手术器械包、注射器、超声乳化专用刀、直或弯的双腔管、劈核刀或人工晶状体调位钩、人工晶状体、ICL 专用器械一套，黏弹剂眼罩、胶布、输液管、硫酸妥布霉素注射液、地塞米松磷酸钠注射液、2% 盐酸利多卡因、平衡液、妥布霉素地塞米松磷酸钠眼膏 / 妥布霉素眼药膏、丙美卡因、硝酸毛果芸香碱注射液、5% 聚维酮碘溶液、0.25% 聚维酮碘溶液等。另外，根据医生个人喜好及手术习惯增加手术中所需物品。

二、患者准备

（一）按术前患者准备常规。

（二）检查患者的瞳孔：前房型人工晶状体植入患者应散瞳，而后房型人工晶状体植入患者应缩瞳。

（三）检查患者的人工晶状体测量、角膜曲率、A 超、角膜内皮细胞计数、验光等检查结果是否齐全。

三、主要手术步骤及配合技巧

有晶状体眼人工晶状体植入术的主要手术步骤及配合技巧见表 11-2。

表 11-2　有晶状体眼人工晶状体植入术的主要手术步骤及配合技巧

主要手术步骤	配合方法	配合技巧和要点说明
核对患者	1．手术医生、麻醉师、护士三方共同核对患者 2．向患者说明注意事项 3．摆好体位	1．核对内容包括：患者姓名、性别、年龄、诊断、手术时间、眼别、人工晶状体、手术前用药、入院常规检查结果、药物过敏史、手术同意书、麻醉同意书 2．向患者说明手术的主要步骤、如何配合、如有不适及时沟通 3．指导患者放松的方法：张口深呼吸、移情的方法等 4．让患者舒适地仰卧于手术床上并约束双手，说明约束的目的
用 5% 聚维酮碘溶液消毒手术野、铺巾	1．手术眼结膜囊滴0.25% 聚维酮碘溶液 2．用 2000U/ml 妥布霉素平衡液 10ml 冲洗结膜囊	1．严格执行无菌技术操作原则 2．手术野消毒范围要达到要求 3．结膜囊滴 0.25% 聚维酮碘溶液 3分钟后用 2000U/ml 妥布霉素平衡液冲洗，时间太短达不到效果，时间太长可能引起角膜水肿

续表

主要手术步骤	配合方法	配合技巧和要点说明
麻醉	1. 手术眼滴丙美卡因表面麻醉 2. 连接平衡液 3. 摆好手术器械 4. 抽吸术中所需药物 5. 准备好显微镜	1. 滴表面麻醉药于手术前15分钟滴为宜，每隔5分钟滴一次，一般滴三次。滴过多可能引起角膜水肿而影响术野的清晰度，过少达不到效果 2. 滴药后嘱患者轻闭眼睑，减少角膜上皮干燥受损 3. 术中使用的药物除了护士双人核对外，在上台时要与手术医生唱对 4. 5ml平衡液中抽0.1%盐酸肾上腺素注射液一滴是为了保持术中瞳孔的散大 5. 头孢呋辛酯的浓度为1mg/0.1ml 6. 手术显微镜脚踏摆放于手术者右脚
前房型人工晶状体植入： ①前房角支持型人工晶状体颞上方或颞侧角膜做切口、前房内注入黏弹剂、平行虹膜面植入人工晶状体、缝合切口、冲洗并抽吸前房内的黏弹剂 ②虹膜支持型人工晶状体：8：00～12：00内做一结膜瓣，3：00～9：00作一角膜缘切口、作上方周边虹膜切除、前房内注入黏弹剂、植入人工晶状体、缝合切口、冲洗并抽吸前房内的黏弹剂 后房型人工晶状体植入：用乳化专用刀作颞侧透明角膜隧道切口，宽3.2mm，长2.3mm。前房注入黏弹剂自3.2mm切口用推进器植入ICL晶状体，用显微虹膜恢复器将ICL前端推入虹膜后，注意动作不对透明晶状体施压，旋转180°；同法将后端植入虹膜后。前房注入缩瞳剂，待瞳孔缩小后，用双腔管吸除黏弹剂。充盈前房，注少量BSS液体于切口的侧层间，水密切口，无需缝合	1. 及时准确根据术者的需要调整好显微镜 2. 根据手术需要及时添加手术器械或物品（包括ICL特殊专用器械） 3. 密切观察手术进程及患者的配合情况 4. 术中密切观察灌注液流速，根据手术需要及时调整灌注压 5. 及时准备好人工晶状体 6. 准备结膜下注射药物：妥布霉素2万单位加地塞米松2mg 7. 术毕涂抗生素眼膏，包眼 8. 清点手术器械及物品，物品分类处理	1. 指导患者术中保持固视方法 2. 密切观察患者的配合情况，嘱患者应尽量避免咳嗽、喷嚏，如确实无法避免，应告知手术医生暂停手术操作，待咳嗽停止，再进行手术，以防止术中发生意外 3. 严格执行查对制度 4. 人工晶状体上台前要与手术医生共同核对型号、度数、灭菌效果、有效期 5. 向患者说明术后的注意事项 6. 书写护理记录，做好交接班

第四节　二期人工晶状体植入术的配合技巧

一、物品准备

（一）仪器、器械

显微镜、超声乳化仪、超声乳化手术器械包、乳化专用刀、I/A手柄（45°、90°各一把）、人工晶状体调位钩、超声乳化仪积液盒、囊膜剪、撕囊镊、人工晶状体镊或推注器、推注头等。

（二）药物

硫酸妥布霉素注射液、0.1% 盐酸肾上腺素注射液、平衡液、妥布地塞米松磷酸钠眼膏 / 妥布霉素眼药膏、丙美卡因、头孢呋辛酯、硝酸毛果芸香碱注射液等。

（三）其他

注射器、眼罩、胶布、染色剂、黏弹剂、进口缝线 4-0 黑线、10-0 尼龙线等。

二、患者准备

（一）按术前患者准备常规。

（二）检查患者的瞳孔是否已散大，如果瞳孔未散大，遵医嘱给予散瞳药物散瞳。

（三）检查患者的人工晶状体测量、角膜曲率、A 超等检查结果是否齐全。

三、主要手术步骤及配合技巧

二期人工晶状体植入术的主要手术步骤及配合技巧见表 11-3。

表 11-3　二期人工晶状体植入术的主要手术步骤及配合技巧

主要手术步骤	配合方法	配合技巧和要点说明
核对患者	1. 手术医生、麻醉师、护士三方共同核对患者 2. 向患者说明注意事项 3. 摆好体位	1. 核对内容包括：患者姓名、性别、年龄、诊断、手术时间、眼别、入院常规检查结果、人工晶状体、手术前用药、药物过敏史、手术同意书、麻醉同意书 2. 向患者说明手术的主要步骤、如何配合、如有不适及时沟通 3. 指导患者放松的方法：张口深呼吸或舌头顶住上腭的方法等 4. 让患者舒适地仰卧于手术床上并约束双手，说明约束的目的
用 5% 聚维酮碘溶液消毒手术野、铺巾	1. 手术眼结膜囊滴 0.25% 聚维酮碘溶液 2. 用 2000U/ml 妥布霉素平衡液 10ml 冲洗结膜囊	1. 严格执行无菌技术操作原则 2. 手术野消毒范围要达到要求 3. 结膜囊滴 0.25% 聚维酮碘溶液 3 分钟后用 2000U/ml 妥布霉素平衡液冲洗，时间太短达不到效果，时间太长可能引起角膜水肿
麻醉	1. 根据需要抽吸麻醉药 2. 连接平衡液 3. 摆好手术器械 4. 抽吸术中所需药物 5. 准备好显微镜 6. 根据需要准备超声乳化仪，连接好管道，并检测其性能	1. 麻醉方式：局部麻醉或表面麻醉 2. 滴表面麻醉药于手术前 15 分钟滴为宜，每隔 5 分钟滴一次，一般滴三次。滴表面麻醉药过多可能引起角膜水肿而影响术野的清晰度，过少达不到效果 3. 滴药后嘱患者轻闭眼睑，减少角膜上皮干燥受损 4. 术中使用的药物除了护士双人核对外，在上台时要与手术医生唱对

续表

主要手术步骤	配合方法	配合技巧和要点说明
麻醉		5. 5ml 平衡液中抽 0.1% 盐酸肾上腺素注射液一滴是为了保持术中瞳孔的散大 6. 头孢呋辛酯的浓度为 1mg/0.1ml 7. 手术显微镜脚踏摆放于手术者左脚 8. 超声乳化机脚踏放于手术者右脚,检查脚控板上的控制器的功能是否正常
角膜缘的阶梯状切口或距巩膜缘约 3~5mm 的巩膜隧道切口、前房内注入黏弹剂、后房内注入黏弹剂探查前房及后房的情况、植入人工晶状体、瞳孔成形、清除眼内的黏弹剂、关闭切口	1. 及时准确根据术者的需要调整好显微镜 2. 根据手术需要及时添加手术器械或物品 3. 密切观察手术进程及患者的配合情况 4. 术中密切观察灌注液流速,根据手术需要及时调整灌注压 5. 及时准确备好人工晶状体 6. 准备结膜下注射药物:妥布霉素 2 万单位加地塞米松 1mg 7. 术毕涂抗生素眼膏,包眼 8. 清点手术器械及物品,物品分类处理	1. 指导患者术中保持固视方法 2. 密切观察患者的配合情况,嘱患者应尽量避免咳嗽、喷嚏,如确实无法避免,应告知手术医生暂停手术操作,待咳嗽停止,再进行手术,以防止术中发生意外 3. 严格执行查对制度 4. 做切口可用角膜刀也可用刀片 5. 抽吸残留皮质和黏弹剂,可用超声乳化仪,也可用双腔管,根据手术医生的习惯准备 6. 人工晶状体上台前要与手术医生共同核对型号、度数、灭菌效果、有效期 7. 向患者说明术后的注意事项 8. 书写护理记录,做好交接班

第五节 白内障超声乳化摘出联合人工晶状体植入术的配合技巧

一、物品准备

(一)仪器、器械的准备

超声乳化手术器械包、超声乳化专用刀、超声乳化手柄、I/A 手柄(45°、90° 各一把)、劈核刀或人工晶状体调位钩、超声乳化仪积液盒、超声乳化探头、硅胶套、扳手、囊膜剪、撕囊镊、推注器、推注头等。

(二)药物的准备

硫酸妥布霉素注射液、0.1% 盐酸肾上腺素注射液、平衡液、妥布霉素地塞米松磷酸钠眼膏 / 妥布霉素眼药膏、丙美卡因、头孢呋辛酯、硝酸毛果芸香碱注射液等。

(三)其他物品的准备

注射器、眼罩、胶布、染色剂、黏弹剂等。

二、患者准备

(一)按术前患者准备常规。

(二)检查患者的瞳孔是否已散大,如果瞳孔未散大,遵医嘱给予散瞳药物散瞳。

(三)检查患者的人工晶状体测量、角膜曲率、A 超等检查结果是否齐全。

三、主要手术步骤及配合技巧

白内障超声乳化摘出联合人工晶状体植入术的主要手术步骤及配合技巧见表11-4。

表 11-4　白内障超声乳化摘出联合人工晶状体植入术的主要手术步骤及配合技巧

主要手术步骤	配合方法	配合技巧和要点说明
核对患者	1. 手术医生、麻醉师、护士三方共同核对患者 2. 向患者说明注意事项 3. 摆好体位	1. 核对内容包括：患者姓名、性别、年龄、诊断、手术时间、手术方式及眼别、人工晶状体入院常规检查结果、药物过敏史、手术同意书、麻醉同意书 2. 向患者说明手术的主要步骤、配合要点 3. 指导患者放松的方法：用舌头顶上腭、张口深呼吸、听轻音乐的方法等 4. 让患者舒适地仰卧于手术床上并约束双手，松紧要适宜，并说明约束的目的
用5%聚维酮碘溶液消毒手术野、铺巾	1. 手术眼结膜囊滴0.25%聚维酮碘溶液 2. 用2000U/ml妥布霉素平衡液10ml冲洗结膜囊	1. 严格执行无菌技术操作原则 2. 手术野消毒范围要达到要求 3. 结膜囊滴0.25%聚维酮碘溶液3分钟后用2000U/ml妥布霉素平衡液冲洗，时间太短达不到效果，时间太长可能引起角膜水肿
麻醉	1. 滴表面麻醉剂 2. 连接平衡液 3. 摆好手术器械 4. 抽吸术中所需药物 5. 准备好显微镜 6. 备好超声乳化仪，连接好管道，并检测其性能	1. 滴表面麻醉药于手术前15分滴为宜，每隔5分钟滴一次，一般滴三次。滴表面麻醉药过多可能引起角膜水肿而影响术野的清晰度，过少达不到效果 2. 滴药后嘱患者轻闭眼睑，减少角膜上皮干燥受损 3. 术中使用的药物除了护士双人核对外，还要与手术医生唱对 4. 5ml平衡液中抽0.1%盐酸肾上腺素注射液一滴是为了保持术中瞳孔的散大 5. 头孢呋辛酯的浓度为1mg/0.1ml 6. 手术显微镜脚踏摆放于手术者左脚，调好手术医生的屈光度及瞳距 7. 超声乳化机脚踏摆放于手术者右脚，检查脚控板上的控制器的功能是否正常，并根据术者的习惯调好各参数 8. 连接超声乳化各管道必须严格遵守无菌技术操作原则，尤其避免来回牵拉管道污染手术台
角膜缘的阶梯状切口或距巩膜缘约3～5mm的巩膜隧道切口（图11-6～图11-8）、前囊膜切开、撕囊4.5～5mm，≯6mm、晶状体水分离和水分层、晶状体核超声乳化（图11-9）、皮质抽吸 植入人工晶状体（图11-10）、前房注药、关闭切口	1. 及时准确根据手术医生的需要调整好显微镜 2. 根据手术需要及进程及时添加手术器械或物品（如人工晶状体推进器及推注头等）	1. 指导患者术中保持固视方法 2. 密切观察患者的配合情况，嘱患者应尽量避免咳嗽、喷嚏，如确实无法避免，应告知手术医生暂停手术操作，待咳嗽停止，再进行手术，以防止术中发生意外 3. 严格执行查对制度 4. 成熟期或过熟期白内障、先天性白内障或外伤性白内障的前囊膜能见度低，应准备染色剂

主要手术步骤	配合方法	配合技巧和要点说明
	3．密切观察手术进程及患者的配合情况 4．观察术中晶状体核的情况，及时配合医生调整参数 5．根据手术进展及时转换超声乳化仪的程序 6．及时准确备好人工晶状体 7．根据需要结膜下注射药物：妥布霉素2万单位加地塞米松1mg 8．术毕按医嘱涂抗生素眼膏或眼药水包封术眼 9．清点手术物品，物品分类处理	5．患者瞳孔较小有粘连时，应准备囊膜剪及撕囊镊 6．超声能量：一般30%～60%，太高可造成角膜内皮损伤和晶状体后囊膜破裂。太低不但可使晶状体核粉碎发生困难，而且可导致乳化的晶状体粒子在前房形成雾状，降低能见度，并易阻塞管道系统 7．流速0～40ml/min，根据超声能量调节（超声能量越高，设的流量就越大，以达到加强前房内液体循环降温的目的） 8．根据手术需要及时配合调整灌注液的高度，当前房太浅时，提高灌注瓶高度，当前房太深时，降低灌注瓶高度，术中密切观察灌注液流速，及时更换灌注液，按要求及时调整各参数，保持前房稳定 9．如遇到超声乳化不通畅时迅速检查原因并及时处理（管道连接是否正确，有无受阻、打结，超声乳化水盒、乳化针头是否堵塞等情况） 10．人工晶状体上台前要与手术医生共同核对型号、度数、灭菌效果、有效期 11．手术时发现虹膜脱出伤口及晶状体植入后瞳孔直径大于6mm时主动给医生备好缩瞳药缩瞳 12．向患者说明术后的注意事项 13．书写护理记录并做好交接班

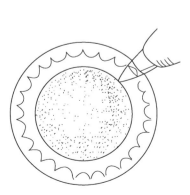

图 11-6　角膜旁切口

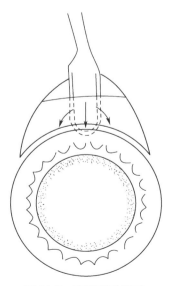

图 11-7　巩膜隧道切口

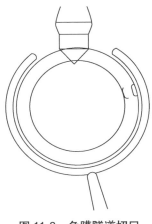

图 11-8 角膜隧道切口

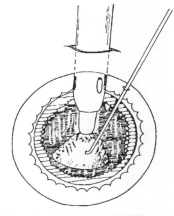

图 11-9 晶状体核超声乳化

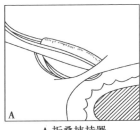

A.折叠挟持器

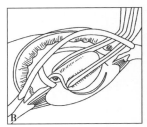

B.折叠挟持器

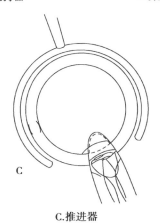

C.推进器

图 11-10 植入人工晶状体（A、B、C）

第六节 小儿白内障超声乳化摘出＋人工晶状体植入术的配合技巧

一、物品准备

（一）仪器、器械的准备

显微镜、超声乳化仪、超声乳化手术器械包、超声乳化专用刀、超声乳化手柄、I/A 手柄（45°、90°各一把）、劈核刀或人工晶状体调位钩、超声乳化仪积液盒、超声乳化探头、硅胶套、扳手、囊膜剪、撕囊镊、推注器、推注头等。

（二）药物的准备

硫酸妥布霉素注射液、地塞米松磷酸钠注射液、0.1%盐酸肾上腺素注射液、平衡液、妥布地塞米松磷酸钠眼膏或妥布霉素眼药膏、丙美卡因、头孢呋辛酯、硝酸毛果芸香碱注射液等。

（三）其他物品的准备

注射器、眼罩、胶布、染色剂、黏弹剂、4-0黑线、10-0尼龙线等。

二、患者准备

（一）按术前患者准备常规。

（二）检查患者的瞳孔是否已散大，如果瞳孔未散大，遵医嘱给予散瞳药物散瞳。

（三）检查患者的人工晶状体测量、角膜曲率、A超等检查结果是否齐全。

（四）对于紧张、害怕、哭闹的患儿，要耐心、细心地解释，并鼓励他们，进入手术室间前允许家长陪伴。

三、主要手术步骤及配合技巧

小儿白内障超声乳化摘出＋人工晶状体植入术的主要手术步骤及配合技巧见表11-5。

表11-5　小儿白内障超声乳化摘出＋人工晶状体植入术的主要手术步骤及配合技巧

主要手术步骤	配合方法	配合技巧和要点说明
核对患者	1. 手术医生、麻醉师、护士三方共同核对患者 2. 配合麻醉师建立静脉通道、安装心电监护仪等，非手术眼涂抗生素眼膏 3. 摆好体位	1. 核对内容包括：患儿姓名、性别、年龄、诊断、手术时间、手术方式、眼别、人工晶状体、入院常规检查结果、药物过敏史、手术同意书、麻醉同意书等 2. 让患儿舒适地仰卧于手术床上并约束双手，松紧要适宜 3. 非手术眼涂抗生素眼膏，贴眼垫保护角膜上皮，避免角膜干燥 4. 备好急救物品，负压吸引器处于可用状态
用5%聚维酮碘溶液消毒手术野、铺巾	1. 手术眼结膜囊滴0.25%聚维酮碘溶液 2. 用2000U/ml妥布霉素平衡液10ml冲洗结膜囊	1. 严格执行无菌技术操作原则 2. 手术野消毒范围要达到要求 3. 结膜囊滴0.25%聚维酮碘溶液3分钟后用2000U/ml妥布霉素平衡液冲洗，时间太短达不到效果，时间太长可能引起角膜水肿
麻醉	1. 抽取麻醉药或滴表面麻醉剂 2. 连接平衡液 3. 摆好手术器械 4. 抽吸术中所需药物 5. 准备好显微镜 6. 备好超声乳化仪，连接好管道，并检测其性能	1. 手术医生根据需要选择全身麻醉＋表面麻醉或全身麻醉＋球周麻醉 2. 表面麻醉药于手术前15分钟滴为宜，每隔5分钟滴一次，一般滴三次。滴表面麻醉药过多可能引起角膜水肿而影响术野的清晰度，过少达不到效果

续表

主要手术步骤	配合方法	配合技巧和要点说明
麻醉		3. 术中使用的药物除了护士双人核对外，在上台时要与手术医生唱对 4. 5ml 平衡液中抽 0.1% 盐酸肾上腺素注射液一滴是为了保持术中瞳孔的散大 5. 头孢呋辛酯的浓度为 1mg/0.1ml 6. 手术显微镜脚踏摆放于手术者左脚，调好手术医生的屈光度及瞳距 7. 超声乳化机脚踏摆放于手术者右脚，检查脚控板上的控制器的功能是否正常，并根据术者的习惯调好各参数 8. 连接超声乳化各管道必须严格遵守无菌技术操作原则，尤其避免来回牵拉管道污染手术台
开睑、结膜切口、角膜切口、前囊膜切开、抽吸皮质及晶状体核、植入晶状体、抽吸皮质及黏弹剂，缝合切口，结膜下注射妥布霉素 2 万单位 + 地塞米松 1mg	1. 及时准确根据术者的需要调整好显微镜 2. 根据手术需要及进程及时添加手术器械或物品（如人工晶状体推进器及推注头等） 3. 密切观察手术进程及患者的生命体征 4. 观察术中晶状体核的情况，及时配合医生调整参数 5. 根据手术进展及时转换超声乳化仪的程序 6. 及时准确备好人工晶状体 7. 准备结膜下注射药物：妥布霉素 2 万单位加地塞米松 1mg 8. 术毕按医嘱涂抗生素眼膏或眼药水包封术眼 9. 清点手术物品，物品分类处理	1. 严密观察患儿的生命体征、指甲颜色，特别是吊直肌时注意观察有无眼心反射 2. 术中密切观察灌注液流速，根据手术需要及时配合调整灌注液的高度、及时更换灌注液（告知手术医生），按要求及时调整各参数 3. 严格执行查对制度 4. 如遇到超声乳化不通畅时迅速检查原因并及时处理（管道连接是否正确，有无受阻、打结，超声乳化水盒、乳化针头是否堵塞等情况） 5. 人工晶状体上台前要与手术医生共同核对型号、度数、灭菌效果、有效期 6. 小于 10 岁的儿童切口密闭性差，术后要缝合伤口，及时准备好缝线 7. 协助患者过床，与麻醉师送患儿到复苏室 8. 向患者家属说明术后的注意事项 9. 书写护理记录，做好交接班

第七节　小切口白内障摘除 + 人工晶状体植入术的配合技巧

一、物品准备

（一）仪器、器械准备

显微镜、白内障手术器械包、止血器、15°穿刺刀、3.2mm 隧道刀、注水囊圈、直或弯的双腔管、劈核刀或人工晶状体调位钩、撕囊镊、囊膜剪、人工晶状体植入镊。

（二）药物

0.1% 盐酸肾上腺素注射液、2% 盐酸利多卡因、平衡液、硫酸妥布霉素注射液、地塞米松磷酸钠注射液、妥布霉素地塞米松磷酸钠眼膏 / 妥布霉素眼药膏、丙美卡因、硝酸毛果芸香碱注射液、5% 聚维酮碘溶液、0.25% 聚维酮碘溶液。

（三）其他

注射器、染色剂、人工晶状体、4-0 黑线、10-0 尼龙线、黏弹剂，眼罩、胶布。

可根据医生个人喜好及手术习惯增加手术中所需物品。

二、患者准备

（一）按术前患者准备常规。

（二）检查患者的瞳孔是否已散大，如果瞳孔未散大，遵医嘱给予散瞳药物散瞳。

（三）检查患者的人工晶状体测量、角膜曲率、A 超等检查结果是否齐全。

三、主要手术步骤及配合技巧

小切口白内障摘除＋人工晶状体植入术的主要手术步骤及配合技巧见表 11-6。

表 11-6　小切口白内障摘除＋人工晶状体植入术的主要手术步骤及配合技巧

主要手术步骤	配合方法	配合技巧和要点说明
核对患者	1. 手术医生、麻醉师、护士三方共同核对患者 2. 向患者说明注意事项 3. 摆好手术体位	1. 核对内容包括：患者姓名、性别、年龄、诊断、手术时间、手术方式、眼别、入院常规检查结果、人工晶状体、药物过敏史、手术同意书、麻醉同意书 2. 向患者说明手术的主要步骤、如何配合、如有不适及时沟通 3. 指导患者放松的方法：张口深呼吸或舌头顶住上腭的方法等 4. 让患者舒适地仰卧于手术床上并约束双手，说明约束的目的
用 5% 聚维酮碘溶液消毒手术野、铺巾	1. 手术眼结膜囊滴 0.25% 聚维酮碘溶液 2. 用 2000U/ml 妥布霉素平衡液 10ml 冲洗结膜囊	1. 严格执行无菌技术操作原则 2. 手术野消毒范围要达到要求 3. 结膜囊滴 0.25% 聚维酮碘溶液 3 分钟后用 2000U/ml 妥布霉素平衡液冲洗，时间太短达不到效果，时间太长可能引起角膜水肿
麻醉	1. 抽取麻醉药或滴表面麻醉剂 2. 连接平衡液 3. 摆好手术器械 4. 抽吸术中所需药物 5. 准备好显微镜	1. 麻醉方式根据手术需要可采用球周麻醉、球后麻醉、表面麻醉 2. 表面麻醉于手术前 15 分钟滴为宜，每隔 5 分钟滴 1 次，一般滴 3 次。滴表面麻醉药过多可能引起角膜水肿而影响术野的清晰度，过少达不到效果 3. 术中使用的药物除了护士双人核对外，在上台时要与手术医生唱对 4. 5ml 平衡液中抽 0.1% 盐酸肾上腺素注射液一滴是为了保持术中瞳孔的散大 5. 手术显微镜脚踏摆放于手术者左脚，调好手术医生的屈光度及瞳距

续表

主要手术步骤	配合方法	配合技巧和要点说明
开睑、上直肌牵引缝线、结膜瓣、角膜板层切口、截囊、扩大切口、娩出晶状体核、抽吸皮质、人工晶状体植入、抽吸游离皮质和黏弹剂、切口缝合、结膜瓣的处理，球结膜下注射抗生素及地塞米松磷酸钠注射液	1. 及时准确根据术者的需要调整好显微镜 2. 根据手术需要及进程及时添加手术器械或物品 3. 根据手术需要及时调整灌注压 4. 密切观察手术进程及患者的配合情况 5. 及时准确准备好人工晶状体 6. 准备好结膜下注射药物：妥布霉素2万单位加地塞米松1mg 7. 术毕按医嘱涂抗生素眼膏或眼药水包封术眼 8. 清点手术物品，物品分类处理	1. 密切观察患者的配合情况，嘱患者应尽量避免咳嗽、喷嚏，如确实无法避免，应告知手术医生暂停手术操作，待咳嗽停止，再进行手术，以防止术中发生意外 2. 年纪大或合并有全身疾病等患者予安装心电监护仪监测生命体征、心率等情况 3. 严格执行查对制度 4. 做切口可用、月形刀、一次性超声乳化专用刀 5. 灌注瓶的高度：撕囊约35cm、娩核约40cm、植入人工晶状体约35cm 6. 人工晶状体上台前要与手术医生共同核对型号、度数、灭菌效果、有效期 7. 向患者家属说明术后的注意事项 8. 书写护理记录，做好交接班

第八节 前房型人工晶状体植入术的配合技巧

一、物品准备

（一）仪器、器械

手术显微镜、超声乳化机、白内障手术器械包、止血器、超声乳化专用刀、双腔管直/弯或I/A手柄、劈核刀或人工晶状体调位钩、前房型人工晶状体植入专用器械一套、人工晶状体。

（二）药物

0.1%盐酸肾上腺素注射液、硫酸妥布霉素注射液、地塞米松磷酸钠注射液、2%盐酸利多卡因、0.75%罗哌卡因、平衡液、妥布地塞米松磷酸钠眼膏/妥布霉素眼药膏、丙美卡因、硝酸毛果芸香碱注射液、头孢呋辛酯、5%聚维酮碘溶液、0.25%聚维酮碘溶液等。

（三）其他

眼罩、胶布、黏弹剂、注射器等。

另外，根据医生个人喜好及手术习惯增加手术中所需物品。

二、患者准备

（一）按术前患者准备常规。

（二）检查患者的瞳孔是否已缩小，如果瞳孔未缩小，遵医嘱给予缩瞳药物缩瞳。术前缩瞳的目的是为了保护后房和便于前房型人工晶状体的固定。

（三）检查患者的人工晶状体测量、角膜曲率、A超等检查结果是否齐全。

（四）除常规检查结果，还必须有此手术特殊检查结果：如房角镜检查、角膜直径测量、角膜内皮细胞计数和前房深度测量。如角膜内皮细胞低于1000/mm^{2}应及时向手术医生汇报。

三、主要手术步骤及配合技巧

前房型人工晶状体植入术的主要手术步骤及配合技巧见表11-7。

表 11-7　前房型人工晶状体植入术的主要手术步骤及配合技巧

主要手术步骤	配合方法	配合技巧和要点说明
核对患者	1. 手术医生、麻醉师、护士三方共同核对患者 2. 向患者说明注意事项 3. 摆好手术体位	1. 核对内容包括：患者姓名、性别、年龄、诊断、手术时间、手术方式、眼别、人工晶状体、手术前用药，瞳孔是否缩小、入院常规检查结果、药物过敏史、手术同意书、麻醉同意书 2. 向患者说明手术的主要步骤、如何配合、如有不适及时沟通 3. 根据患者情况给予氧气吸入，必要时心电监护 4. 指导患者放松的方法：张口深呼吸、移情的方法等 5. 让患者舒适地仰卧于手术床上并约束双手，说明约束的目的
用 5% 聚维酮碘溶液消毒手术野、铺巾	1. 手术眼结膜囊滴 0.25% 聚维酮碘溶液 2. 用 2000U/ml 妥布霉素平衡液 10ml 冲洗结膜囊	1. 严格执行无菌技术操作原则 2. 手术野消毒范围要达到要求 3. 结膜囊滴 0.25% 聚维酮碘溶液 3 分钟后用 2000U/ml 妥布霉素平衡液冲洗，时间太短达不到效果，时间太长可能引起角膜水肿
麻醉	1. 抽取麻醉药或滴表面麻醉剂 2. 连接平衡液 3. 摆好手术器械 4. 抽吸术中所需药物 5. 准备好显微镜 6. 根据需要准备超声乳化仪，连接好管道，并检测其性能	1. 麻醉方式：局部麻醉或表面麻醉 2. 表面麻醉药于手术前 15 分钟滴为宜，每隔 5 分钟滴 1 次，一般滴 3 次。滴表面麻醉药过多可能引起角膜水肿而影响术野的清晰度，过少达不到效果 3. 滴药后嘱患者轻闭眼睑，减少角膜上皮干燥受损 4. 术中使用的药物除了护士双人核对外，还要与手术医生唱对 5. 头孢呋辛酯的浓度为：1mg/0.1ml 6. 手术显微镜脚踏摆放于手术者左脚，调好手术医生的屈光度及瞳距 7. 超声乳化机脚踏摆放于手术者右脚，检查脚控板上的控制器的功能是否正常
结膜瓣、巩膜或角膜缘切口、检查前房与后房情况、缩瞳、周边虹膜切除、植入人工晶状体，清除前房内的黏弹剂、关闭手术切口	1. 及时准确根据术者的需要调整显微镜 2. 根据手术需要及进程及时添加手术器械或物品 3. 根据手术需要及时调整灌注压 4. 使用超声乳化仪要根据手术进程及时转换所需程序	1. 指导患者术中保持固视的方法 2. 密切观察患者的配合情况，嘱患者应尽量避免咳嗽、喷嚏，如确实无法避免，应告知手术医生暂停手术操作，待咳嗽停止，再进行手术，以防止术中发生意外 3. 严格执行查对制度

续表

主要手术步骤	配合方法	配合技巧和要点说明
	5．密切观察手术进程及患者的配合情况。如术中出现玻璃体溢出，及时配合医生处理 6．及时准确备好人工晶状体 7．准备好结膜下注射药物：妥布霉素2万单位加地塞米松1mg 8．术毕按医嘱涂抗生素眼膏或眼药水包封术眼 9．清点手术物品，物品分类处理	5．抽吸残留皮质和黏弹剂，可用超声乳化仪，也可用双腔管，根据手术医生的习惯准备 6．人工晶状体上台前要与手术医生共同核对型号、度数、灭菌效果、有效期 7．向患者说明术后的注意事项 8．书写护理记录，做好交接班

第九节　后房型人工晶状体缝攀固定术的配合技巧

一、物品准备

（一）仪器、器械

手术显微镜、超声乳化机、白内障手术器械包、止血器、超声乳化专用刀、双腔管直/弯或I/A手柄、劈核刀或人工晶状体调位钩、人工晶状体。

（二）药物

0.1% 盐酸肾上腺素注射液、硫酸妥布霉素注射液、地塞米松磷酸钠注射液、2% 盐酸利多卡因、0.75% 罗哌卡因、平衡液、妥布地塞米松磷酸钠眼膏 / 妥布霉素眼药膏、丙美卡因、硝酸毛果芸香碱注射液、头孢呋辛酯、5% 聚维酮碘溶液、0.25% 聚维酮碘溶液等。

（三）其他

眼罩、胶布、黏弹剂、4-0 缝线、10-0 尼龙线、10-0 聚丙烯线（双长针或长短针）、注射器等。

另外，根据医生个人喜好及手术习惯增加手术中所需物品。

二、患者准备

（一）按术前患者准备常规。

（二）检查患者的瞳孔是否已散大，如果瞳孔未散大，遵医嘱给予散瞳药物散瞳。

（三）检查患者的人工晶状体测量、角膜曲率、A 超等检查结果是否齐全。

三、主要手术步骤及配合技巧

后房型人工晶状体缝攀固定术的主要手术步骤及配合技巧见表 11-8。

表 11-8　后房型人工晶状体缝攀固定术的主要手术步骤及配合技巧

主要手术步骤	配合方法	配合技巧和要点说明
核对患者	1. 手术医生、麻醉师、护士三方共同核对患者 2. 向患者说明注意事项 3. 摆好手术体位	1. 核对内容包括：患者姓名、性别、年龄、诊断、手术时间、手术方式、眼别、人工晶状体、手术前用药,瞳孔是否散大、入院常规检查结果、药物过敏史、手术同意书、麻醉同意书 2. 向患者说明手术的主要步骤、如何配合、如有不适及时沟通 3. 根据患者情况给予氧气吸入,必要时心电监护 4. 指导患者放松的方法：张口深呼吸、移情的方法等 5. 让患者舒适地仰卧于手术床上并约束双手,说明约束的目的
用 5% 聚维酮碘溶液消毒手术野、铺巾	1. 结膜囊滴 0.25% 聚维酮碘溶液 2. 用 2000U/ml 妥布霉素平衡液 10ml 冲洗结膜囊	1. 严格执行无菌技术操作原则 2. 手术野消毒范围要达到要求 3. 结膜囊滴 0.25% 聚维酮碘溶液 3 分钟后用 2000U/ml 妥布霉素平衡液冲洗,时间太短达不到效果,时间太长可能引起角膜水肿
麻醉	1. 抽取麻醉药 + 滴表面麻醉剂 2. 连接平衡液 3. 摆好手术器械 4. 抽吸术中所需药物 5. 准备好显微镜 6. 根据需要准备超声乳化仪,连接好管道,并检测其性能	1. 麻醉方式：局部麻醉 + 表面麻醉 2. 表面麻醉药于手术前 15 分钟滴为宜,每隔 5 分钟滴一次,一般滴三次。滴表面麻醉药过多可能引起角膜水肿而影响术野的清晰度,过少达不到效果 3. 滴药后嘱患者轻闭眼睑,减少角膜上皮干燥受损 4. 术中使用的药物除护士双人核对外,还要与手术医生唱对 5. 头孢呋辛酯的浓度为：1mg/0.1ml 6. 手术显微镜脚踏摆放于手术者左脚,调好手术医生的屈光度及瞳距 7. 超声乳化机脚踏摆放于手术者右脚,检查脚控板上的控制器的功能是否正常
开睑、上直肌牵引缝线、结膜瓣、角膜板层切口、检查前房与后房情况、植入人工晶状体(单攀 / 双攀固定(图 11-11),内路、外路固定,虹膜固定与平坦部固定)切口缝合、结膜瓣的处理、周边虹膜切除,关闭人工晶状体手术切口、结膜切口	1. 及时准确根据术者的需要调整显微镜 2. 根据手术需要及进程及时添加手术器械或物品 3. 根据手术需要及时调整灌注压 4. 使用超声乳化仪要根据手术进程及时转换所需程序 5. 密切观察手术进程及患者的配合情况。如术中出现玻璃体溢出,及时配合医生处理 6. 及时准确备好人工晶状体 7. 准备好结膜下注射药物：妥布霉素 2 万单位加地塞米松 1mg 8. 术毕按医嘱涂抗生素眼膏或眼药水包封术眼 9. 清点手术物品,物品分类处理	1. 指导患者术中保持固视的方法 2. 密切观察患者的配合情况,嘱患者应尽量避免咳嗽、喷嚏,如确实无法避免,应告知手术医生暂停手术操作,待咳嗽停止,再进行手术,以防止术中发生意外 3. 严格执行查对制度 4. 做切口可用角膜刀也可用刀片 5. 抽吸残留皮质和黏弹剂,可用超声乳化仪,也可用双腔管,根据手术医生的习惯准备 6. 人工晶状体上台前要与手术医生共同核对型号、度数、灭菌效果、有效期 7. 向患者说明术后的注意事项 8. 书写护理记录,做好交接班

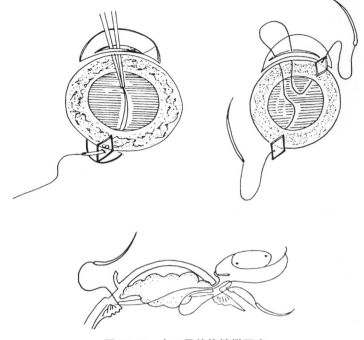

图 11-11 人工晶状体缝攀固定

第十节 晶状体脱位及半脱位手术的配合技巧

一、物品准备

（一）仪器、器械

手术显微镜、超声乳化手术器械包、超声乳化专用刀、超声乳化手柄、I/A 手柄（45°、90° 各一把）、劈核刀或人工晶状体调位钩、超声乳化仪积液盒、超声乳化探头、硅胶套、扳手、囊膜剪、撕囊镊、推注器、推注头、虹膜拉钩等。

（二）药物

硫酸妥布霉素注射液、0.1% 盐酸肾上腺素注射液、2% 盐酸利多卡因、0.75% 罗哌卡因、平衡液、妥布地塞米松磷酸钠眼膏 / 妥布霉素眼药膏、丙美卡因、头孢呋辛酯、硝酸毛果芸香碱注射液等。

（三）其他

注射器、眼罩、胶布、染色剂、黏弹剂、4-0 黑色线、10-0 尼龙线、10-0 聚丙烯线（双长针或长短针）、张力环等。

二、患者准备

（一）按术前患者准备常规。

（二）检查患者的瞳孔是否已散大，如果瞳孔未散大，遵医嘱给予散瞳药物散瞳。但晶状体全脱位至前房时不宜散大瞳孔，而要进一步缩小瞳孔。

（三）检查患者的人工晶状体测量、角膜曲率、A超等检查结果是否齐全。

三、主要手术步骤及配合技巧

晶状体脱位及半脱位手术的主要手术步骤及配合技巧见表11-9。

表 11-9 晶状体脱位及半脱位手术的主要手术步骤及配合技巧

主要手术步骤	配合方法	配合技巧和要点说明
核对患者	1. 手术医生、麻醉师、护士三方共同核对患者 2. 向患者说明注意事项 3. 摆好手术体位	1. 核对内容包括：患者姓名、性别、年龄、诊断、手术时间、手术方式、眼别、人工晶状体、手术前用药，入院常规检查结果、药物过敏史、手术同意书、麻醉同意书 2. 向患者说明手术的主要步骤、如何配合、如有不适及时沟通 3. 根据患者情况给予氧气吸入，必要时心电监护 4. 指导患者放松的方法：张口深呼吸、移情的方法等 5. 让患者舒适地仰卧于手术床上并约束双手，说明约束的目的
用5%聚维酮碘溶液消毒手术野、铺巾	1. 结膜囊滴0.25%聚维酮碘溶液 2. 用2000U/ml妥布霉素平衡液10ml冲洗结膜囊	1. 严格执行无菌技术操作原则 2. 手术野消毒范围要达到要求 3. 结膜囊滴0.25%聚维酮碘溶液3分钟后用2000U/ml妥布霉素平衡液冲洗，时间太短达不到效果，时间太长可能引起角膜水肿
麻醉	1. 抽取麻醉药+滴表面麻醉剂 2. 连接平衡液 3. 摆好手术器械 4. 抽吸术中所需药物 5. 准备好显微镜 6. 根据需要准备超声乳化仪，连接好管道，并检测其性能	1. 麻醉方式：局部麻醉+表面麻醉 2. 表面麻醉药于手术前15分钟滴为宜，每隔5分钟滴一次，一般滴三次。滴表面麻醉药过多可能引起角膜水肿而影响术野的清晰度，过少达不到效果 3. 滴药后嘱患者轻闭眼睑，减少角膜上皮干燥受损 4. 术中使用的药物除护士双人核对外，还要与手术医生唱对 5. 头孢呋辛酯的浓度为1mg/0.1ml 6. 手术显微镜脚踏摆放于手术者左脚，调好手术医生的屈光度及瞳距 7. 超声乳化机脚踏摆放于手术者右脚，检查脚控板上的控制器的功能是否正常

续表

主要手术步骤	配合方法	配合技巧和要点说明
晶状体全脱位：晶状体核不硬，注入黏弹剂、往前房内注缩瞳药、自侧切口伸进晶状体调位钩固定晶状体并用超声乳化头把核、皮质、囊膜一起吸出。若核较硬则行白内障囊内摘除 晶状体半脱位：若离断不超过 1/2 可试行超声乳化摘除、囊外摘除或抽吸术，术中可张力环，植入人工晶状体	1. 及时准确根据手术医生的需要调整显微镜 2. 根据手术需要及进程及时添加手术器械或物品 3. 根据手术需要及时调整灌注压 4. 使用超声乳化仪要根据手术进程及时转换所需程序 5. 密切观察手术进程及患者的配合情况。如术中出现玻璃体溢出，及时配合医生处理 6. 及时准确备好人工晶状体 7. 准备好结膜下注射药物：妥布霉素 2 万单位加地塞米松 1mg 8. 术毕按医嘱涂抗生素眼膏或眼药水包封术眼 9. 清点手术物品，物品分类处理	1. 指导患者术中保持固视的方法 2. 密切观察患者的配合情况，嘱患者应尽量避免咳嗽、喷嚏，如确实无法避免，应告知手术医生暂停手术操作，待咳嗽停止，再进行手术，以防止术中发生意外 3. 严格执行查对制度 4. 张力环放入囊袋，可防止悬韧带离断处囊膜塌陷和悬韧带进一步断裂，从而预防玻璃体脱出，并方便将人工晶状体植入囊袋内 5. 抽吸残留皮质和黏弹剂，可用超声乳化仪，也可用双腔管，根据手术医生的习惯准备 6. 人工晶状体上台前要与手术医生共同核对型号、度数、灭菌效果、有效期 7. 根据囊膜残留的大小选择人工晶状体缝线固定的方法，若囊膜残留较多可用单攀固定，较少可用双攀固定 8. 向患者说明术后的注意事项 9. 书写护理记录，做好交接班

第十一节　人工晶状体取出术的配合技巧

一、物品准备

（一）仪器、器械

手术显微镜、超声乳化仪、白内障手术器械包、超声乳化专用刀、I/A 手柄（45°、90°各一把）、劈核刀或人工晶状体调位钩、超声乳仪积液盒、囊膜剪、攀剪、攀镊等。

（二）药物

硫酸妥布霉素注射液、0.1% 盐酸肾上腺素注射液、平衡液、妥布地塞米松磷酸钠眼膏 / 妥布霉素眼药膏、丙美卡因、头孢呋辛酯、5% 聚维酮碘溶液、0.25% 聚维酮碘溶液等。

（三）其他

注射器、眼罩、胶布、染色剂、黏弹剂等。

二、患者准备

（一）按术前患者准备常规。

（二）前房型人工晶状体取出手术，需充分缩小瞳孔，因此要检查患者术眼瞳孔是否缩小。

（三）后房型人工晶状体取出手术，需充分散大瞳孔，因此要检查患者术眼瞳孔是否散大。

三、主要手术步骤及配合技巧

人工晶状体取出术的主要手术步骤及配合技巧见表 11-10。

表 11-10　人工晶状体取出术的主要手术步骤及配合技巧

主要手术步骤	配合方法	配合技巧和要点说明
核对患者	1. 手术医生、麻醉师、护士三方共同核对患者 2. 向患者说明注意事项 3. 摆好手术体位	1. 核对内容包括：患者姓名、性别、年龄、诊断、手术时间、眼别、手术前用药、入院常规检查结果、药物过敏史、手术同意书、麻醉同意书 2. 向患者说明手术的主要步骤、如何配合、如有不适及时沟通 3. 根据患者情况给予氧气吸入，必要时心电监护 4. 指导患者放松的方法：张口深呼吸、移情的方法等 5. 让患者舒适地仰卧于手术床上并约束双手，说明约束的目的
用 5% 聚维酮碘溶液消毒手术野、铺巾	1. 结膜囊滴 0.25% 聚维酮碘溶液 2. 用 2000U/ml 妥布霉素平衡液 10ml 冲洗结膜囊	1. 严格执行无菌技术操作原则 2. 手术野消毒范围要达到要求 3. 结膜囊滴 0.25% 聚维酮碘溶液 3 分钟后用 2000U/ml 妥布霉素平衡液冲洗，时间太短达不到效果，时间太长可能引起角膜水肿
麻醉	1. 抽取麻醉药或滴表面麻醉剂 2. 连接平衡液 3. 摆好手术器械 4. 抽吸术中所需药物 5. 准备好显微镜 6. 根据需要准备超声乳化仪，连接好管道，并检测其性能	1. 麻醉方式：局部麻醉或表面麻醉 2. 表面麻醉药于手术前 15 分钟滴为宜，每隔 5 分钟滴一次，一般滴三次。滴表面麻醉药过多可能引起角膜水肿而影响术野的清晰度，过少达不到效果 3. 滴药后嘱患者轻闭眼睑，减少角膜上皮干燥受损 4. 术中使用的药物除护士双人核对外，还要与手术医生唱对 5. 头孢呋辛酯的浓度为 1mg/0.1ml 6. 手术显微镜脚踏摆放于手术者左脚，调好手术医生的屈光度及瞳距 7. 超声乳化机脚踏摆放于手术者右脚，检查脚控板上的控制器的功能是否正常
前房型人工晶状体取出：角膜缘隧道状式切口、向前房注入黏弹剂、夹取人工晶状体拉出眼外、将前房内的黏弹剂清除 后房型人工晶状体取出：角膜缘隧道状式切口、向前房注入黏弹剂、剪开人工晶状体夹取拉出眼外、将前房内的黏弹剂清除	1. 及时准确根据术者的需要调整显微镜 2. 根据手术需要及进程及时添加手术器械或物品 3. 根据手术需要及时调整灌注压 4. 使用超声乳化仪的根据手术进程及时转换所需程序 5. 准备好结膜下注射药物：妥布霉素 2 万单位加地塞米松 1mg 6. 术毕按医嘱涂抗生素眼膏或眼药水包封术眼 7. 清点手术物品，物品分类处理	1. 指导患者术中保持固视的方法 2. 密切观察患者的配合情况，嘱患者应尽量避免咳嗽、喷嚏，如确实无法避免，应告知手术医生暂停手术操作，待咳嗽停止，再进行手术，以防止术中发生意外 3. 严格执行查对制度 4. 前房型人工晶状体取出切口的大小取决于人工晶状体光学面直径的大小，后房型人工晶状体取出可将晶状体从光学面剪开，小切口取出 5. 抽吸黏弹剂，可用超声乳化仪，也可用双腔管，根据手术医生的习惯准备 6. 巡回护士回收并粘贴好术中取出的人工晶状体 7. 向患者说明术后的注意事项 8. 书写护理记录，做好交接班

第十二章

青光眼手术的配合技巧

第一节　青光眼手术的相关解剖知识

角膜缘的切口位置与青光眼手术的成败有直接关系,因此,熟悉角膜缘及其邻近组织的解剖学特点,选择正确的切口位置,是施行青光眼手术的基本要求。

一、球结膜和眼球筋膜(Tenon 囊)

球结膜覆盖于前部巩膜和角膜缘,球结膜与巩膜间有眼球筋膜舒松相连,在角膜缘附近 3mm 以内与球筋膜、巩膜融合。所有青光眼滤过性手术均须利用球结膜和眼球筋膜(Tenon 囊)覆盖滤过部位并构成滤泡壁。

二、角膜缘

角膜缘是指角膜与结膜、巩膜的移行区,它构成前房角的前外侧壁,是青光手术的重要标志。一般将其区分为外部角膜缘和内部角膜缘。

(一)外部角膜缘(角巩膜缘)　前界为前弹力层的止端,后界为不透明、白色的巩膜交叉纤维区的起始部。眼球不同象限角膜缘的宽度并不一致,一般正上方 12:00 方位角膜缘最宽,宽度约 2.37mm;角膜缘最窄为鼻、颞侧,宽度约为 1.29~1.35mm,青光眼滤过术的手术部位一般选择在角膜缘最宽的正上方。

(二)内部角膜缘　前界为角膜后弹力层的止端(Schwalbe 线),后界为巩膜嵴,两者之间为小梁网。

在正常眼,巩膜嵴恰好位于外部角膜缘的后界之后,而 Schlemm 管则位于这一标志之前。但在远视眼或原发闭角型青光眼,尤其是有周边虹膜前粘连,巩膜嵴和虹膜附止处则倾向于更靠前;而在近视眼或先天性青光眼,则倾向于较后的位置。

三、虹膜

虹膜是葡萄膜的最前部,构成前房角后内侧壁,其根部和睫状体前缘相连。虹膜的周边部较薄,并有较小的虹膜隐窝存在,在组织结构上虹膜隐窝处没有内皮细胞层和前界膜。激光虹膜切除术的部位一般选择在较薄的周边部虹膜,尤其是有虹膜隐窝处,往往较低的能量即可击穿虹膜。虹膜的后表面为颜色特别黑的色素上皮层,手术时可利用这一特征判断是否做到全层虹膜切除。

四、睫状体

睫状体是葡萄膜的中间部分，前接虹膜根部，后端以锯齿缘为界移行为脉络膜。可分为冠部和平坦部，冠部宽 3mm，厚 2mm，平坦部宽为 4mm，主要由睫状肌和睫状上皮细胞组成，具有分泌房水的功能。行睫状体冷凝术时，为了使睫状体冠部组织充分破坏萎缩，手术部位一般选择在角膜缘前界后 2～3mm 处。另外，四条直肌中的睫状前动脉一般在直肌附着点前 1～3mm 处穿入巩膜，并在巩膜嵴的后方进入睫状体，行睫状体分离术时，应避开这些部位以防出血。

五、晶状体和玻璃体

晶状体位于后房处于虹膜后表面和玻璃体前表面之间，由晶状体悬韧带与睫状体联系固定。玻璃体位于晶状体后面的玻璃体腔内，是眼屈光介质的组成部分。术中严禁任何器械通过角膜缘切口和周边虹膜切除口进入前房（图 12-1），以免损伤晶状体。高度近视、先天性青光眼、晶状体脱位和无晶状体眼施行滤过性手术时，容易发生玻璃体脱出，术前应使用高渗剂脱水浓缩玻璃体和降低眼压，减少术中玻璃体脱出的危险。

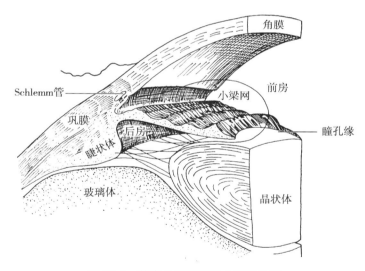

图 12-1　前房的解剖和房水流出途径

第二节　周边虹膜切除术的配合技巧

一、物品准备

手术显微镜、青光眼手术器械包、一次性止血器、剃须刀片、医用粘贴膜、10ml 注射器、5ml 注射器、2ml 注射器、输液管、10-0 尼龙线、眼内灌注液、2% 利多卡因、丙美卡因滴眼液、5% 聚维酮碘溶液、0.25% 聚维酮碘溶液、妥布霉素注射液、地塞米松注射液、妥布霉素眼膏或妥布霉素滴眼液、胶布、眼罩、眼包、显微镜。另外，根据医生个人喜好及手术习惯增加手术中所需物品。

二、患者准备

（一）按术前患者准备常规。

（二）检查患者的瞳孔是否已缩小，如果瞳孔未缩小，遵医嘱给予缩瞳药物缩瞳。缩瞳的目的是为了术中能更好地控制虹膜切除的位置、大小和术中使虹膜容易复位。

三、主要手术步骤及配合技巧

周边虹膜切除术的主要手术步骤及配合技巧见表12-1。

表12-1　周边虹膜切除术的主要手术步骤及配合技巧

主要手术步骤	配合方法	配合技巧和要点说明
核对患者	1. 手术医生、麻醉师、护士三方共同核对患者 2. 向患者说明注意事项	1. 核对内容包括：患者姓名、性别、年龄、诊断、手术时间、眼别、入院常规检查结果、药物过敏史、手术同意书、麻醉同意书 2. 向患者说明手术的主要步骤、如何配合、如有不适及时沟通 3. 指导患者放松的方法：张口深呼吸、移情的方法等 4. 让患者舒适地仰卧于手术床上并约束双手，说明约束的目的
用5%聚维酮碘溶液消毒手术野、铺巾	1. 结膜囊滴0.25%聚维酮碘溶液 2. 用2000U/ml妥布霉素平衡液10ml冲洗结膜囊	1. 严格执行无菌技术操作原则 2. 手术野消毒范围要达到要求 3. 结膜囊滴0.25%聚维酮碘溶液3分钟后用2000U/ml妥布霉素平衡液冲洗，时间太短达不到效果，时间太长可能引起角膜水肿
麻醉	1. 抽取麻醉药 2. 连接平衡液 3. 摆好手术器械 4. 抽吸术中所需药物 5. 准备好显微镜	1. 麻醉药：丙美卡因滴眼液，2%利多卡因5ml，麻醉药物中不宜加入肾上腺素，防止术中瞳孔散大而影响对周边虹膜切除区大小的控制 2. 麻醉方法：表面麻醉或球周麻醉 3. 手术显微镜脚踏应摆放于手术者右脚
开睑及固定眼球；制作结膜瓣；做角膜缘切口（图12-2）；切除虹膜（图12-3，图12-4）；整复虹膜；缝合角膜缘及球结膜切口	1. 根据手术需要及时添加手术器械或物品 2. 密切观察手术进程及患者的配合情况 3. 观察术中出血情况，及时配合医生止血 4. 术毕用复方妥布霉素滴眼液滴眼，无菌眼罩遮盖术眼或抗生素眼膏包眼，加盖眼罩 5. 清点物品，物品分类处理	1. 年纪大或合并有全身疾病等患者予心电监护仪监测生命体征、心率等情况 2. 严格执行查对制度 3. 切开前房后，操作应轻巧迅速，勿对眼球施加不必要的压力，防止房水过早流失，眼球变软，影响虹膜周边取出 4. 术中避免将器械伸入前房，以防损失晶状体及睫状体；拉虹膜时，不可用力过大，防止根部离断及出血 5. 向患者说明术后的注意事项 6. 书写护理记录，做好交接班

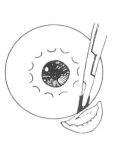
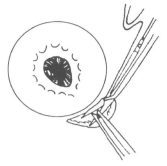
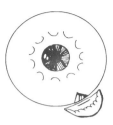

图 12-2　角膜缘切口　　　　图 12-3　虹膜切除　　　　图 12-4　虹膜周切口

第三节　小梁切除术的配合技巧

一、物品准备

青光眼手术器械包、一次性止血器、剃须刀片、医用粘贴膜、10ml 注射器、5ml 注射器、2ml 注射器、输液管、8-0 可吸收缝线、10-0 尼龙线、4-0 缝线、一次性穿刺刀、丝裂霉素、10ml/ 支生理盐水、眼内灌注液、2% 利多卡因、丙美卡因滴眼液、5% 聚维酮碘溶液、0.25% 聚维酮碘溶液、妥布霉素注射液、地塞米松注射液、妥布霉素眼膏、备肾上腺素及缩瞳剂、显微镜、胶布、眼罩、眼包。另外，根据医生个人喜好及手术习惯增加手术中所需物品。

二、患者准备

（一）按术前患者准备常规。

（二）检查患者的瞳孔是否已缩小，如果瞳孔未缩小，遵医嘱给予缩瞳药物缩瞳。

三、主要手术步骤及配合技巧

小梁切除术的主要手术步骤及配合技巧见表 12-2。

表 12-2　小梁切除术的主要手术步骤及配合技巧

主要手术步骤	配合方法	配合技巧和要点说明
核对患者	1. 手术医生、麻醉师、护士三方共同核对患者 2. 向患者说明注意事项 3. 摆好手术体位	1. 核对内容包括：患者姓名、性别、年龄、诊断、手术时间、眼别、入院常规检查结果、药物过敏史、手术同意书、麻醉同意书 2. 向患者说明手术的主要步骤、如何配合、如有不适及时沟通 3. 指导患者放松的方法：张口深呼吸、移情的方法等 4. 让患者舒适地仰卧于手术床上并约束双手，说明约束的目的
用 5% 聚维酮碘溶液消毒手术野、铺巾	1. 结膜囊滴 0.25% 聚维酮碘溶液 2. 用 2000U/ml 妥布霉素平衡液 10ml 冲洗结膜	1. 严格执行无菌技术操作原则 2. 手术野消毒范围要达到要求 3. 结膜囊滴 0.25% 聚维酮碘溶液 3 分钟后用 2000U/ml 妥布霉素平衡液冲洗，时间太短达不到效果，时间太长可能引起角膜水肿

续表

主要手术步骤	配合方法	配合技巧和要点说明
麻醉	1．抽取麻醉药 2．抽取灭菌生理盐水 3．摆好手术器械 4．抽吸术中所需药物 5．准备好显微镜	1．麻醉药：丙美卡因滴眼液，2%利多卡因5ml 2．麻醉部位：球后阻滞麻醉、球周麻醉、眼球筋膜下麻醉，另加表面麻醉 3．手术显微镜脚踏应摆放于手术者右脚
开睑及固定眼球；制作结膜瓣（图12-5）；制作巩膜瓣（图12-6）；前房穿刺（图12-7）；抗代谢药物的应用；切除小梁组织（图12-8）；周边虹膜切除（图12-9）；缝合巩膜瓣（图12-10）；缝合结膜瓣（图12-11）；恢复前房	1．根据手术需要及时添加手术器械或物品 2．密切观察手术进程及患者的配合情况，根据需要及时准备抗代谢药物丝裂霉素 3．观察术中出血情况，及时配合医生止血 4．准备结膜下注射药物：妥布霉素注射液20mg加地塞米松注射液1mg 5．用抗生素眼膏包眼，加盖眼罩 6．清点物品，物品分类处理	1．密切观察患者的配合情况，嘱患者应尽量避免咳嗽、喷嚏，如确实无法避免，应告知手术医生暂停手术操作，待咳嗽停止，再进行手术，以防止术中发生意外 2．年纪大或合并有全身疾病等患者予心电监护仪监测生命体征、心率等情况 3．联合应用抗代谢药物的患者，尽量采用以角膜缘为基底的高位结膜瓣 4．对术野内的出血灶应电凝止血和充分冲洗，防止血液流入前房 5．使用抗代谢药物时，要注意保护角膜，浸泡药液的棉片以6mm×2mm×1mm为宜，太长会产生较大的滤过泡，太宽会造成结膜伤口边缘与药棉接触并导致伤口愈合不良 6．应用抗代谢药物的作用是为了有效抑制滤过区域的瘢痕形成 7．术中避免任何器械进入前房，以免损伤眼内组织 8．术中10-0尼龙线用于缝合巩膜瓣，做调整缝线；8-0可吸收缝线用于缝合结膜瓣，结膜瓣应于原解剖部位分层缝合眼球筋膜和球结膜 9．向患者说明术后的注意事项 10．书写护理记录，做好交接班

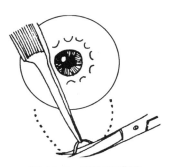

图12-5　制作结膜瓣

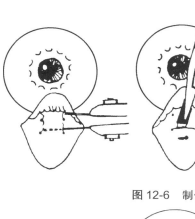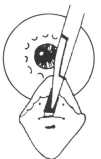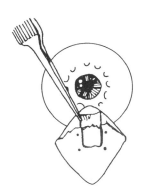

图 12-6 制作巩膜瓣

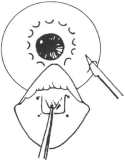

图 12-7 前房穿刺

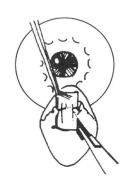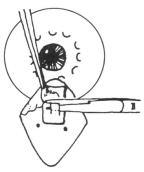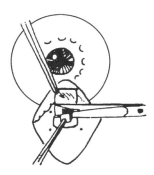

图 12-8 切除小梁组织

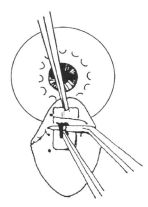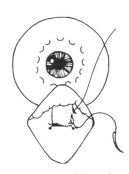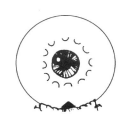

图 12-9 切除周边虹膜 　　图 12-10 缝合巩膜瓣 　　图 12-11 结膜瓣缝合

第四节   青光眼引流阀植入术的配合技巧

一、物品准备

青光眼引流阀、青光眼手术器械包、规尺、一次性止血器、剃须刀片、医用粘贴膜、10ml 注射器、5ml 注射器、2ml 注射器、输液管、8-0 可吸收缝线、10-0 尼龙线、4-0 缝线、6-0 连针黑丝线、一次性穿刺刀、黏弹剂、丝裂霉素、10ml/ 支生理盐水、眼内灌注液、2% 利多卡因、丙美卡因滴眼液、5% 聚维酮碘溶液、0.25% 聚维酮碘溶液、妥布霉素注射液、地塞米松注射液、妥布霉素眼膏、显微镜、胶布、眼罩、眼包、必要时备异体巩膜、肾上腺素及缩瞳剂。另外,根据医生个人喜好及手术习惯增加手术中所需物品。

二、患者准备

按术前患者准备常规。

三、主要手术步骤及配合技巧

青光眼引流阀植入术的主要手术步骤及配合技巧见表 12-3。

表 12-3   青光眼引流阀植入术的主要手术步骤及配合技巧

主要手术步骤	配合方法	配合技巧和要点说明
核对患者	1. 手术医生、麻醉师、护士三方共同核对患者 2. 向患者说明注意事项 3. 摆好手术体位	1. 核对内容包括:患者姓名、性别、年龄、诊断、手术时间、眼别、入院常规检查结果、药物过敏史、手术同意书、麻醉同意书 2. 向患者说明手术的主要步骤、如何配合、如有不适及时沟通 3. 指导患者放松的方法:张口深呼吸、移情的方法等 4. 让患者舒适地仰卧于手术床上并约束双手,说明约束的目的
用 5% 聚维酮碘溶液消毒手术野、铺巾	1. 结膜囊滴 0.25% 聚维酮碘溶液 2. 用 2000U/ml 妥布霉素平衡液 10ml 冲洗结膜	1. 严格执行无菌技术操作原则 2. 手术野消毒范围要达到要求 3. 结膜囊滴 0.25% 聚维酮碘溶液 3 分钟后用 2000U/ml 妥布霉素平衡液冲洗,时间太短达不到效果,时间太长可能引起角膜水肿
麻醉	1. 抽取麻醉药 2. 抽取灭菌生理盐水 3. 摆好手术器械 4. 抽吸术中所需药物 5. 准备好显微镜	1. 麻醉药:丙美卡因滴眼液,2% 利多卡因 5ml 2. 麻醉部位:球后阻滞麻醉、球周麻醉、眼球筋膜下麻醉,另加表面麻醉 3. 手术显微镜脚踏应摆放于手术者右脚

主要手术步骤	配合方法	配合技巧和要点说明
开睑及固定眼球；制作结膜瓣（图12-12）；植入引流盘（图12-13）；植入引流管（图12-14，图12-15）；缝合结膜切口（图12-16）	1.根据手术需要及时添加手术器械或物品 2.密切观察手术进程及患者的配合情况，根据需要及时准备抗代谢药物丝裂霉素及异体巩膜 3.术中应与手术医生再次核对引流阀型号、有效期，以保证型号大小一致，并将引流阀粘贴纸贴于手术收费单及手术安全核查单 4.准备结膜下注射药物：妥布霉素注射液0.5ml加地塞米松注射液0.2ml 5.用抗生素眼膏包眼，加盖眼罩 6.清点物品，物品分类处理	1.密切观察患者的配合情况，嘱患者应尽量避免咳嗽、喷嚏，如确实无法避免，应告知手术医生暂停手术操作，待咳嗽停止，再进行手术，以防止术中发生意外 2.年纪大或合并有全身疾病等患者予心电监护仪监测生命体征、心率等情况 3.严格执行查对制度 4.对于多次手术后的患者，由于巩膜变薄，不宜作巩膜瓣，应准备异体巩膜 5.异体巩膜的处理：手术开始前应将浸泡于95%乙醇的异体巩膜置于一无菌瓶内，用75%乙醇浸泡30分钟后方可使用 6.术中用6-0丝线将引流盘固定于巩膜表面 7.对于术后有瘢痕化倾向的患者应准备抗代谢药物 8.引流管植入前要保证前房存在方可植入引流管 9.向患者说明术后的注意事项 10.书写护理记录，做好交接班

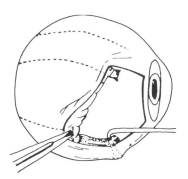

图 12-12 制作结膜瓣

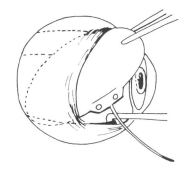

图 12-13 植入引流盘

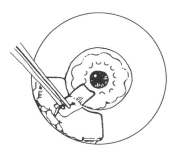

图 12-14 植入引流管

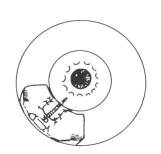

图 12-15 缝合固定引流管

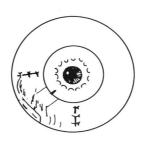

图 12-16 缝合结膜切口

第十三章

视网膜玻璃体手术的配合技巧

视网膜脱离是视网膜神经感觉层与色素上皮之间的分离，常规的视网膜脱离手术是指在眼球外通过填压、填充、冷凝、电凝以及排出视网膜下液等方法，目的是封闭视网膜裂孔，使脱离的视网膜回复原来的位置，并与脉络膜形成永久瘢痕。

玻璃体手术是 20 世纪 70 年代兴起的一种新型显微手术，随着眼科器械的不断改进和操作技术的不断提高，玻璃体手术不再局限于清除混浊的玻璃体，已发展到分离、清除视网膜前膜的膜剥离；从眼内途径进行视网膜凝固、气液交换、硅油气或液交换、眼内排液及视网膜切开等操作。80 年代中期后，由于显微外科技术的发展，显微器械的更新，使玻璃体手术向更高、更难、更新的方向发展。

第一节　视网膜玻璃体手术的相关解剖知识

眼球近似球形，眼球表面及内面有一些特殊的解剖标志及结构，对视网膜手术有重要意义。

一、眼球大小

正常成人眼球的前后径平均为 24mm，垂直径平均为 23mm 和水平径平均为 23.5mm，赤道部周长平均 74.7mm；眼球容积约 6.5ml，玻璃体腔容积约 4.5ml。

二、眼球各主要结构至角膜缘的距离

（一）四条眼外肌止缘
内直肌 5.5mm，下直肌 6.5mm，外直肌 6.9mm，上直肌 7.7mm。

（二）锯齿缘
鼻侧 7mm，颞侧 8mm。

（三）睫状体平坦部
为锯齿缘前 4.5mm 之带状部。

（四）赤道部
距角膜缘 14.5mm 处称赤道，其前后 2～3mm 之带状部称赤道部。

（五）涡状静脉
上、下共两对，内上支距角膜缘 20.5mm，位于上直肌内缘；外上支距角膜缘 22.5mm，

位于上直肌外缘旁 2mm；内下支距角膜缘 20.5mm，位于下直肌内缘旁 1mm；外下支距角膜缘 20mm，位于下直肌外缘深面。涡状静脉进入眼球后，在巩膜内约有 2mm 的穿行路径。

（六）黄斑部

黄斑部在巩膜表面的位置常用的定位标记是睫状后长动脉颞侧支进入巩膜处之下方。

（七）玻璃体基底部

位于锯齿缘前 2mm 至锯齿缘后 1mm，在该区域内玻璃体与周边视网膜及睫状体上皮紧密粘连。

三、视网膜

位于锯齿缘处的视网膜最薄，向后逐渐增厚。视网膜从内到外分十层，内九层叫神经上皮层（也叫感光层），外层是单层的色素上皮，叫视网膜色素上皮层（图 13-1～图 13-3）。

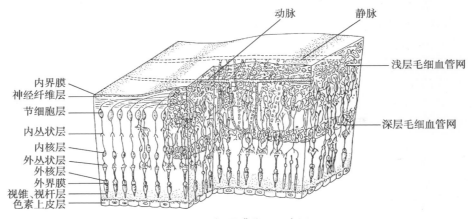

图 13-1　视网膜分层示意图

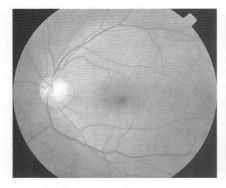

图 13-2　正常视网膜

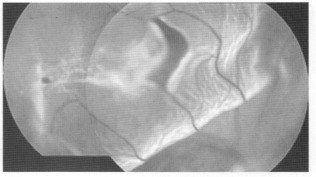

图 13-3　裂孔性视网膜脱离

内界膜由 Muller 细胞的基底膜形成，是视网膜最里面的一层均质膜。内侧与玻璃体皮质粘连，外面是视网膜神经纤维层。在微细结构上，内界膜有分为内外两层，内层致密，由粘多糖基质和交织的直细丝组成；外层均匀透明，厚约 40nm，将致密的板层和 Muller 细胞分开。在剥离内界膜时，仅剥离致密板层，对视网膜的损伤不大，视力可恢复较好；如果将透明板层一起剥离，将影响视功能的恢复。

四、玻璃体

玻璃体是一种无色透明的凝胶体,位于眼内晶状体后 4/5 的玻璃体腔。玻璃体占眼内容积的 4/5,容量约为 4.5ml,重约 4g,其屈光指数为 1.337,玻璃体前后径线稍短,前后有一凹面称玻璃体凹。后面呈球形,分别与睫状体平部、锯齿缘、视网膜和视盘邻接。从眼内支撑着视网膜紧贴视网膜色素上皮。根据玻璃体的结构密度不同,将玻璃体分为玻璃体皮质和中央玻璃体。

第二节　外路视网膜修复术的配合技巧

一、物品准备

玻璃体及视网膜脱离手术器械包、注射器、输液管、一次性止血器、灭菌薄膜胶袋、5-0 白丝线、8-0 可吸收缝线、硅胶环形圈、硅胶条、2% 利多卡因、0.75% 罗哌卡因、0.1% 肾上腺素溶液、妥布霉素注射液、地塞米松注射液、妥布霉素眼膏、胶布、眼罩、5% 聚维酮碘溶液、0.25% 聚维酮碘溶液、丙美卡因滴眼液、平衡盐溶液、显微镜(不用显微镜备间接检眼镜、20D 间接镜)、冷冻治疗仪、冷凝头。另外,根据医生个人喜好及手术习惯增加手术中所需物品。

二、患者准备

(一)按术前患者准备常规。

(二)检查患者的瞳孔是否已散大,如果瞳孔未散大,遵医嘱给予散瞳药物散瞳。

三、主要手术步骤及配合技巧

外路视网膜修复术的主要手术步骤及配合技巧见表 13-1。

表 13-1　外路视网膜修复术的主要手术步骤及配合技巧

主要手术步骤	配合方法	配合技巧和要点说明
核对患者	1. 手术医生、麻醉师、护士三方共同核对患者 2. 向患者说明注意事项 3. 摆好手术体位	1. 核对内容包括:患者姓名、性别、年龄、诊断、手术时间、眼别、手术方式、入院常规检查结果、药物过敏史、手术同意书、麻醉同意书 2. 向患者说明手术的主要步骤、如何配合、如有不适及时沟通 3. 指导患者放松的方法:张口深呼吸、移情的方法等
用 5% 聚维酮碘溶液消毒手术野、铺巾	1. 结膜囊滴 0.25% 聚维酮碘溶液 2. 用 2000U/ml 妥布霉素平衡液 10ml 冲洗结膜	1. 严格执行无菌技术操作原则 2. 手术野消毒范围要达到要求 3. 结膜囊滴 0.25% 聚维酮碘溶液 3 分钟后用 2000U/ml 妥布霉素平衡液冲洗,时间太短达不到效果,时间太长可能引起角膜水肿

续表

主要手术步骤	配合方法	配合技巧和要点说明
麻醉	1. 抽取麻醉药 2. 抽取灭菌生理盐水 3. 摆好手术器械 4. 抽吸术中所需药物 5. 准备好显微镜	1. 麻醉药：2% 利多卡因 5ml＋0.75% 罗哌卡因 5ml＋1 滴肾上腺素 2. 麻醉部位：滑车下神经和眶下神经阻滞麻醉；360°结膜下浸润麻醉；丙美卡因结膜表面麻醉 3. 手术显微镜脚踏摆放在手术医生的左边，其他脚踏放置右边
1. 显微手术：选择有固定螺丝的开睑器开睑；结膜剪开；暴露巩膜；预置硅胶缝线或加环扎带结扎；放视网膜下液；视网膜冷凝；结扎预置硅胶缝线；核实裂孔位置；缩短环扎带；关闭结膜切口 2. 用间接检眼镜手术：开睑；结膜剪开；4 条直肌牵引线；暴露巩膜；裂孔定位；视网膜冷凝；预置硅胶缝线或加环扎带（图 13-4）；放视网膜下液；结扎预置硅胶缝线和缩短环扎带；核实裂孔位置；眼内注气；关闭结膜切口	1. 使用显微镜手术的及时准确根据手术医生的需要调整显微镜 2. 根据手术需要及时添加手术器械或物品 3. 密切观察手术进程及患者的配合情况，询问患者有无不适，注意观察患者心率变化 4. 术中注意观察眼内压 5. 及时准备冷冻治疗仪并检测性能 6. 使用间接检眼镜手术术中裂孔定位、视网膜冷凝和核实裂孔位置时协助医生戴间接检眼镜 7. 准备结膜下注射药物：妥布霉素注射液 2 万单位＋地塞米松注射液 1mg 8. 术毕结膜囊涂抗生素眼膏，包眼 9. 清点物品，物品分类处理	1. 年纪大或合并有全身疾病等患者予心电监护仪监测生命体征、心率等情况。心率缓慢者，必要时遵医嘱肌内注射阿托品 2. 严格执行查对制度 3. 暴露巩膜牵拉直肌时有可能会引起眼心反射，患者会出现恶心、呕吐、心率减慢等症状，出现这些症状及时告知医生暂停手术，症状缓解后再继续进行手术 4. 排放视网膜下液时有可能发生放液过多引起眼球塌陷，一旦发生，应继续压迫眼球维持正常眼内压，并协助医生迅速向玻璃体腔内注入平衡盐溶液，提高眼内压，使眼球成型，以方便手术操作 5. 冷凝有可能损伤组织，注意保护周围组织，可用带塑料套的冷冻头（只露出头部）可有效地避免冻伤周围组织 6. 间接检眼镜使用前先选择恰当的光圈、光的种类、调节好光亮度；使用时关闭所有照明用灯管，以利更好的观察眼底；及时根据医生的需要戴取间接检眼镜 7. 术毕眼压低可选择注入过滤空气或惰性气体（C3F8）眼内填充 8. 向患者说明术后的注意事项，需要特殊体位者应告知患者并示范 9. 书写护理记录，做好交接班

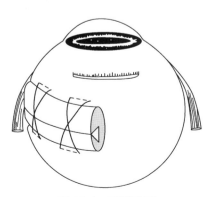

图 13-4　巩膜硅压

第三节　单纯玻璃体切割术的配合技巧

一、物品准备

（一）仪器、器械

玻璃体切割机、显微镜、导光纤维、切割刀、巩膜穿刺刀、灌注头、接触镜一套（平凹镜 1 个、双凹镜 1 个、20° 斜凹镜 1 个、30° 斜凹镜 1 个、50° 斜凹镜 1 个、50° 双斜凹镜 1 个、接触镜固定环 1 个）。

（二）药物

5% 聚维酮碘溶液、0.25% 聚维酮碘溶液、利多卡因、0.75% 罗哌卡因、丙美卡因、妥布霉素注射液、地塞米松注射液、眼内灌注液、甲基纤维素。

（三）其他

注射器、输液管、止血器、医用敷贴、三通头，球后针头，7-0 可吸收缝线等。

另外，根据医生个人喜好及手术习惯增加手术中所需物品。

二、患者准备

（一）按术前患者准备常规。

（二）检查患者的瞳孔是否已散大，如果瞳孔未散大，遵医嘱给予散瞳药物散瞳。

三、主要手术步骤及配合技巧

单纯玻璃体切割术的主要手术步骤及配合技巧见表 13-2。

表 13-2　单纯玻璃体切割术的主要手术步骤及配合技巧

主要手术步骤	配合方法	配合技巧和要点说明
核对患者	1. 手术医生、麻醉师、护士三方共同核对患者 2. 向患者说明注意事项	1. 核对内容包括：患者姓名、性别、年龄、诊断、手术时间、手术方式及眼别、入院常规检查结果、药物过敏史、手术同意书、麻醉同意书 2. 向患者说明手术的主要步骤、如何配合、如有不适及时沟通 3. 指导患者放松的方法：张口深呼吸、移情的方法等 4. 让患者舒适地仰卧于手术床上并约束双手，说明约束的目的
用 5% 聚维酮碘溶液消毒手术野、铺巾	1. 结膜囊滴 0.25% 聚维酮碘溶液 2. 用 2000U/ml 妥布霉素平衡液 10ml 冲洗结膜	1. 严格执行无菌技术操作原则 2. 手术野消毒范围要达到要求 3. 铺好第一条孔巾后先将手术台推上手术床，再铺第二条孔巾，将无菌巾一端搭上手术台形成无菌区 4. 结膜囊滴 0.25% 聚维酮碘溶液 3 分钟后用 2000U/ml 妥布霉素平衡液 10ml 冲洗结膜囊，时间太短达不到效果，时间太长可能引起角膜水肿

续表

主要手术步骤	配合方法	配合技巧和要点说明
麻醉	1．滴表面麻醉药 2．抽取麻醉药 3．输液管连接平衡盐溶液 4．摆好手术器械 5．摆好手术显微镜、玻璃体切割机	1．麻醉药：2% 利多卡因 5ml + 0.75% 罗哌卡因 5ml 2．麻醉部位：滑车下神经和眶下神经阻滞麻醉 3．表面麻醉：点丙美卡因滴眼液 3 次，滴用表面麻醉药要适量，滴用过多可引起角膜上皮剥脱 4．手术显微镜脚踏放置左边，玻璃体切割机脚踏放置右边
做三个巩膜穿刺口，输液管接上三通头和眼内灌注头，连接巩膜穿刺口，打开导光纤维照明，进行玻璃体切割	1．根据手术需要及时调好切割仪参数 2．及时准确根据手术医生的需要调整显微镜 3．连接切割刀和导光纤维并检测玻璃体切割机的性能 4．密切观察手术进程及患者的配合情况 5．根据手术需要及时给予手术器械或物品 6．准备结膜下注射药物：妥布霉素 2 万单位加地塞米松 1mg 7．术毕结膜囊涂抗生素眼膏，包眼 8．清点手术器械及物品，物品分类处理	1．密切观察患者的配合情况，嘱患者应尽量避免咳嗽、打喷嚏，如确实无法避免，应告知手术医生暂停手术操作，待咳嗽停止，再进行手术，以防止术中发生意外 2．年纪大或合并有全身疾病等患者予心电监护仪监测生命体征、心率等情况 3．严格执行查对制度 4．准备的灌注针头长度要合适，如灌注针头太长超过（6mm）可直接损伤晶状体赤道部或后囊；灌注导管头过短则灌注的液体可能进入视网膜或脉络膜下腔，导致视网膜或脉络膜脱离，儿童常采用 2.5～3.5mm 灌注针头；有晶状体眼而无睫状体脱离者采用 4.0～5.0mm 灌注针头；无晶状体脱离者选用 5.0～6.0mm 灌注针头 5．根据手术需要随时调整灌注吊瓶的悬吊高度，灌注瓶高度直接影响到灌注压力。术中灌注压过高可引起角膜上皮水肿、伤口裂开漏水、眼底视盘的动脉出现搏动等，影响手术的顺利进行 6．根据切除不同的眼内组织及时调整切割机的切除频率及吸力。如切除胶状的成形玻璃体时，切除频率 400～600 次 / 分，吸力 200～300mmHg；切除液化的玻璃体时，切除频率 400～600 次 / 分和较强的吸力；在视网膜附近切除时，频率 600～800 次 / 分，吸力则要调整 7．为了防止术中出现低眼压，术中必须遵守先开放注液管，然后再作玻璃体切割操作的顺序；严格执行在拔出气 / 液交换的注气管后才能停机 8．注意做好精细器械的保护，加保护套 9．向患者说明术后的注意事项 10．书写护理记录，做好交接班

第四节 复杂视网膜玻璃体手术的配合技巧

复杂视网膜玻璃体手术的手术方式包括：玻璃体切割联合重水置换、视网膜前膜剥除、视网膜切开、视网膜下膜取出、眼内电凝、光凝、气液交换、硅油填充、惰性气体注入，根据患者病情需要选择相应的手术方式。

一、物品准备

（一）仪器、器械

玻璃体切割机（具备微创功能）、显微镜、激光机、导光纤维、切割刀、穿刺刀、灌注头、笛形针、接触镜、重水、电凝管、激光管、气液交换管、硅油、重硅油、惰性气体、过滤空气等。

（二）药物

5% 聚维酮碘溶液、0.25% 聚维酮碘溶液、利多卡因、0.75% 罗哌卡因、丙美卡因、妥布霉素注射液、地塞米松注射液、眼内灌注液、甲基纤维素、吲哚菁绿、曲安奈德等。

（三）其他

注射器、输液管、止血器、医用敷贴、三通头、球后针头、7-0 可吸收缝线等。

另外，根据医生个人喜好及手术习惯增加手术中所需物品。

二、患者准备

（一）按术前患者准备常规。

（二）检查患者的瞳孔是否已散大，如果瞳孔未散大，遵医嘱给予散瞳药物散瞳。

三、主要手术步骤及配合技巧

复杂视网膜玻璃体手术的主要手术步骤及配合技巧见表 13-3。

表 13-3　复杂视网膜玻璃体手术的主要手术步骤及配合技巧

主要手术步骤	配合方法	配合技巧和要点说明
核对患者	1. 手术医生、麻醉师、护士三方共同核对患者 2. 向患者说明注意事项 3. 摆好手术体位	1. 核对内容包括：患者姓名、性别、年龄、诊断、手术方式、手术时间、眼别、入院常规检查结果、药物过敏史、手术同意书、麻醉同意书 2. 向患者说明手术的主要步骤、如何配合、如有不适及时沟通 3. 指导患者放松的方法：张口深呼吸、移情的方法等 4. 让患者舒适地仰卧于手术床上并约束双手，说明约束的目的
用 5% 聚维酮碘溶液消毒手术野、铺巾	1. 结膜囊滴 0.25% 聚维酮碘溶液 2. 用 2000U/ml 妥布霉素平衡液 10ml 冲洗结膜	1. 严格执行无菌技术操作原则 2. 手术野消毒范围要达到要求 3. 铺好第一条孔巾后先将手术台推上手术床，再铺第二条孔巾，将无菌巾一端搭上手术台形成无菌区 4. 结膜囊滴 0.25% 聚维酮碘溶液 3 分钟后用 2000U/ml 妥布霉素平衡液 10ml 冲洗结膜囊，时间太短达不到效果，时间太长可能引起角膜水肿
麻醉	1. 滴表面麻醉药 2. 抽取麻醉药 3. 输液管连接平衡盐溶液 4. 摆好手术器械 5. 摆好手术显微镜、玻璃体切割机，并检测性能	1. 麻醉药：2% 利多卡因 5ml + 0.75% 罗哌卡因 5ml 2. 麻醉部位：滑车下神经和眶下神经阻滞麻醉 3. 表面麻醉：点丙美卡因滴眼液 3 次，滴用表面麻醉药要适量，滴用过多可引起角膜上皮剥脱 4. 手术显微镜脚踏放置左边，玻璃体切割机脚踏放置右边

主要手术步骤	配合方法	配合技巧和要点说明
做三个巩膜穿刺口,输液管接上三通头和眼内灌注头,连接巩膜穿刺口,打开导光纤维照明,进行玻璃体切割(图13-5)。联合重水置换、视网膜前膜剥除(图13-6,图13-7)、视网膜切开、视网膜下膜取出、眼内电凝、光凝、气液交换(图13-8)、硅油填充或惰性气体注入、注药(图13-9~图13-11)	1.根据手术需要及时调好切割仪参数 2.及时准确根据手术医生的需要调整显微镜 3.连接切割刀和导光纤维并检测玻璃体切割机的性能 4.密切观察手术进程及患者的配合情况 5.根据手术需要及时给予手术器械或物品 6.根据需要及时备好眼内电凝、气液交换并调好参数 7.根据需要及时备好眼内光凝并检测性能、调好参数 8.准备结膜下注射药物:妥布霉素2万单位加地塞米松2mg 9.术毕结膜囊涂抗生素眼膏,包眼 10.清点手术器械及物品,物品分类处理	1.密切观察患者的配合情况,嘱患者应尽量避免咳嗽、打喷嚏,如确实无法避免,应告知手术医生暂停手术操作,待咳嗽停止,再进行手术,以防止术中发生意外 2.年纪大或合并有全身疾病等患者予安装心电监护仪监测生命体征、心率等情况 3.严格执行查对制度 4.准备的灌注针头长度要合适,如灌注针头太长超过(6mm)可直接损伤晶状体赤道部或后囊;灌注导管头过短则灌注的液体可能进入视网膜或脉络膜下腔,导致视网膜脱离或脉络膜脱离 5.根据手术需要选择合适的负压和切割频率,负压和切割频率低时达不到切割效果 6.由于手术复杂,时间长,术中涉及许多牵拉,对于特别紧张或对疼痛特别敏感的患者,遵医嘱予肌内注射哌替啶,并观察药物的作用和副作用 7.注意观察灌注瓶,避免灌注液不足而引起眼内压过低,导致眼内出血、脉络膜脱离、视网膜脱离。另外,在连接灌注瓶时应先连接排气管,以避免瓶中的负压压力过大,引起术眼的眼压突然下降,导致出血及视网膜脱离 8.行膜剥离选择视网膜钩、剪,将膜剥除、剪碎、层间分离,剥膜时出血及作视网膜切开前止血即给予眼内电凝止血,注意合适的电凝能量,电凝能量过低,起不到电凝固止血的作用,电凝能量过大则导致视网膜热烧伤穿孔,根据仪器的输出功率及手术的目的选择电凝能量。一般先从小到大,再根据情况进行调节 9.术中进行气管交换,要把气压控制在40~50mmHg,避免气压过低或过高,气压过低对术眼的损伤,注意先开气再关灌注,以避免眼压的突然下降 10.术中发现许多增殖性视网膜病变、视网膜可能发生出血的新生血管,视网膜裂孔,周边网膜有危险变性灶时即给予眼内光凝,要根据激光的部位、目的调整激光的相应参数。给医生佩戴相应波长的保护镜,避免激光对眼睛的损害 11.巨大视网膜裂孔、严重性增殖性玻璃体视网膜病变、增殖性糖尿病视网膜病变、后极裂孔及黄斑裂孔视网膜脱离即给眼内填充物:惰性气体、硅油等,以达到网膜复位的永久作用。进行气体或硅油注入时注意控制气压,避免气压过低或过高而影响手术操作 12.注意做好精细器械的保护(眼内镊等),加保护套 13.向患者说明术后的注意事项 14.书写护理记录,做好交接班

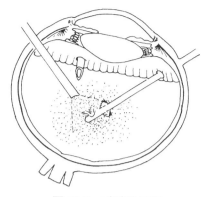

图 13-5　玻璃体切割

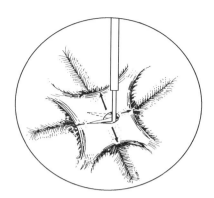

图 13-6　膜剥离

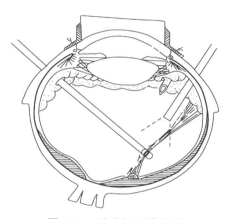

图 13-7　除去视网膜前膜

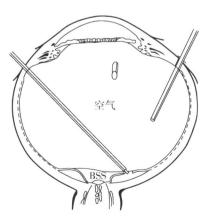

图 13-8　气 / 液交换

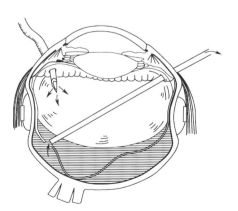

图 13-9　注入空气，吸出液体

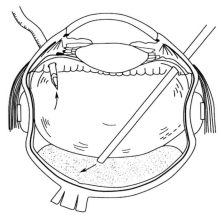

图 13-10 注入硅油，排出空气

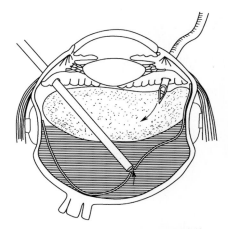

图 13-11 注入硅油，排出液体

第五节 玻璃体腔注气术的配合技巧

一、物品准备

丙美卡因、灭菌生理盐水、注射器、5% 聚维酮碘溶液、0.25% 聚维酮碘溶液、妥布霉素注射液、妥布霉素眼膏、胶布、惰性气体。另外，根据医生个人喜好及手术习惯增加手术中所需物品。

二、患者准备

（一）按术前患者准备常规。

（二）手术患者以门诊患者为主，患者入洁净间前做好准备，包括更衣、戴帽等。

三、主要手术步骤及配合技巧

玻璃体腔注气术的主要手术步骤及配合技巧见表 13-4。

表 13-4 玻璃体腔注气术的主要手术步骤及配合技巧

主要手术步骤	配合方法	配合技巧和要点说明
核对患者	1. 手术医生、护士双方共同核对患者 2. 向患者说明注意事项 3. 摆好手术体位	1. 核对内容包括：患者姓名、性别、年龄、诊断、手术时间、眼别、入院常规检查结果、药物过敏史、手术同意书、麻醉同意书 2. 向患者说明手术的主要步骤、如何配合、如有不适及时沟通 3. 指导患者放松的方法：张口深呼吸、移情的方法等 4. 让患者舒适地仰卧于手术床上并约束双手，说明约束的目的

主要手术步骤	配合方法	配合技巧和要点说明
用 5% 聚维酮碘溶液消毒手术野、铺巾	1. 手术眼结膜囊滴 0.25% 聚维酮碘溶液 2. 用 2000U/ml 妥布霉素平衡液 10ml 冲洗结膜	1. 严格执行无菌技术操作原则 2. 手术野消毒范围要达到要求 3. 结膜囊滴 0.25% 聚维酮碘溶液 3 分钟后用 2000U/ml 妥布霉素平衡液 10ml 冲洗结膜囊，时间太短达不到效果，时间太长可能引起角膜水肿
麻醉	1. 滴表面麻醉药 3 次 2. 摆好手术器械	手术开始前 15 分钟滴表面麻醉药，滴丙美卡因滴眼液 3 次，滴用表面麻醉药要适量，滴用过多可引起角膜上皮剥脱
吸取惰性气体并稀释，嘱患者固视后注射（图 13-12）	1. 根据手术需要给予手术器械或物品 2. 密切观察手术进程及患者的配合情况 3. 观察术中出血情况，及时配合医生止血 4. 术毕结膜囊涂抗生素眼膏，包眼 5. 清点物品，物品分类处理	1. 向患者强调固视的重要性 2. 注射后观察针口出血情况 3. 向患者说明术后的注意事项 4. 书写护理记录，做好交接班 5. 门诊患者说明复诊的时间、方法

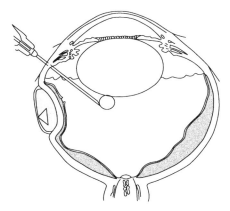

图 13-12　玻璃体腔内注入气体

第六节　玻璃体腔取材注药术的配合技巧

一、物品准备

玻璃体及视网膜脱离手术器械包、一次性止血器、2% 利多卡因、0.75% 罗哌卡因、0.1% 肾上腺素溶液、灭菌生理盐水、注射器、妥布霉素注射液、妥布霉素眼膏、胶布、5% 聚维酮碘溶液、0.25% 聚维酮碘溶液、抗生素、细菌真菌培养管。另外，根据医生个人喜好及手术习惯增加手术中所需物品。

二、患者准备

按术前患者准备常规。

三、主要手术步骤及配合技巧

玻璃体腔取材注药术的主要手术步骤及配合技巧见表13-5。

表 13-5 玻璃体腔取材注药术的主要手术步骤及配合技巧

主要手术步骤	配合方法	配合技巧和要点说明
核对患者	1. 手术医生、麻醉师、护士三方共同核对患者 2. 向患者说明注意事项 3. 摆好手术体位	1. 核对内容包括：患者姓名、性别、年龄、诊断、手术时间、眼别、入院常规检查结果、药物过敏史、手术同意书、麻醉同意书 2. 向患者说明手术的主要步骤、如何配合、如有不适及时沟通 3. 指导患者放松的方法：张口深呼吸、移情的方法等 4. 让患者舒适地仰卧于手术床上并约束双手，说明约束的目的
用 5% 聚维酮碘溶液消毒手术野、铺巾	1. 手术眼结膜囊滴 0.25% 聚维酮碘溶液 2. 用 2000U/ml 妥布霉素平衡液 10ml 冲洗结膜	1. 严格执行无菌技术操作原则 2. 手术野消毒范围要达到要求 3. 结膜囊滴 0.25% 聚维酮碘溶液 3 分钟后用 2000U/ml 妥布霉素平衡液 10ml 冲洗结膜囊，时间太短达不到效果，时间太长可能引起角膜水肿
麻醉	1. 滴表面麻醉药 2. 抽取麻醉药 3. 输液管连接平衡盐溶液 4. 摆好手术器械	1. 麻醉药：2% 利多卡因 5ml + 0.75% 罗哌卡因 5ml + 1 滴肾上腺素 2. 滴表面麻醉药一般于手术开始前 15 分钟，每隔 5 分钟一次，滴 3 次。滴用表面麻醉药要适量，滴用过多可引起角膜上皮剥脱 3. 麻醉部位：滑车下神经和眶下神经阻滞麻醉
根据病情抽取前房液和玻璃体液，分别放进细菌和真菌培养管，再将抗生素注入前房和玻璃体腔	1. 根据手术需要及时添加手术器械或物品 2. 密切观察手术进程及患者的配合情况 3. 及时正确的留取标本 4. 及时、准确配制眼内注药用的药物 5. 根据患者的病情准备结膜下注射药物 6. 术毕结膜囊涂抗生素眼膏，包眼 7. 清点物品，物品分类处理	1. 手术安排负压手术间进行 2. 严格执行消毒隔离原则 3. 前房穿刺后将针退出时用灭菌棉签压住穿刺口大约 30 秒以尽量减少穿刺口渗漏 4. 留取标本后及时送检 5. 严格掌握眼内注射用药的浓度和量 6. 观察患者注药后有无头晕、头痛等不适 7. 向患者说明术后的注意事项 8. 书写护理记录，做好交接班

第七节　早产儿视网膜病变冷凝术的配合技巧

一、物品准备

玻璃体及视网膜脱离手术器械包、注射器、新生儿专用开睑器、1.5mm 婴幼儿冷凝头、20D 间接镜、冷冻治疗仪、间接检眼镜、薄膜胶袋、5% 葡萄糖注射液 250ml（静脉注射用）、丙美卡因滴眼液、灭菌生理盐水、妥布霉素注射液、5% 聚维酮碘溶液、0.25% 聚维酮碘溶液、妥布霉素眼膏、眼包、胶布。

二、患儿准备

（一）按术前患者准备常规。

（二）询问患儿的出生史、喂养方式、是否合并全身病、有无药物过敏史，评估患儿的生命体征、体重。

（三）确认患儿已按要求禁食、禁饮，建立静脉通道。

（四）检查患儿瞳孔扩大是否大于 7mm，如未达要求遵医嘱予散瞳药物散瞳。

三、主要手术步骤及配合技巧

早产儿视网膜病变冷凝术的主要手术步骤及配合技巧见表 13-6。

表 13-6 早产儿视网膜病变冷凝术的主要手术步骤及配合技巧

主要手术步骤	配合方法	配合技巧和要点说明
核对患儿	1. 手术医生、麻醉师、护士三方共同核对患儿 2. 摆好手术体位	1. 核对内容包括：患儿姓名、性别、年龄、诊断、手术时间、眼别、手术方式、入院常规检查结果、药物过敏史、手术同意书、麻醉同意书 2. 手术时头偏向术眼对侧
用 5% 聚维酮碘溶液消毒手术野、铺巾	1. 手术眼结膜囊滴 0.25% 聚维酮碘溶液 2. 用 2000U/ml 妥布霉素平衡液 10ml 冲洗结膜	1. 严格执行无菌技术操作原则 2. 手术野消毒范围要达到要求 3. 结膜囊滴 0.25% 聚维酮碘溶液 3 分钟后用 2000U/ml 妥布霉素平衡液 10ml 冲洗结膜囊，时间太短达不到效果，时间太长可能引起角膜水肿
麻醉	1. 全麻+表面麻醉 2. 抽取灭菌生理盐水 3. 摆好手术器械 4. 将各种仪器连接好，并检测性能	1. 麻醉药：滴丙美卡因表面麻醉药。滴用表面麻醉药要适量，滴用过多可引起角膜上皮剥脱 2. 在全麻及心电监护下进行手术，要有新生儿科医生在场指导，备好心肺复苏设备并检测性能 3. 冷冻治疗仪脚踏放置在手术医生右脚，便于医生灵活控制冷凝时间 4. 关闭手术间照明灯管，有利手术医生更好观察眼底情况
直接在结膜面冷凝，如果病变偏后，可做间断剪开球结膜，分离球筋膜，用冷凝头插入结膜下冷凝	1. 根据手术需要及时添加手术器械或物品 2. 密切观察手术进程 3. 术中密切观察患儿全身情况，特别注意心率变化 4. 术毕结膜囊涂抗生素眼膏，包眼 5. 清点物品，物品分类处理 6. 协助麻醉师做好患儿复苏工作	1. 新生儿睑裂小要用新生儿专用开睑器，用 1.5mm 婴幼儿冷凝头压陷周边相应部位的巩膜，至冷冻视网膜发白为止，范围为无血管区，以视网膜出现灰白色冷凝斑为宜，每个冷凝斑尽量连接，冷凝时压力调至 5～6kPa，温度在 -30～-60℃，术中注意保护眼睑皮肤、球结膜、角膜，以防冻伤 2. 防止眼心反射，眼心反射为冷冻手术时冷凝头压迫眼球而引起的一种迷走神经反射，术中操作时动作应稳、准、快、柔，位置正确，如心率减慢，则要求医师立即停止冷凝操作，待病情稳定后再继续手术，并根据病情静脉推注阿托品 3. 注意观察有无眼睑水肿、结膜出血和裂伤、视网膜前和玻璃体积血等冷凝并发症 4. 术中注意保暖，如出现面色发绀，心率减慢，应警惕呼吸暂停的发生 5. 书写护理记录，做好交接班 6. 向患儿家属说明术后的注意事项

第八节　早产儿视网膜病变光凝术的配合技巧

一、物品准备

白内障手术器械包、注射器、新生儿专用开睑器、双目间接检眼镜激光输出系统、20D 检眼镜、激光机、5% 葡萄糖注射液 250ml（静脉输液用）、50% 葡萄糖注射液、丙美卡因滴眼液、灭菌生理盐水、妥布霉素眼膏、眼包、胶布。

二、患儿准备

（一）按术前患者准备常规。

（二）询问患儿的出生史、喂养方式、是否合并全身病、有无药物过敏史，评估患儿的生命体征、体重。

（三）激光手术治疗前停止喂水及哺乳、建立静脉通道、手术前 1 小时开始散瞳，每隔 10～15 分钟点散瞳剂 1 次，共 3～4 次至瞳孔散大到 5～7mm。

三、主要手术步骤及配合技巧

早产儿视网膜病变光凝术的主要手术步骤及配合技巧见表 13-7。

表 13-7　早产儿视网膜病变光凝术的主要手术步骤及配合技巧

主要手术步骤	配合方法	配合技巧和要点说明
核对患儿	1. 手术医生、麻醉师、护士三方共同核对患儿 2. 使用床单约束患儿 3. 摆好手术体位	1. 核对内容包括：患儿姓名、性别、年龄、诊断、手术时间、眼别、手术方式、入院常规检查结果、药物过敏史、手术同意书、麻醉同意书 2. 床单约束松紧应适宜，太松可导致手术时患儿固定不好，影响手术配合，太紧影响患儿呼吸而引起呼吸骤停 3. 根据医生激光治疗眼底的部位适当调整患儿头位：观察颞侧周边视网膜时，将患儿头部稍偏向颞侧；观察鼻侧周边视网膜时，将患儿头部稍偏向鼻侧
麻醉	1. 表面麻醉+糖水镇痛法 2. 抽取灭菌生理盐水 3. 抽取 50% 葡萄糖注射液 4. 摆好手术器械 5. 将间接检眼镜与激光机连接好，并检测性能	1. 麻醉药：丙美卡因充分表面麻醉药 2. 采用注射器往婴儿口中点葡萄糖液，每次量不要太多，婴儿不哭闹时可以暂停 3. 麻醉注意事项：在麻醉师及心电监护下进行手术，要有新生儿医生在场指导，并且备好心肺复苏设备并检测性能 4. 激光机脚踏放置在手术医生右脚，便于医生操作
使用新生儿专用开睑器撑开眼睑，在检眼镜下光凝病变区，用巩膜压陷观察周边视网膜，间隔一个光凝斑的距离光凝无血管区视网膜	1. 根据手术需要及时添加手术器械或物品 2. 密切观察手术进程 3. 术中密切观察患儿全身情况 4. 及时根据手术需要调整激光的能量	1. 放置及取出开睑器时，动作轻柔，避免开睑器划伤眼组织 2. 医护人员做好保护措施 3. 激光按波长选择 532nm（可见光），激光能量 150～300mW（从低到高原则），光斑反应达 II～III 级，曝光间隔时间 0.15 毫秒，曝光时间 0.3 毫秒，光斑数量约 300～600 次

续表

主要手术步骤	配合方法	配合技巧和要点说明
	5. 术毕结膜囊涂抗生素眼膏,包眼 6. 清点物品,物品分类处理	4. 术中密切观察患儿呼吸、面色、哭声变化等,防止手术者手捂住患儿的口鼻。若呼吸道有痰鸣音,应先给予吸痰后再行激光治疗;若患儿有呕吐或溢奶,应立即停止激光治疗,将头偏向一侧,清除口鼻内异物,待稳定后再进行激光治疗 5. 术中注意保暖 6. 书写护理记录,做好交接班 7. 向患儿家属说明术后的注意事项

第九节　眼内硅油取出术的配合技巧

一、物品准备

(一)仪器、器械

玻璃体切割机(具备微创功能)、显微镜、导光纤维、切割刀、巩膜穿刺刀、灌注头、笛形针、接触镜、气液交换管、气动硅油管。

(二)药物

5%聚维酮碘溶液、0.25%聚维酮碘溶液、利多卡因、0.75%罗哌卡因、丙美卡因、妥布霉素注射液、地塞米松注射液、眼内灌注液、甲基纤维素。

(三)其他

注射器、输液管、止血器、手术粘贴膜、三通头、球后针头、7-0缝线、静脉留置针头。另外,根据医生个人喜好及手术习惯增加手术中所需物品。

二、患者准备

(一)按术前患者准备常规。
(二)检查患者的瞳孔是否已散大,如果瞳孔未散大,遵医嘱给予散瞳药物散瞳。

三、主要手术步骤及配合技巧

眼内硅油取出术的主要手术步骤及配合技巧见表13-8。

表13-8　眼内硅油取出术的主要手术步骤及配合技巧

主要手术步骤	配合方法	配合技巧和要点说明
核对患者	1. 手术医生、麻醉师、护士三方共同核对患者 2. 向患者说明注意事项 3. 摆好手术体位	1. 核对内容包括:患者姓名、性别、年龄、诊断、手术时间、眼别、手术方式、入院常规检查结果、药物过敏史、手术同意书、麻醉同意书 2. 向患者说明手术的主要步骤、如何配合、如有不适及时沟通 3. 指导患者放松的方法:张口深呼吸、移情的方法等 4. 让患者舒适地仰卧于手术床上并约束双手,说明约束的目的

续表

主要手术步骤	配合方法	配合技巧和要点说明
用 5% 聚维酮碘溶液消毒手术野、铺巾	1. 手术眼结膜囊滴 0.25% 聚维酮碘溶液 2. 用 2000U/ml 妥布霉素平衡液 10ml 冲洗结膜	1. 严格执行无菌技术操作原则 2. 手术野消毒范围要达到要求 3. 铺好第一条孔巾后先将手术台推上手术床，再铺第二条孔巾，将无菌巾一端搭上手术台形成无菌区 4. 结膜囊滴 0.25% 聚维酮碘溶液 3 分钟后用 2000U/ml 妥布霉素平衡液 10ml 冲洗结膜囊，时间太短达不到效果，时间太长可能引起角膜水肿
麻醉	1. 滴表面麻醉药 2. 抽取麻醉药 3. 输液管连接平衡盐溶液 4. 摆好手术器械 5. 摆好手术显微镜、玻璃体切割机	1. 麻醉药：2% 利多卡因 5ml＋0.75% 罗哌卡因 5ml 2. 麻醉部位：滑车下神经和眶下神经阻滞麻醉 3. 表面麻醉：点丙美卡因滴眼液 3 次 4. 手术显微镜脚踏放置左边，玻璃体切割机脚踏放右边
做三个巩膜切口，输液管接上三通头和眼内灌注头，连接巩膜穿刺口，用注射器接针头或气动硅油管接针头取硅油，启动气液交换，打开导光纤维照明检查，缝合切口	1. 根据手术需要及时调好切割仪参数 2. 及时准确根据术者的需要调整显微镜 3. 连接导光纤维并检测玻璃体切割机的性能 4. 密切观察手术进程及患者的配合情况 5. 根据手术需要及时给予手术器械或物品 6. 准备结膜下注射药物：妥布霉素 2 万单位加地塞米松 1mg 7. 术毕结膜囊涂抗生素眼膏，包眼 8. 清点手术器械及物品，物品分类处理 9. 术毕结膜囊涂抗生素眼膏，包眼 10. 清点物品，物品分类处理	1. 根据手术医生的需要与习惯提供适用的取硅油留置针头 2. 随时调节灌注瓶的高度控制眼内压 3. 手术过程根据具体情况添加手术用品，例如进行玻璃体切割、眼内电凝、激光光凝、眼内注气或硅油填充，具体配合技巧详见复杂视网膜玻璃体手术的配合技巧 4. 向患者说明术后的注意事项 5. 书写护理记录，做好交接班

第十四章
斜视矫正术的配合技巧

第一节　斜视矫正术相关的解剖知识

正确的手术操作必须有熟悉的解剖基础,对眼外肌及其眶内筋膜等重要结构的关系的全面正确的了解,是做好斜视手术,提高手术效果及避免不应有的手术意外的重要因素。

一、睑裂

睑裂的大小随着年龄的增长而发生改变,我国正常成人睑裂的长度平均为27.88mm,宽度7.54mm。手术时应根据睑裂的大小选择不同类型的开睑器。眼外肌手术可能会对睑裂的大小产生影响,产生术后并发症,如行下直肌缩短时可使睑裂变小,而行下直肌后徙术可使睑裂加大。

二、球结膜、结膜穹隆部

(一)球结膜

球结膜在角膜缘外3mm与其下之结膜组织联系紧密,行某些眼外肌手术时的牵引缝线常安放在此处。眼外肌附着点以后之球结膜与眼球筋膜的联系比较松弛,手术时轻轻剪开此处结膜,可以不损伤其下的眼球筋膜。

(二)结膜穹隆部

结膜穹隆部与角膜缘的距离以颞侧为最远(可达14mm),上、下次之(约8～10mm),内侧最近(约7mm)。穹隆部与各直肌鞘膜之间有纤维相连以保持其正常位置,当直肌收缩或弛缓时穹隆亦随之移动,手术切口一般均在穹隆部之前2～3mm处。

三、眼外肌

各眼外肌的起止位置与功能见表14-1、图14-1。

表14-1　各眼外肌的起止位置与功能

肌肉	起端	附着位置	主要功能	次要功能
上直肌	眶尖部视神经孔周围之Zinn总腱环	角膜缘后7.7mm	上转	内转、内旋
下直肌		角膜缘后6.5mm	下转	内转、外旋

173

续表

肌肉	起端	附着位置	主要功能	次要功能
内直肌		角膜缘后 5.5mm	内转	
外直肌		角膜缘后 6.9mm	外转	
上斜肌		前端角膜缘后 13mm，与上直肌外缘交界	内旋	下转、外转
下斜肌	眶底前内侧泪囊窝外侧	前端外直肌下缘下，离肌止端约 12mm	外旋	上转、外转

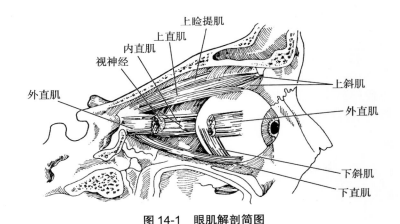

图 14-1　眼肌解剖简图

第二节　斜视矫正术的配合技巧

一、物品准备

眼肌手术器械包、6-0 可吸收线、一次性止血器、灭菌生理盐水、5% 聚维酮碘溶液、0.25% 聚维酮碘溶液、2% 利多卡因、丙美卡因、0.1% 肾上腺素针剂、妥布霉素眼膏、胶布、普通绷带 / 弹力绷带、手电筒、注射器、锁扣镊。另外，根据医生个人喜好及手术习惯增加手术中所需物品。全身麻醉者另备 5% 葡萄糖、灭菌生理盐水或乳酸钠林格液。

二、患者准备

（一）按患者术前准备常规。

（二）对于紧张、害怕、哭闹的患儿，要耐心、细心地解释，并鼓励她们，允许家长陪伴直至进手术室间。

三、主要手术步骤及配合技巧

斜视矫正术的主要手术步骤及配合技巧见表 14-2。

表 14-2　斜视矫正术的主要手术步骤及配合技巧

主要手术步骤	配合方法	配合技巧和要点说明
核对患者	1. 手术医生、麻醉师、护士三方共同核对患者 2. 全身麻醉者配合麻醉师建立静脉通道、安装心电监护仪等，全身麻醉者非手术眼涂抗生素眼膏。局部麻醉者术眼滴丙美卡因滴眼液三次 3. 摆好手术体位	1. 核对内容包括：患者姓名、性别、年龄、诊断、手术时间、眼别、手术肌肉及量、入院常规检查结果、药物过敏史、手术同意书、麻醉同意书 2. 备好急救物品，负压吸引器处于可用状态 3. 滴用表面麻醉药要适量，滴用过多表面麻醉药可能引起角膜上皮剥脱 4. 让患者舒适地仰卧于手术床上并约束双手，交代注意事项
用 5% 聚维酮碘溶液消毒手术野、铺巾	1. 抽吸麻醉药 2. 手术眼结膜囊滴 0.25% 聚维酮碘溶液 3. 用生理盐水冲洗结膜囊	1. 严格执行无菌技术操作原则 2. 手术野消毒范围要达到要求，要消毒双眼 3. 结膜囊滴 0.25% 聚维酮碘溶液 3 分钟后用生理盐水冲洗，时间太短达不到效果，时间太长可能引起角膜水肿
做结膜切口；肌肉的分离与暴露；钩取肌肉（图 14-2），肌肉后退或缩短；肌肉缝合（图 14-3）	1. 根据手术需要添加手术器械或物品 2. 密切观察患者的生命体征及配合情况 3. 准确记录手术肌肉及肌肉的手术量	1. 术中严密观察患者的心率、心电图，对于心率减缓严重者要提醒手术医生暂停手术，待患者恢复正常后再继续手术。如果病情无改善且有所发展，配合医生做好抢救工作 2. 术中表浅组织的出血，常用止血器或用棉签蘸上 1/10 000～1/100 000 肾上腺素溶液压迫止血；深层或肌肉较粗大血管出血则可用血管钳压迫止血或以套环缝线结扎止血 3. 术中如需观察眼位，要注意患者的安全
缝合结膜切口（图 14-4）	1. 术毕涂抗生素眼膏，包眼，必要时绷带包扎 2. 清点物品，物品分类处理	1. 绷带包扎松紧适宜 2. 书写护理记录，做好交接班

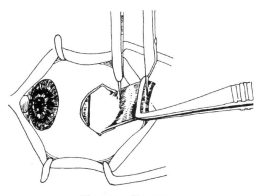

图 14-2　暴露钩取肌肉

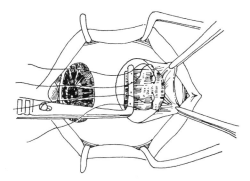

图 14-3　在缩短处做双套环缝线

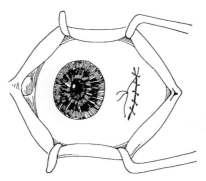

图 14-4　缝合结膜切口

第十五章

眼球摘出及眼内容剜出术的配合技巧

眼球摘出或眼内容剜出手术是破坏性手术,在摘出眼球或眼内容剜出手术前,必须以认真负责的态度,从多方面作慎重考虑,严格掌握其适应证。

第一节　眼球摘出及眼内容剜出术的相关解剖知识

眼球由眼球壁和眼内容组成。眼球位于眼眶的前部,借眶筋膜韧带与眶壁联系。由视网膜神经节细胞发出的约 120 万无髓鞘神经纤维轴突在眼球后极偏鼻侧聚集,形成视盘,然后呈束状穿过巩膜筛板形成视神经,经眼眶后部视神经孔进入颅内。视神经是中枢神经系统的一部分,全长约 50mm,分为球内段、眶内段、管内段、颅内段。

一、眼球壁

眼球壁分外、中、内三层(图 15-1)。

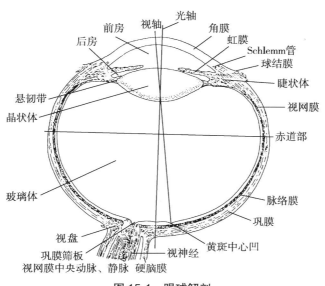

图 15-1　眼球解剖

（一）外层

为纤维膜，前 1/6 为透明角膜，后 5/6 为瓷白色巩膜，构成眼球完整、封闭的外壁，起保护眼内组织、维持眼球形状的作用。

（二）中层

为葡萄膜，亦称色素膜，是位于巩膜与视网膜之间富含色素的血管性结构。葡萄膜自前向后分为虹膜、睫状体和脉络膜。

（三）内层

为视网膜。

二、眼内容

眼内容包括房水、晶状体和玻璃体（图 15-1）。

三、眼外肌

（一）外直肌

外直肌起自 Zinn 总腱环的外上方，沿眶外壁向前外方走行，附着于距角膜缘 6.9mm 的巩膜面。

（二）上直肌

上直肌起自眶尖 Zinn 总腱环的上方，在眼球与上睑提肌之间向前、向上、向外走行，附着于眼球垂直径线上方距角膜缘 7.7mm 之巩膜面上。

（三）下直肌

下直肌起自眶尖 Zinn 总腱环的下方，沿眶下壁向下、向外、向前行走，最终附着于下方距角膜缘 6.5mm 之巩膜面上。

（四）内直肌

内直肌起自眶尖 Zinn 总腱环内侧偏下方，附着距角膜缘 5.5mm 之巩膜面上。

第二节　眼球摘出＋义眼座植入术的配合技巧

一、物品准备

眼球摘出手术器械包、一次性止血器、2% 利多卡因、0.75% 罗哌卡因、0.1% 肾上腺素溶液、妥布霉素注射液、灭菌生理盐水、10ml 注射器、妥布霉素眼膏、胶布、弹性绷带、5% 聚维酮碘溶液、0.25% 聚维酮碘溶液、钢球、义眼座等。另外，根据医生个人喜好及手术习惯增加手术中所需物品。

二、患者准备

按患者术前准备常规。

三、主要手术步骤及配合技巧

眼球摘出＋义眼座植入术的主要手术步骤及配合技巧见表 15-1。

表 15-1 眼球摘出＋义眼座植入术的主要手术步骤及配合技巧

主要手术步骤	配合方法	配合技巧和要点说明
核对患者	1. 手术医生、麻醉师、护士三方共同核对患者 2. 向患者说明注意事项 3. 摆好手术体位 4. 备好直接检眼镜	1. 核对内容包括：患者姓名、性别、年龄、诊断、手术时间、眼别、入院常规检查结果、药物过敏史、手术同意书、麻醉同意书。特别要核对清楚患者的诊断及手术眼别 2. 向患者说明手术的主要步骤、如何配合、如有不适及时沟通 3. 指导患者放松的方法：张口深呼吸、移情的方法等 4. 让患者舒适地仰卧于手术床上并约束双手，说明约束的目的 5. 视网膜母细胞瘤患者术前常规检查眼底，观察肿瘤侵犯的范围及非手术眼有无肿瘤侵犯
用 5% 聚维酮碘溶液消毒手术野、铺巾	1. 手术眼结膜囊滴 0.25% 聚维酮碘溶液 2. 用生理盐水冲洗结膜囊	1. 严格执行无菌技术操作原则 2. 手术野消毒范围要达到要求 3. 结膜囊滴 0.25% 聚维酮碘溶液 3 分钟后用生理盐水冲洗，时间太短达不到效果，时间太长可能引起角膜水肿
麻醉	1. 抽取麻醉药 2. 抽取灭菌生理盐水 3. 摆好手术器械	1. 麻醉药：2% 利多卡因 5ml ＋ 0.75% 罗哌卡因 5ml ＋ 1 滴肾上腺素 2. 麻醉方法：球后注射分别从外下、外上及内上方 3 个方向进针注药，另再加球结膜下及直肌下浸润麻醉
开睑；分离球结膜（图 15-2）；剪断眼肌（图 15-3）；剪断视神经（图 15-4），剜出眼球； 彻底止血，放入大小适宜的义眼座；缝合直肌、筋膜、结膜（图 15-5）	1. 根据手术需要给予手术器械或物品 2. 密切观察手术进程及患者的配合情况 3. 观察术中出血情况，及时配合医生止血 4. 及时、准确留取病理标本 5. 用温热生理盐水纱布压迫止血 6. 核对所选义眼座并初步处理 7. 结膜囊涂抗生素眼膏、放入义眼片或凡士林纱布，包眼 8. 清点物品，物品分类处理	1. 如患者角膜及巩膜术前已有溃疡或变薄，在摘出眼球时易发生穿孔；或眼球后段有穿破口未处理，应先缝合穿破口，使眼压接近正常，方便寻找直肌及视神经 2. 剪断视神经时，应正确操作、一刀剪断，以免仅剪断球后软组织而未断视神经引起严重出血 3. 取出眼球后，用拧干的热生理盐水纱布填塞眶底压迫止血，如未能彻底止血，可将适量肾上腺素加入湿纱布行填塞压迫或用吸收性明胶海绵填塞止血 4. 摘出的眼球，应仔细检查眼球壁有否因肿瘤侵犯而变粗糙或穿破及视神经是否增粗 5. 与手术医生共同核对所选义眼座的型号、大小、有效期，用热生理盐水浸泡使其软化 6. 放入义眼片或凡士林纱布是为了防止结膜囊浅窄，小儿为了防止义眼片脱出，可缝合睑裂 7. 术毕用眼包加压伤口并用弹性绷带包扎眼部。加压时松紧适宜，过松起不到压迫止血作用易出现血肿；过紧会造成眶压升高引起患者头痛、呕吐等不适。掌握的标准是缠绕的绷带下能够伸入一个手指 8. 向患者说明术后的注意事项 9. 书写护理记录，做好交接班

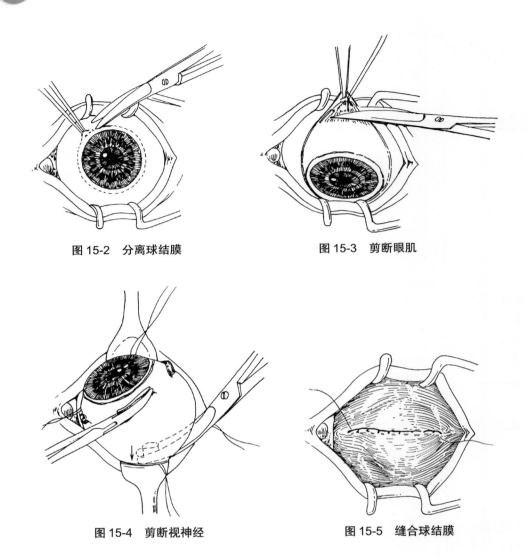

图 15-2　分离球结膜

图 15-3　剪断眼肌

图 15-4　剪断视神经

图 15-5　缝合球结膜

第三节　眼内容剜出＋义眼座植入术的配合技巧

一、物品准备

眼球摘出手术器械包、一次性止血器、2% 利多卡因、0.75% 罗哌卡因、0.1% 肾上腺素溶液、妥布霉素注射液、灭菌生理盐水、无水乙醇、10ml 注射器、妥布霉素眼膏、胶布、弹性绷带、5% 聚维酮碘溶液、0.25% 聚维酮碘溶液、钢球、义眼座等。另外，根据医生个人喜好及手术习惯增加手术中所需物品。

二、患者准备

按患者术前准备常规。

三、主要手术步骤及配合技巧

眼内容剜出＋义眼座植入术的主要手术步骤及配合技巧见表15-2。

表 15-2　眼内容剜出＋义眼座植入术的主要手术步骤及配合技巧

主要手术步骤	配合方法	配合技巧和要点说明
核对患者	1. 手术医生、麻醉师、护士三方共同核对患者 2. 向患者说明注意事项 3. 摆好手术体位	1. 核对内容包括：患者姓名、性别、年龄、诊断、手术时间、眼别、入院常规检查结果、药物过敏史、手术同意书、麻醉同意书。特别要核对清楚患者的诊断及手术眼别 2. 向患者说明手术的主要步骤、如何配合、如有不适及时沟通 3. 指导患者放松的方法：张口深呼吸、移情的方法等 4. 让患者舒适地仰卧于手术床上并约束双手，说明约束的目的
用 5% 聚维酮碘溶液消毒手术野、铺巾	1. 手术眼结膜囊滴 0.25% 聚维酮碘溶液 2. 用生理盐水冲洗结膜囊	1. 严格执行无菌技术操作原则 2. 手术野消毒范围要达到要求 3. 结膜囊滴 0.25% 聚维酮碘溶液 3 分钟后用生理盐水冲洗，时间太短达不到效果，时间太长可能引起角膜水肿
麻醉	1. 抽取麻醉药 2. 抽取灭菌生理盐水 3. 摆好手术器械	1. 麻醉药：2% 利多卡因 5ml + 0.75% 罗哌卡因 5ml + 1 滴肾上腺素 2. 麻醉方法：球后注射分别从外下、外上及内上方 3 个方向进针注药，另再加球结膜下及直肌下浸润麻醉
开睑；分离球结膜（图 15-6）；剪除角膜（图 15-7）；分离睫状体（图 15-8）；除去眼球内容（图 15-9）；切除部分巩膜；彻底止血，放入大小适宜的义眼座；缝合巩膜、筋膜、结膜（图 15-10）	1. 根据手术需要给予手术器械或物品 2. 密切观察手术进程及患者的配合情况 3. 观察术中出血情况，及时配合医生止血 4. 及时、准确留取病理标本 5. 用温热生理盐水纱布压迫止血 6. 核对所选义眼座并初步处理 7. 结膜囊涂抗生素眼膏、放入义眼片或凡士林纱布，包眼 8. 清点物品，物品分类处理	1. 注意把所有葡萄膜刮除干净，尤其是视盘部位 2. 刮除葡萄膜后，可用血管钳尖卷上纱布伸入巩膜腔擦抹干净，必要时用小棉签蘸无水乙醇擦抹腔壁 3. 剜出眼内容后，用拧干的热生理盐水纱布压迫止血，如未能彻底止血，可将肾上腺素棉签止血或电凝止血 4. 分别在 3：00 与 9：00 方位剪去一小块三角形巩膜组织，防止缝合巩膜后两端突起 5. 与手术医生共同核对所选义眼座的型号、大小、有效期，用热生理盐水浸泡使其软化 6. 放入义眼片或凡士林纱布是为了防止结膜囊浅窄，小儿为了防止义眼片脱出，可缝合睑裂 7. 术毕用眼包加压伤口并用弹性绷带包扎眼部。加压时松紧适宜，过松起不到压迫止血作用易出现血肿；过紧会造成眶压升高引起患者头痛、呕吐等不适。掌握的标准是缠绕的绷带下能够伸入一个手指 8. 向患者说明术后的注意事项 9. 书写护理记录，做好交接班

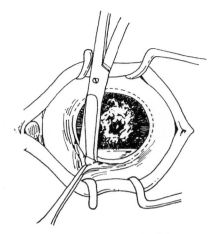

图 15-6   分离筋膜囊

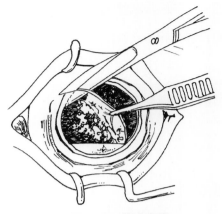

图 15-7   剪除角膜

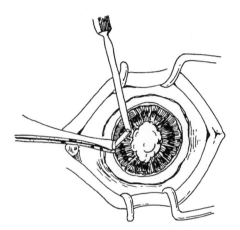

图 15-8   分离睫状体

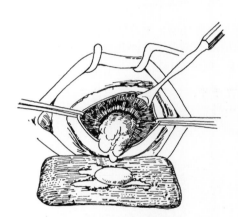

图 15-9   挖出眼内容

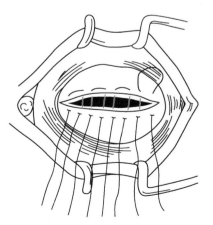

图 15-10   缝合关闭巩膜切口

第十六章

眼眶手术的配合技巧

第一节　眼眶手术的相关解剖知识

一、眼眶的构成

　　眼眶（图16-1，图16-2）由额骨、颧骨、蝶骨、上颌骨、腭骨、筛骨及泪骨构成，分为上、下、内、外四壁，眶壁较薄，尤以内、上、下壁更薄。眶内壁厚度只有0.2～0.4mm，在此区域作骨膜分离时，易发生破裂；眶外壁与蝶骨大翼眶板相接处厚度只有约1mm，在外侧开眶手术时，易用骨钳扭断该处骨板。眶外侧缘较后移，眼球前段外露，眶内肿瘤摘出术常用外侧有利位置作为手术入口。

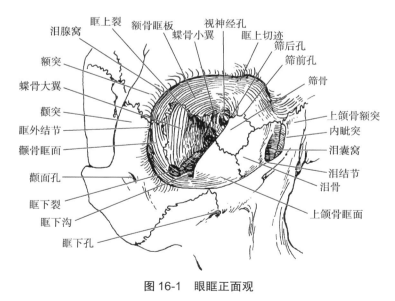

图16-1　眼眶正面观

二、眼眶与相邻部位关系

　　眶顶上方后部与颅前窝相接，前外侧有泪腺窝，前内侧有上斜肌经过的滑车；眶外侧后方与颅中窝相接，眶外结节是外直肌的节制韧带、睑外眦韧带及上睑提肌腱膜外侧附着处；眶内侧壁前面与泪囊相接，在鼻泪管口外侧是下斜肌的起始点。手术时伤及眶顶或外侧壁的后方，易引起颅内并发症。

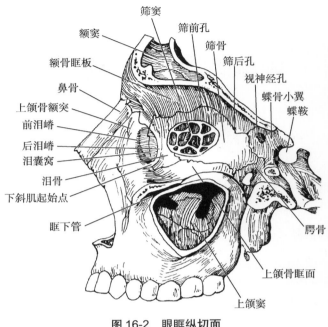

图 16-2 眼眶纵切面

三、眶尖和眶上、下裂及眶骨膜

眶四壁的后方交汇点是眶尖，眶尖部是眶内重要神经和血管的径路。视神经孔在眶顶的最后方，视神经及眼动脉由该孔穿过。

眶上裂由视神经孔下方向外上前方伸展，长约 22mm，泪腺神经、额神经和鼻睫神经，眼上静脉、交感神经纤维及睫状神经节的交感根及感觉根在此穿过，损伤此区，会导致眼球固定不动、上睑下垂、瞳孔散大、角膜麻痹和眼上静脉回流障碍、眼球轻度突出，称为眶上裂综合征，如同时波及视神经，则出现"眶尖综合征"。

眶下裂由视神经孔下方向外下方伸展，长约 20～25mm，第Ⅴ脑神经的上颌支、眶下动脉、颧神经及至翼丛的眼下静脉支由眶下裂经过。

眶骨膜在眶缘、骨缝、眶裂、眶孔、泪腺及泪囊窝处与骨壁紧密连接，其余只有疏松附着，手术时易于分离。眶缘的骨膜与面部骨膜相融合处形成一脊，此脊也是眶缘与眶隔交接处，作眶内容剜出术时，可从此脊切开行骨膜分离。

四、眶内容

眶内容（图 16-3）包括眼球、视神经、血管、眼肌、眶脂肪、骨膜及筋膜。视神经在眶内段长约 30mm，呈 S 形弯曲，有眼肌和节制韧带的限制保护。

眼外肌由筋膜囊包裹，除下斜肌外，其余眼外肌在眼球后方形成肌锥，手术时过分牵拉或动作粗暴，易损伤眼外肌及其支配神经。

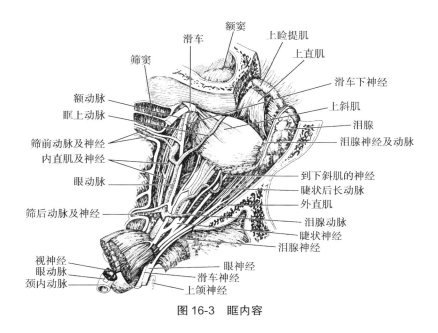

图 16-3　眶内容

第二节　眼眶肿瘤摘除术的配合技巧

一、物品准备

眼眶手术器械包、标记笔、双极电凝、2% 利多卡因、0.75% 罗哌卡因、0.1% 肾上腺素溶液、灭菌生理盐水、圆头外科刀片、负压吸引装置、10ml 注射器、妥布霉素眼膏、胶布、弹性绷带，5% 聚维酮碘溶液、0.25% 聚维酮碘溶液、止血用品（如吸收性明胶海绵、止血纱布等）、阅片箱、心电监护仪等。侧壁开眶者另备侧壁开眶手术器械包、电动或气动锯、钻、骨蜡等。另外，根据医生个人喜好及手术习惯增加手术中所需物品。

二、患者准备

（一）按患者术前准备常规。

（二）检查 CT 或 MRI 片是否带齐。

（三）眶手术是大且复杂的手术，患者普遍存在焦虑、紧张、恐惧心理，特别是年轻患者，担心手术预后不良，容貌受损，影响以后工作、婚姻、家庭等，心理负担更重。简单扼要地向患者介绍手术的目的、步骤及术中需要患者配合的细节，指导患者放松的方法，向患者介绍成功的病例，增强患者对手术的信心。

三、主要手术步骤及配合技巧

眼眶肿瘤摘除术的主要手术步骤及配合技巧见表 16-1。

表 16-1　眼眶肿瘤摘除术的主要手术步骤及配合技巧

主要手术步骤	配合方法	配合技巧和要点说明
核对患者	1. 手术医生、麻醉师、护士三方共同核对患者 2. 向患者说明注意事项 3. 摆好手术体位 4. 把 CT 片或 MRI 片放于阅片箱 5. 建立静脉通道,安装心电监护仪 6. 检查仪器的性能	1. 核对内容包括:患者姓名、性别、年龄、诊断、手术时间、眼别、手术方式、入院常规检查结果、药物过敏史、手术同意书、麻醉同意书 2. 向患者说明手术的主要步骤、如何配合、如有不适及时沟通 3. 指导患者放松的方法:张口深呼吸、移情的方法等 4. 让患者舒适地仰卧于手术床上并约束双手,说明约束的目的 5. 把患者与手术相关的 CT 片或 MRI 片放于阅片箱,方便手术医生观看,结合片子予手术定位 6. 检查双极电凝止血器、负压吸引器、电动钻、锯的性能是否正常,并作好功率的调节
用 5% 聚维酮碘溶液消毒手术野、铺巾	1. 手术眼结膜囊滴 0.25% 聚维酮碘溶液 2. 用生理盐水冲洗结膜囊	1. 严格执行无菌技术操作原则 2. 手术野消毒范围要达到要求 3. 结膜囊滴 0.25% 聚维酮碘溶液 3 分钟后用生理盐水冲洗,时间太短达不到效果,时间太长可能引起角膜水肿
麻醉	1. 抽取麻醉药 2. 抽取灭菌生理盐水 3. 摆好手术器械 4. 接好双极电凝止血器 5. 接好负压吸引装置	1. 麻醉药:2% 利多卡因 5ml + 0.75% 罗哌卡因 5ml + 1 滴肾上腺素 2. 麻醉方法:手术医生根据肿瘤所在部位及患者的情况决定采取全身麻醉或局部浸润麻醉、区域阻滞麻醉
皮肤切口(图 16-4);分离皮下组织及肌层;切开骨膜(图 16-5);探知肿瘤确切位置;摘出肿瘤(图 16-6);缝合骨膜、皮下组织、皮肤切口	1. 根据手术需要给予手术器械或物品 2. 密切观察手术进程及患者的配合情况 3. 观察术中出血情况,及时配合医生止血 4. 观察患者的视力变化 5. 及时、准确留取病理标本 6. 用妥布霉素生理盐水冲洗手术野 7. 术毕用 5% 聚维酮碘溶液消毒皮肤切口 8. 结膜囊涂抗生素眼膏,包眼 9. 清点物品,物品分类处理	1. 术中密切患者的心率、呼吸、血压、出血量,注意眼心反射的发生,一旦患者出现烦躁、心率减慢,应立即通知医生停止手术配合抢救;出血多者应加快输液速度,并做好输血及抢救的准备 2. 摘除血管分布丰富的肿瘤或血管瘤,易引起大出血,手术医生使用头戴式放大镜及提供良好的照明,有助于充分暴露出血部位,可在直视下用双极电凝止血或用吸收性明胶海绵填充压迫止血 3. 在分离眶肿瘤时易损伤视神经和眼动脉,导致视力下降、丧失,应经常询问局部麻醉患者的视力变化及观察全身麻醉患者的瞳孔变化,如瞳孔散大,可能是视力丧失,应立即暂停手术,加大氧流量并予硝酸甘油等扩张血管药物 4. 肿瘤摘出后,用妥布霉素加入生理盐水冲洗眶内血块,并用负压吸引抽吸干净 5. 术毕用多块方纱或眼包加压伤口并用弹性绷带包扎眼部。加压时松紧适宜,过松起不到压迫止血作用易出现血肿;过紧会造成眶压升高引起患者头痛、呕吐等不适。掌握的标准是缠绕的绷带下能够伸入一个手指 6. 向患者说明术后的注意事项 7. 书写护理记录,做好交接班

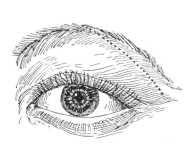

图 16-4　皮肤切口

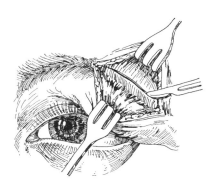

图 16-5　切开骨膜

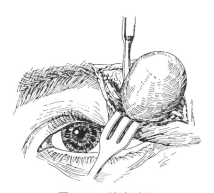

图 16-6　摘出肿瘤

第三节　眶内容剜出术的配合技巧

一、物品准备

眼眶手术器械包、标记笔、双极电凝、2% 利多卡因、0.75% 罗哌卡因、0.1% 肾上腺素溶液、灭菌生理盐水、圆头外科刀片、负压吸引装置、10ml 注射器、妥布霉素眼膏、胶布、弹性绷带、5% 聚维酮碘溶液、0.25% 聚维酮碘溶液、止血用品（如吸收性明胶海绵、止血纱布、骨蜡等）、阅片箱、心电监护仪。另外，根据医生个人喜好及手术习惯增加手术中所需物品。

二、患者准备

（一）按患者术前准备常规。

（二）检查 CT 或 MRI 片是否带齐。

三、主要手术步骤及配合技巧

眶内容剜出术的主要手术步骤及配合技巧见表 16-2。

表 16-2 眶内容剜出术的主要手术步骤及配合技巧

主要手术步骤	配合方法	配合技巧和要点说明
核对患者	1. 手术医生、麻醉师、护士三方共同核对患者 2. 向患者说明注意事项 3. 摆好手术体位 4. 把 CT 片或 MRI 片放于阅片箱 5. 建立静脉通道,安装心电监护仪 6. 检查仪器的性能	1. 核对内容包括:患者姓名、性别、年龄、诊断、手术时间、眼别、手术方式、入院常规检查结果、药物过敏史、手术同意书、麻醉同意书 2. 向患者说明手术的主要步骤、如何配合、如有不适及时沟通 3. 指导患者放松的方法:张口深呼吸、移情的方法等 4. 让患者舒适地仰卧于手术床上并约束双手,说明约束的目的 5. 把患者与手术相关的 CT 片或 MRI 片放于阅片箱,方便手术医生观看,结合片子予手术定位 6. 检查双极电凝止血器、负压吸引器、电动钻、锯的性能是否正常,并做好功率的调节
用 5% 聚维酮碘溶液消毒手术野、铺巾	1. 手术眼结膜囊滴 0.25% 聚维酮碘溶液 2. 用生理盐水冲洗结膜囊	1. 严格执行无菌技术操作原则 2. 手术野消毒范围要达到要求 3. 结膜囊滴 0.25% 聚维酮碘溶液 3 分钟后用生理盐水冲洗,时间太短达不到效果,时间太长可能引起角膜水肿
麻醉	1. 抽取麻醉药 2. 抽取灭菌生理盐水 3. 摆好手术器械 4. 接好双极电凝止血器 5. 接好负压吸引装置	1. 麻醉药:2% 利多卡因 5ml + 0.75% 罗哌卡因 5ml + 1 滴肾上腺素 2. 麻醉方法:手术医生根据患者的情况决定采取全身麻醉或局部麻醉。局部麻醉时麻醉药注射范围由眼睑到眶缘,球结膜及穹隆部全周,球后注射由眶缘四角向眶深部至骨膜前
皮肤切口(图 16-7);分离皮下组织及肌层;骨膜切开及剥离;眶内容剜出(图 16-8);眶内创面处理;缝合上下睑皮肤	1. 根据手术需要给予手术器械或物品 2. 密切观察手术进程及患者的配合情况 3. 观察术中出血情况,及时配合医生止血 4. 及时、准确留取病理标本 5. 用温热生理盐水纱布压迫止血 6. 用碘仿纱填塞眼眶 7. 术毕用 5% 聚维酮碘溶液消毒皮肤切口 8. 结膜囊涂抗生素眼膏,包眼	1. 术中一旦发生大出血,即用血管钳或双极电凝或缝合结扎止血。手术时顺着骨膜分离,将肿瘤连同骨膜一起摘出,有助于减少出血 2. 骨缝内的出血可用骨蜡止血 3. 留取标本时需要用碗类等较大容器,10% 甲醛溶液与标本比例为 10:1 4. 热盐水可增加凝血酶的活性,加速凝血酶的反应速度。适宜温度为 50~70℃ 5. 碘仿纱填塞时注意将其末端置于眦部外以作引流 6. 术毕用多块方纱或眼包加压伤口并用弹性绷带包扎眼部。加压时松紧适宜,过松起不到压迫止血作用易出现血肿;过紧会造成眶压升高引起患者头痛、呕吐等不适。掌握的标准是缠绕的绷带下能够伸入一个手指 7. 向患者说明术后的注意事项 8. 书写护理记录,做好交接班

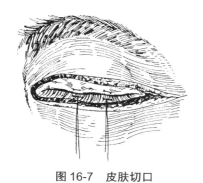

图 16-7　皮肤切口

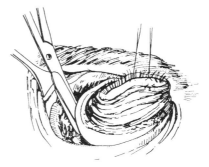

图 16-8　剜出眶内容

第四节　眼眶减压术的配合技巧

一、物品准备

眼眶手术器械包、标记笔、双极电凝、2% 利多卡因、0.75% 罗哌卡因、0.1% 肾上腺素溶液、灭菌生理盐水、圆头外科刀片、负压吸引装置、10ml 注射器、妥布霉素眼膏、胶布、弹性绷带、5% 聚维酮碘溶液、0.25 聚维酮碘溶液、止血用品（如吸收性明胶海绵、止血纱布等）、阅片箱、心电监护仪。侧壁开眶者另备侧壁开眶手术器械包、电动或气动锯、钻、骨蜡。另外，根据医生个人喜好及手术习惯增加手术中所需物品。

二、患者准备

（一）按患者术前准备常规。

（二）检查 CT 或 MRI 片是否带齐。

（三）眼眶手术是大且复杂的手术，患者普遍存在焦虑、紧张、恐惧心理，特别是年轻患者，担心手术预后不良，容貌受损，影响以后工作、婚姻、家庭等，心理负担更重。简单扼要地向患者介绍手术的目的、步骤及术中需要患者配合的细节，指导患者放松的方法，向患者介绍成功的病例，增强患者对手术的信心。

三、主要手术步骤及配合技巧

眼眶减压术的主要手术步骤及配合技巧见表 16-3。

表 16-3　眼眶减压术的主要手术步骤及配合技巧

主要手术步骤	配合方法	配合技巧和要点说明
核对患者	1. 手术医生、麻醉师、护士三方共同核对患者 2. 向患者说明注意事项 3. 摆好手术体位 4. 把 CT 片或 MRI 片放于阅片箱	1. 核对内容包括：患者姓名、性别、年龄、诊断、手术时间、眼别、手术方式、入院常规检查结果、药物过敏史、手术同意书、麻醉同意书 2. 向患者说明手术的主要步骤、如何配合、如有不适及时沟通 3. 指导患者放松的方法：张口深呼吸、移情的方法等

续表

主要手术步骤	配合方法	配合技巧和要点说明
核对患者	5. 建立静脉通道，安装心电监护仪 6. 检查仪器的性能	4. 让患者舒适地仰卧于手术床上并约束双手，说明约束的目的 5. 把患者与手术相关的CT片或MRI片放于阅片箱，方便手术医生观看，结合片子予手术定位 6. 检查双极电凝、负压吸引器、电动钻、锯的性能是否正常，并做好功率的调节
用5%聚维酮碘溶液消毒手术野、铺巾	1. 手术眼结膜囊滴0.25%聚维酮碘溶液 2. 用生理盐水冲洗结膜囊	1. 严格执行无菌技术操作原则 2. 手术野消毒范围要达到要求 3. 结膜囊滴0.25%聚维酮碘溶液3分钟后用生理盐水冲洗，时间太短达不到效果，时间太长可能引起角膜水肿
麻醉	1. 抽取麻醉药 2. 抽取灭菌生理盐水 3. 摆好手术器械 4. 接好双极电凝止血器 5. 接好负压吸引装置	1. 麻醉药：2%利多卡因5ml+0.75%罗哌卡因5ml+1滴肾上腺素 2. 麻醉方法：手术医生根据患者的情况决定采取全身麻醉或局部麻醉。局部麻醉时麻醉药注射范围由眼睑到眶缘，球结膜及穹隆部全周，球后注射由眶缘四角向眶深部至骨膜前
皮肤切口；分离皮下组织及肌层；骨膜切开及剥离；眶内容剜出；眶内创面处理；缝合上下睑皮肤	1. 根据手术需要给予手术器械或物品 2. 密切观察手术进程及患者的配合情况 3. 观察术中出血情况，及时配合医生止血 4. 及时、准确留取病理标本 5. 用温热生理盐水纱布压迫止血 6. 用碘仿纱填塞眼眶 7. 术毕用5%聚维酮碘溶液消毒皮肤切口 8. 结膜囊涂抗生素眼膏，包眼	1. 术中一旦发生大出血，即用血管钳或双极电凝或缝合结扎止血。手术时顺着骨膜分离，将肿瘤连同骨膜一起摘出，有助于减少出血 2. 骨缝内的出血可用骨蜡止血 3. 留取标本时需要用碗类等较大容器，10%甲醛溶液与标本比例为10:1 4. 热盐水可增加凝血酶的活性，加速凝血酶的反应速度。适宜温度为50～70℃ 5. 碘仿纱填塞时注意将其末端置于眦部外以作引流 6. 术毕用多块方纱或眼包加压伤口并用弹性绷带包扎眼部。加压时松紧适宜，过松起不到压迫止血作用易出现血肿；过紧会造成眶压升高引起患者头痛、呕吐等不适。掌握的标准是缠绕的绷带下能够伸入一个手指 7. 向患者说明术后的注意事项 8. 书写护理记录，做好交接班

第十七章

眼外伤手术的配合技巧

眼外伤常见于工农业的生产中,在交通事故、运动创伤、日常生活的意外事件及暴力行为中也屡见不鲜。

眼外伤常带来严重的后果,严重的爆炸伤或车祸可在瞬间引起双眼失明。即使一个细小的眼内异物伤或常见的穿孔伤不但可以引起该眼失明,还可因合并感染而丧失眼球或因交感性眼炎而双眼失明。眼眶、眼睑、眼肌及泪器的损伤,如处理不及时或不当,也会造成伤眼的功能障碍或美容破坏,因此,眼外伤的手术要掌握恰当的手术时机,尽快进行手术。

第一节　前房冲洗手术的配合技巧

一、物品准备

白内障手术器械包、冲洗针头、15°穿刺刀、注射器、输液管、平衡盐溶液、妥布霉素眼膏、胶布、5% 聚维酮碘溶液、0.25% 聚维酮碘溶液、妥布霉素注射液、地塞米松注射液、丙美卡因滴眼液、妥布霉素眼膏、眼包、眼罩、胶布。另外,根据医生个人喜好及手术习惯增加手术中所需物品。

二、患者准备

(一)按术前患者准备常规。
(二)评估患者的全身情况、心理状态、评估患者是否合并眼部以外的其他外伤史。

三、主要手术步骤及配合技巧

前房冲洗手术的主要手术步骤及配合技巧见表 17-1。

表 17-1　前房冲洗手术的主要手术步骤及配合技巧

主要手术步骤	配合方法	配合技巧和要点说明
核对患者	1. 手术医生、麻醉师、护士三方共同核对患者 2. 向患者说明注意事项 3. 摆好体位	1. 核对内容包括:患者姓名、性别、年龄、诊断、手术时间、眼别、入院常规检查结果、药物过敏史、手术同意书、麻醉同意书 2. 向患者说明手术的主要步骤、如何配合、如有不适及时沟通

续表

主要手术步骤	配合方法	配合技巧和要点说明
核对患者		3. 指导患者放松的方法：张口深呼吸、移情的方法等 4. 让患者舒适地仰卧于手术床上并约束双手，说明约束的目的
用 5% 聚维酮碘溶液消毒手术野、铺巾	1. 结膜囊滴 0.25% 聚维酮碘溶液 2. 用 2000U/ml 妥布霉素平衡液 10ml 冲洗结膜	1. 严格执行无菌技术操作原则 2. 手术野消毒范围要达到要求 3. 结膜囊滴 0.25% 聚维酮碘溶液 3 分钟后用 2000U/ml 的妥布霉素平衡液冲洗，时间太短达不到效果，时间太长可能引起角膜水肿
麻醉	1. 角结膜表面麻醉 2. 输液管连接平衡盐溶液 3. 摆好手术器械 4. 准备好显微镜	1. 滴丙美卡因进行结膜表面麻醉，滴用表面麻醉药要适量，滴用过多可引起角膜上皮剥脱 2. 手术显微镜脚踏应摆放于手术者右脚
在 12 点角膜缘做穿刺孔，换冲洗针头套在装有平衡盐溶液的注射器插入前房，下压切口后唇，硅油或积血、脓液等开始从切口流出，穿刺孔不用缝合（图 17-1，图 17-2）	1. 根据手术需要及时添加手术器械或物品 2. 密切观察手术进程及患者的配合情况 3. 冲洗时注意观察前房积血、脓流出情况 4. 压力不够时可注入平衡盐溶液帮助流出 5. 注意观察眼内压 6. 准备结膜下注射药物：妥布霉素 2 万单位 + 地塞米松 1mg 7. 术毕结膜囊涂抗生素眼膏，包眼 8. 清点物品，物品分类处理	1. 下压时要掌握压力，太轻起不到作用，太重有可能使虹膜脱出 2. 冲洗时要用平衡盐溶液，平衡盐溶液与眼内溶液接近，不会改变生理平衡 3. 冲洗时抽吸力量太大会使前房消失，冲洗时要注意观察眼内压，随时调整冲洗力度 4. 术中出血可用 1/10 000 肾上腺素液冲洗止血，或者在确定出血的位置注入黏弹性物质止血 5. 向患者说明术后的注意事项 6. 书写护理记录，做好交接班

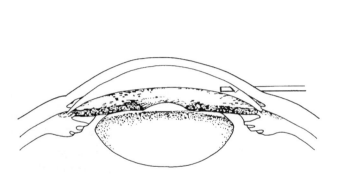

图 17-1　前房冲洗切口方向

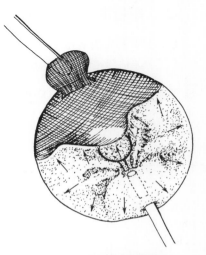

图 17-2　双切口前房冲洗

第二节　眼内异物取出术的配合技巧

一、物品准备

玻璃体及视网膜脱离手术器械包、注射器、输液管、一次性止血器、2% 利多卡因、0.75% 罗哌卡因、0.1% 肾上腺素溶液、5% 聚维酮碘溶液、0.25% 聚维酮碘溶液、妥布霉素注射液、地塞米松注射液、巩膜穿刺刀、丙美卡因滴眼液、7-0 可吸收缝线、平衡盐溶液、导光纤维、接触镜、玻璃体切割手术刀、磁棒、磁吸机、磁吸头、线套、非磁性异物设备（异物镊、异物爪）、玻璃体切割机、显微镜、妥布霉素眼膏、眼包、眼罩。另外，根据医生个人喜好及手术习惯增加手术中所需物品。

二、患者准备

（一）按术前患者准备常规。

（二）检查患者瞳孔，如果瞳孔未散大，遵医嘱予散瞳药散瞳。

（三）检查 B 超或眼内异物定位照片是否带齐。

（四）行异物磁吸术的患者不带手表、手机、耳环等金属物品入手术室，有金属义齿的要取下，以免影响术中异物的吸出。

（五）评估患者是否合并眼部以外的其他外伤史、患者的心理状态，对于高度紧张的患者遵医嘱使用镇静药物。

三、主要手术步骤及配合技巧

眼内异物取出术的主要手术步骤及配合技巧见表 17-2。

表 17-2　眼内异物取出术的主要手术步骤及配合技巧

主要手术步骤	配合方法	配合技巧和要点说明
核对患者	1. 手术医生、麻醉师、护士三方共同核对患者 2. 向患者说明注意事项 3. 摆好体位	1. 核对内容包括：患者姓名、性别、年龄、诊断、手术时间、眼别、入院常规检查结果、药物过敏史、手术同意书、麻醉同意书 2. 向患者说明手术的主要步骤、如何配合、如有不适及时沟通 3. 指导患者放松的方法：张口深呼吸、移情的方法等 4. 让患者舒适地仰卧于手术床上并约束双手，说明约束的目的
用 5% 聚维酮碘溶液消毒手术野、铺巾	1. 结膜囊滴 0.25% 聚维酮碘溶液 2. 用 2000U/ml 妥布霉素平衡液 10ml 冲洗结膜	1. 严格执行无菌技术操作原则 2. 手术野消毒范围要达到要求 3. 结膜囊滴 0.25% 聚维酮碘溶液 3 分钟后用 2000U/ml 的妥布霉素平衡液冲洗，时间太短达不到效果，时间太长可能引起角膜水肿

续表

主要手术步骤	配合方法	配合技巧和要点说明
麻醉	1. 抽取麻醉药 2. 输液管连接平衡盐溶液 3. 摆好手术器械 4. 准备好显微镜 5. 将玻璃体切割机、磁吸机等各种仪器连接好并检测性能	1. 麻醉药：2% 利多卡因 5ml＋0.75% 罗哌卡因 5ml＋1 滴肾上腺素 2. 麻醉部位：滑车下神经和眶下神经阻滞麻醉；结膜下麻醉；丙美卡因结膜表面麻醉 3. 手术显微镜脚踏应摆放于手术者右脚
玻璃体腔内异物很容易见到时，用外路电磁铁吸出法：先修复异物入口，在靠近异物一侧做角膜缘切口，内路眼内异物取出先完成全玻璃体切割，游离异物，再用磁吸法或钳取法取出异物（图17-3～图17-5），关闭手术切口	1. 根据手术需要及时添加手术器械或物品 2. 密切观察手术进程及患者的配合情况 3. 术中密切观察眼内灌注液压力，及时调整高度及更换 4. 根据异物性质和大小及时确认取出方法，做好相应的准备 5. 异物取出后及时装入适合的透明纸塑包装袋写上姓名粘贴在病历上 6. 准备结膜下注射药物：妥布霉素 2 万单位＋地塞米松 1mg 7. 术毕结膜囊涂抗生素眼膏，包扎 8. 清点物品，物品分类处理，做好标记	1. 术中维持眼内压主要靠眼内灌注液，所以要保证足够的量和适当的高度，否则可能发生低眼压等影响手术进程 2. 多数异物是磁性异物，也有少数非磁性，在没有明确异物性质前，必须做好各种取出法的准备，以便可以随时更换，保证手术顺利完成 3. 异物大小不一，取出后尽快装入袋子，以免丢失，手术结束后跟医生核对，让患者过目 4. 向患者说明术后的注意事项 5. 书写护理记录，做好交接班，特别是异物的交接班 6. 使用后的手术包做好标记：目的是手术器械有磁性，要做消磁处理，以便下次手术使用

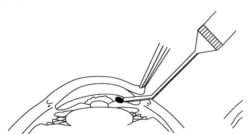

图 17-3　前房磁性异物取出

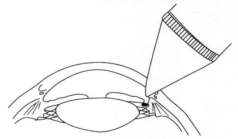

图 17-4　后房磁性异物取出

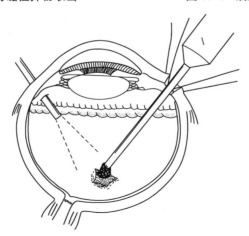

图 17-5　磁性异物取出

第三节　角膜伤口修补术的配合技巧

一、物品准备

白内障手术器械包、一次性止血器、平衡溶液、10ml、1ml 和 5ml 注射器、输液管、2% 利多卡因、0.75% 罗哌卡因、妥布霉素注射液、地塞米松注射液、丙美卡因、妥布霉素眼膏、胶布、5% 聚维酮碘溶液、0.25% 聚维酮碘溶液、黏弹剂、10-0 尼龙线。另外，根据医生个人喜好及手术习惯增加手术中所需物品。

二、患者准备

（一）按术前患者准备常规。
（二）评估患者的全身情况、心理状态、评估患者是否合并眼部以外的其他外伤史。
（三）需在全身麻醉下手术者，按全身麻醉护理常规。

三、主要手术步骤及配合技巧

角膜伤口修补术的主要手术步骤及配合技巧见表 17-3。

表 17-3　角膜伤口修补术的主要手术步骤及配合技巧

主要手术步骤	配合方法	配合技巧和要点说明
核对患者	1. 手术医生、麻醉师、护士三方共同核对患者 2. 向患者说明注意事项 3. 摆好体位	1. 核对内容包括：患者姓名、性别、年龄、诊断、手术时间、眼别、入院常规检查结果、药物过敏史、手术同意书、麻醉同意书 2. 向患者说明手术的主要步骤、如何配合、如有不适及时沟通 3. 指导患者放松的方法：张口深呼吸、移情的方法等 4. 让患者舒适地仰卧于手术床上并约束双手，说明约束的目的
用 5% 聚维酮碘溶液消毒手术野、铺巾	1. 结膜囊滴 0.25% 聚维酮碘溶液 2. 用 2000U/ml 妥布霉素平衡液 10ml 冲洗结膜	1. 严格执行无菌技术操作原则 2. 手术野消毒范围要达到要求 3. 铺好第一条孔巾后先将手术台推上手术床，再铺第二条孔巾，将无菌巾一端搭上手术台形成无菌区 4. 结膜囊滴 0.25% 聚维酮碘溶液 3 分钟后用 2000U/ml 的妥布霉素平衡液冲洗，时间太短达不到效果，时间太长可能引起角膜水肿
麻醉	1. 抽取麻醉药 2. 输液管连接平衡盐溶液 3. 摆好手术器械 4. 准备好显微镜	1. 麻醉药：2% 利多卡因 5ml + 0.75% 罗哌卡因 5ml 2. 麻醉部位：表面麻醉；结膜下麻醉 3. 手术显微镜脚踏放置右边

续表

主要手术步骤	配合方法	配合技巧和要点说明
用无菌的纤维海绵和精细的镊子检查损伤的程度;将虹膜复位;角膜裂伤间断缝合修补;前房形成;做溪流试验检查保证水密闭合	1. 根据手术需要及时添加手术器械或物品 2. 密切观察手术进程及患者的配合情况 3. 观察术中出血情况,及时配合医生止血 4. 准备结膜下注射药物:妥布霉素2万单位加地塞米松1mg 5. 术毕结膜囊涂抗生素眼膏,包眼 6. 清点物品,物品分类处理	1. 为避免加压伤眼,放开睑器时尽量避免压迫眼球,或用眼睑缝线方法代替开睑器 2. 在检查损伤程度时,应警惕可能存在小的被忽略的异物 3. 嵌顿的虹膜用抗生素溶液冲洗后送回眼内 4. 虹膜若有污染不能还纳,可予剪除 5. 尽可能将线埋于基层 6. 向患者说明术后的注意事项 7. 书写护理记录,做好交接班

第四节　角巩膜伤口修补术的配合技巧

一、物品准备

白内障手术器械包、一次性止血器、平衡溶液、10ml、1ml 和 5ml 注射器、输液管、2% 利多卡因、0.75% 罗哌卡因、妥布霉素注射液、地塞米松注射液、丙美卡因、妥布霉素眼膏、胶布、5% 聚维酮碘溶液、0.25% 聚维酮碘溶液、黏弹剂、4-0 缝线、10-0 尼龙线、8-0 可吸收缝线。另外,根据医生个人喜好及手术习惯增加手术中所需物品。

二、患者准备

(一)按术前患者准备常规。

(二)检查患者眼部情况,如果有眼内组织脱出,应避免压迫眼球,在进行术前结膜囊冲洗时,禁止翻转上眼睑。

(三)24 小时内对伤口进行处理是最合理的时限。对需要全身麻醉的患者遵医嘱禁食、禁饮水。

三、主要手术步骤及配合技巧

角巩膜伤口修补术的主要手术步骤及配合技巧见表 17-4。

表 17-4　角巩膜伤口修补术的主要手术步骤及配合技巧

主要手术步骤	配合方法	配合技巧和要点说明
核对患者	1. 手术医生、麻醉师、护士三方共同核对患者 2. 向患者说明注意事项 3. 摆好手术体位	1. 核对内容包括:患者姓名、性别、年龄、诊断、手术时间、眼别、入院常规检查结果、药物过敏史、手术同意书、麻醉同意书 2. 向患者说明手术的主要步骤、如何配合、如有不适及时沟通 3. 指导患者放松的方法:张口深呼吸、移情的方法等 4. 让患者舒适地仰卧于手术床上并约束双手,说明约束的目的

主要手术步骤	配合方法	配合技巧和要点说明
用 5% 聚维酮碘溶液消毒手术野、铺巾	1. 手术眼结膜囊滴 0.25% 聚维酮碘溶液 2. 用 2000U/ml 妥布霉素平衡液 10ml 冲洗结膜囊	1. 严格执行无菌技术操作原则 2. 手术野消毒范围要达到要求 3. 结膜囊滴 0.25% 聚维酮碘溶液 3 分钟后用 2000U/ml 妥布霉素平衡液冲洗，时间太短达不到效果，时间太长可能引起角膜水肿
麻醉	1. 抽取麻醉药 2. 输液管连接平衡盐溶液 3. 摆好手术器械	1. 麻醉药：2% 利多卡因 5ml + 0.75% 罗哌卡因 5ml 2. 麻醉部位：表面麻醉；球后麻醉
用无菌的纤维海绵和精细的镊子检查损伤的程度；剪开结膜全面探察巩膜裂伤程度及有无异物；眼内组织复位；缝合角膜缘；角膜缝合；巩膜缝合；结膜缝合	1. 根据手术需要及时添加手术器械或物品 2. 密切观察手术进程及患者的配合情况 3. 如有眼内异物取出后，及时保存和记录 4. 结膜下注射妥布霉素加地塞米松 5. 结膜囊涂抗生素眼膏，包眼 6. 清点物品，物品分类处理	1. 放开睑器时尽量避免压迫眼球，或用眼睑缝线方法代替开睑器 2. 在检查损伤程度时，应警惕可能存在小的被忽略的异物 3. 伤口中的睫状体和视网膜组织都应该复位 4. 如晶状体混浊特别是引起青光眼和炎症反应时应同时行晶状体切除术 5. 如眼内组织有感染或坏死应剪除 6. 在结膜缝合前应检查伤口有无渗漏 7. 向患者说明术后的注意事项 8. 书写护理记录，做好交接班

第五节　巩膜伤口修补术的配合技巧

一、物品准备

玻璃体及视网膜脱离手术器械包、一次性止血器、平衡溶液、10ml、1ml 和 5ml 注射器、输液管、2% 利多卡因、0.75% 罗哌卡因、妥布霉素注射液、地塞米松注射液、丙美卡因、妥布霉素眼膏、胶布、5% 聚维酮碘溶液、0.25% 聚维酮碘溶液、6-0 可吸收缝线、8-0 可吸收缝线、冷冻治疗仪、玻璃体切割机、玻璃体切割头。另外，根据医生个人喜好及手术习惯增加手术中所需物品。

二、患者准备

（一）按术前患者准备常规。

（二）患者如全身有多发性外伤，必须首先处理明显威胁生命的外伤，情况稳定后方可行眼科手术治疗。

（三）检查患者眼部情况，如果有眼内组织脱出，应避免压迫眼球，在进行术前结膜囊冲洗时，禁止翻转眼睑。

（四）24 小时内对伤口进行处理是最合理的时限。对需要全身麻醉的患者遵医嘱禁食、禁饮水。

三、主要手术步骤及配合技巧

巩膜伤口修补术的主要手术步骤及配合技巧见表 17-5。

表 17-5　巩膜伤口修补术的主要手术步骤及配合技巧

主要手术步骤	配合方法	配合技巧和要点说明
核对患者	1. 手术医生、麻醉师、护士三方共同核对患者 2. 向患者说明注意事项 3. 摆好手术体位	1. 核对内容包括：患者姓名、性别、年龄、诊断、手术时间、眼别、入院常规检查结果、药物过敏史、手术同意书、麻醉同意书 2. 向患者说明手术的主要步骤、如何配合、如有不适及时沟通 3. 指导患者放松的方法：张口深呼吸、移情的方法等 4. 让患者舒适地仰卧于手术床上并约束双手，说明约束的目的
用 5% 聚维酮碘溶液消毒手术野、铺巾	1. 手术眼结膜囊滴 0.25% 聚维酮碘溶液 2. 用 2000U/ml 妥布霉素平衡液 10ml 冲洗结膜囊	1. 严格执行无菌技术操作原则 2. 手术野消毒范围要达到要求 3. 结膜囊滴 0.25% 聚维酮碘溶液 3 分钟后用 2000U/ml 妥布霉素平衡液冲洗，时间太短达不到效果，时间太长可能引起角膜水肿
麻醉	1. 抽取麻醉药 2. 输液管连接平衡盐溶液 3. 摆好手术器械	1. 麻醉药：2% 利多卡因 5ml + 0.75% 罗哌卡因 5ml 2. 麻醉部位：表面麻醉；球后麻醉
用精细的镊子检查损伤的程度；剪开结膜全面探查巩膜裂伤程度及有无异物（图 17-6）；剪除脱垂的玻璃体或者使用玻璃体切割头在伤口外表面进行切除（图 17-7）；葡萄膜复位；巩膜缝合（图 17-8）；结膜缝合	1. 根据手术需要及时添加手术器械或物品 2. 密切观察手术进程及患者的配合情况 3. 观察患者的生命体征 4. 如有眼内异物取出后，及时保存和记录 5. 结膜下注射妥布霉素加地塞米松 6. 结膜囊涂抗生素眼膏，包眼 7. 清点物品，物品分类处理	1. 放开睑器时尽量避免压迫眼球 2. 在检查损伤程度时，应警惕可能存在小的被忽略的异物 3. 用肌肉拉钩分离四条肌肉，检查肌肉下面的巩膜组织 4. 如晶状体混浊，特别是引起青光眼和炎症反应时，应同时行晶状体切除术 5. 避免牵拉玻璃体或者将玻璃体切割头盲目插入伤口 6. 伤口周围行预防性冷凝治疗或者巩膜环扎术，防止视网膜脱离现象 7. 在结膜缝合前应检查巩膜伤口有无渗漏 8. 向患者说明术后的注意事项 9. 书写护理记录，做好交接班

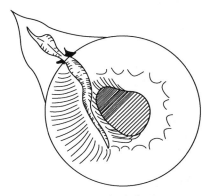

图 17-6　探查伤口

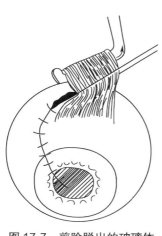

图 17-7　剪除脱出的玻璃体

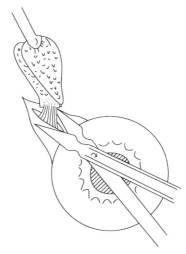

图 17-8　巩膜裂伤缝合

第六节　浅层角膜异物剔除的操作技巧

一、物品准备

表面麻醉药、抗生素眼膏、生理盐水、皮肤消毒液、异物刀、洗眼壶、受水器、垫巾、棉签、肥皂水、弯盘、眼包、胶布。

二、患者准备

1. 核对医嘱、患者姓名、眼别、确认患者。
2. 眼部有分泌物或眼膏者,应先用棉签轻轻擦去。
3. 向患者解释手术的目的,术中配合方法。
4. 体位舒适,取仰卧或仰坐位,头略后仰并向冲洗侧倾斜,在洗眼侧肩部放一垫巾,把受水器紧贴洗眼侧的颊部,指导患者自持,以接受流下的液体。

三、主要操作步骤及注意事项

浅层角膜异物剔除的主要操作步骤及注意事项见表 17-6。

表 17-6　浅层角膜异物剔除的主要操作步骤及注意事项

主要操作步骤	操作方法	要点说明及注意事项
核对患者	两名护士共同核对患者姓名、医嘱、眼别并查看病历图示,确认患者	严格执行三查七对制度
评估	1. 观察患者眼部一般情况:眼睑皮肤有无伤口、有无红肿、结膜是否充血、角膜异物性质、数量等 2. 询问患者药物过敏史 3. 患者对治疗的合作程度	患者是否合并高血压、高血糖、心脏病等

续表

主要操作步骤	操作方法	要点说明及注意事项
表面麻醉	1. 用棉签拉开下眼睑，嘱患者眼睛往上看，充分暴露下结膜囊，将药液点入下穹隆结膜囊内 2. 嘱患者轻闭眼1～2分钟，并抹拭外流的泪液 3. 表面麻醉3次，每3分钟点眼一次	1. 点眼每次一滴即够，不宜太多，避免药液外溢 2. 点药时，管口向下，不可离眼太近，一般距眼睑1～2cm，勿使滴管口或瓶口碰到眼睑或睫毛，以防眼药瓶内药液被污染 3. 嘱患者勿用手揉眼，以免损伤角膜上皮
操作	1. 角膜异物剔除术前按术前眼部冲洗法冲洗结膜囊 2. 手术眼结膜囊滴0.25%聚维酮碘溶液，嘱患者轻闭眼2～3分钟，再用生理盐水行结膜囊冲洗，并按外眼手术常规消毒眼睑皮肤 3. 协助患者取合适体位，下颌、额部放在裂隙灯支架处 4. 调节裂隙灯，对准异物，如贴附在表面的异物，可用湿棉签拭去。如嵌于上皮内的异物，则令患者固视适当位置，操作者右手持异物刀自异物的边缘轻拨异物，剔除的方向应中心向周边拨动。异物取出后，异物床如有铁锈残留应刮除干净（图17-9，图17-10） 5. 异物剔除干净，涂上抗生素眼膏，包封患眼	1. 严格执行无菌操作 2. 操作轻巧细致，尽量减少对正常组织的损伤 3. 异物剔除时嘱患者不要转动眼球，双眼向前看 4. 剔除过程中观察患者情况（如面色），有无昏厥，发现异常应做好相应处理 5. 多发性角膜浅层异物，可分期取出，以免过多损伤角膜组织 6. 深层异物应在手术室显微镜下手术取出
观察并记录	1. 观察患者反应，如无眩晕等异常不适，休息20分钟后可离院 2. 记录治疗情况	做好健康指导
整理	1. 用物：分类处置 2. 护士：洗手	

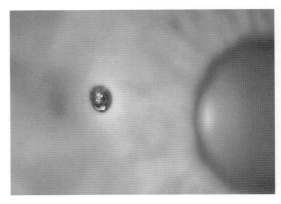

图 17-9　角膜异物

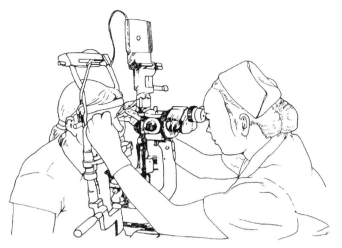

图 17-10　角膜异物剔除

第十八章

准分子激光手术的配合技巧

第一节　准分子激光手术的相关知识

一、定义

准分子激光手术就是用准分子激光通过对角膜瓣下基质层进行屈光性切削，从而降低瞳孔区的角膜曲率，达到矫正近视的目的（通俗来看就是把角膜当成一种透明材料，通过切削做成一副镜片）。

全飞秒激光手术是用飞秒激光来进行角膜组织切割。

二、屈光手术的分类

（一）准分子激光角膜表面切削术（PRK）。

（二）准分子激光上皮下角膜磨镶术（LASEK）。

（三）准分子激光原位角膜磨镶术（LASIK）

（1）板层刀。

（2）飞秒。

（四）全飞秒激光角膜屈光手术。

三、准分子激光手术的原理与相关知识

1. PRK　其原理是刮除角膜上皮后，应用准分子激光切削角膜的前弹力层和浅基质层，切削后角膜的弯曲度减小、角膜的屈光力减低，从而矫正了近视。

2. LASEK　其原理是先制作一个角膜上皮瓣，然后应用准分子激光再切削角膜的前弹力层和浅基质层，切削后的角膜的弯曲度减小，角膜的屈光力减低，从而矫正了近视。适用于角膜薄、曲率高、小眼球小睑裂的低中度的近视患者。

3. LASIK　其原理是利用微型角膜刀先形成一个角膜瓣，然后再用激光切削角膜瓣下的角膜基质层，切削完毕，将切开的角膜瓣恢复到原来的位置。切削后角膜的弯曲度减小，角膜的屈光力减低，从而矫正了近视。飞秒激光制瓣用飞秒激光制作角膜瓣，无须刀片，利用了光传输、光爆破原理，其精确度（波动在：$10\sim15\mu m$）是板层刀精确度（波动在$30\sim45\mu m$）的 3 倍，用飞秒激光来制作角膜瓣，可以大大提高准分子激光治疗近视的

手术安全性，尤其对角膜偏薄、角膜曲率变异大的近视手术患者特别有效。

4. 全飞秒激光手术　用飞秒激光直接对焦角膜基质层，根据所需矫正的屈光度，切割不同大小、厚度的角膜组织片。然后从角膜切口（2～4mm）将角膜片取出。

第二节　准分子激光手术的配合技巧

一、物品准备

准分子激光治疗仪、板层刀主机、准分子手术包（包内有线镊、冲洗针头 3～4 个、小杯、无纺布、开睑器）、10ml 注射器、一次性键盘贴膜、操控手术床按钮一次性套子、板层器械、板层刀片、硫酸妥布霉素注射液、眼内灌注液、止血海绵、眼罩、胶布、一次性手术包（孔巾）、左氧氟沙星滴眼液、妥布霉素地塞米松滴眼液、马来酸非尼拉敏 / 盐酸萘甲唑林滴眼液、丙美卡因滴眼液。

二、患者准备

（一）患者进入更衣区后更换裤子、手术衣、拖鞋、戴一次性浴帽。

（二）检查患者术眼以及周围皮肤有无感染病灶，有无化妆。

（三）核对患者姓名、年龄、性别、眼别、手术方式、手术时间、术前检查资料以及手术同意书是否齐全。

（四）手术前在激光机连接的计算机上输入患者资料和相关数据。

三、仪器准备

（一）插好电源，开启激光机，充好氩气，进行系统检测，能量密度测试和眼球跟踪测试及校正。

（二）检查急救装置是否处于备用状态。

（三）调好显微镜，放置好板层刀主机以及脚踏板，手术椅要根据术者习惯调整高度。

（四）检查准分子激光机是否处于备用状态、脚踏板功能是否正常。

四、主要手术步骤及配合技巧

准分子激光手术的主要手术步骤及配合技巧见表 18-1。

表 18-1　准分子激光手术的主要手术步骤及配合技巧

手术步骤	配合方法	配合技巧和要点说明
术前准备	1. 核对患者 2. 清洗结膜囊 3. 滴眼药水 4. 评估患者的心理状态，向患者说明注意事项	1. 核对患者姓名、年龄、性别、眼别、手术方式、手术时间、术前检查资料以及手术同意书是否准确齐全，询问患者的药物过敏史、全身疾病史，女性患者询问是否有月经来潮，给患者佩戴腕带并填写手术安全核查表。对于全麻的患儿与家属核对患儿姓名和手术眼别

续表

手术步骤	配合方法	配合技巧和要点说明
术前准备		2. 向患者解释术前洗眼的目的及配合要点。先用 0.9% 生理盐水冲洗结膜囊,最后用每毫升生理盐水含硫酸妥布霉素 1 千单位配制的溶液冲洗结膜囊 3. 洗眼完毕后给患者滴眼药水,顺序依次是(左氧氟沙星—妥布霉素地塞米松—马来酸非尼拉敏/盐酸萘甲唑林—丙美卡因)。注意丙美卡因在手术开始前十五分钟左右点眼 2~3 次 4. 向患者介绍手术的步骤及需要患者配合的细节,指导患者放松的方法
再次核对并消毒手术野	1. 共同核对 2. 用 5% 聚维酮碘溶液消毒手术野	1. 巡回护士与手术医生、患者共同核对患者姓名、眼别、手术方式并记录。核对病历和计算机资料 2. 手术野消毒范围同于洗眼范围,消毒时消毒液不能进入眼内。严格执行无菌技术操作原则 3. 全麻的患儿予建立静脉通道、吸氧
具体手术步骤:开睑器开睑,放置负压吸引环,踩脚踏启动负压吸引泵,使负压吸引压力达到要求时,推进角膜板层刀制作角膜瓣,刀头回退,停止负压吸引,移除负压环,掀开角膜瓣后,令患者固视指示灯,做激光切削。切削完冲洗角膜基质床面及角膜瓣内面,将角膜瓣复位,三角海绵向周边作放射状轻柔按压。取出开睑器,手术结束	1. 协助医生抽取术中药液(妥布霉素稀释的灌注液) 2. 如有 LASEK 手术,应稀释好丝裂霉素药液。备隐形眼镜 3. 根据手术需要给予手术器械 4. 连接专用板层刀主机的各种管道,严格遵守无菌技术操作原则 5. 根据需要调整显微镜照明亮度 6. 手术过程及时提醒患者使其配合手术,并观察患者全身状态 7. 手术完毕及时打印激光参数结果单并归档	1. 负压吸引球达一定压力时,瞳孔会散大,患者可能出现一过性黑矇,要提前告知患者,防止患者紧张 2. 打激光前由于掀开角膜瓣后患者眼球固定指示灯光源清晰度较差,应适当减弱照明灯亮度,便于患者注视 3. 激光切削过程注意患者眼位及头部,稍有偏移,及时调整。争取患者配合 4. 用完的手术器械立即送出清洗、消毒、干燥、灭菌以备使用
术后配合要点	1. 手术结束后,撤出手术包,揭开一次性手术孔巾,协助患者下床 2. 带患者在手术床旁坐好,术眼滴左氧氟沙星、妥布霉素地塞米松并给患者戴好眼罩 3. 再次核对患者姓名、眼别,并记录手术安全核查表 4. 交代患者术后的注意事项 5. 指引患者离开手术室回家休息	1. 详细告知术后注意事项包括:手术后当天会出现视物不清、流泪、异物感等,嘱患者不必紧张;手术当天多闭眼休息,坚持戴保护眼罩;眼睛轻睁轻闭;另外,交代眼部卫生、饮食、运动、用药、复诊等内容 2. 对于全麻患儿要向家属交代注意事项

第十九章

手术室安全管理

第一节 手术室核心制度

一、手术室工作制度

手术室工作是一项细致的集体劳动，要求医务人员既密切合作，又明确分工，并严格执行各项规章制度，共同完成手术任务。

（一）手术室工作制度总则

1. 手术室工作人员应具有高度责任心，掌握丰富的专业知识，作风严谨，思维敏捷，反应灵活，有较强的应急能力。

2. 凡进入手术室的人员必须严格遵守手术室各项规章制度，非手术人员未经允许不得随意进入手术室。

3. 手术室内应保持肃静，禁止大声讲话。

4. 进入手术室，应在指定地方更换室内的鞋、帽、衣服、口罩，因故暂离手术室者应更换外出衣、鞋。

5. 接患者入手术室，要核对患者的相关信息，包括科别、姓名、性别、年龄、住院号/诊疗号、诊断、手术方式、手术时间、眼别、术前用药、入院常规检查结果、药物过敏史、手术同意书、麻醉同意书等，防止差错、事故发生。

6. 急性传染病患者及急性上呼吸道炎症的医务人员不得进入手术室。

7. 任何人违反手术室规章制度或有不利于患者的行为时，本室人员有责任制止。

8. 手术通知单由负责医师填写，上午手术应于手术前一日下午 4 时 30 分前通知手术室，下午手术应在术日 11 时前通知手术室，如有特殊需要，应在手术通知单上注明。

9. 急诊手术由值班医生通知手术室，同时或随后补填手术通知单，如急诊手术与其他手术安排冲突时，优先安排急诊手术。

10. 因故更改、增减手术，应提前与护士长或值班护士联系。

11. 手术室人员应严格执行消毒隔离制度及遵守无菌操作规程，如有违反必须立即纠正并采取补救措施。

12. 无菌物品与非无菌物品严格分开放置。一切无菌物品必须存放于无菌包或无菌容器内。

13．严格执行无菌手术与感染手术分室进行，如无条件的先做无菌手术后再做感染手术。

14．手术室的器械、物品应有专人负责保管，一般不得外借，如外借时须经护士长同意，并填写借物单，按时归还。

15．值班人员必须坚守岗位，不得擅自离开手术室。

16．手术过程中严密观察病情，密切注意手术进展情况。及时、准确地向手术医生提供所需物品。

17．每月做细菌培养一次，并做好登记。

（二）参观制度

1．非手术室工作人员未经手术室护士长允许，不得擅自进入手术室参观手术。

2．凡到手术室参观者，必须遵守手术室规章制度。

3．院外参观者需经医务科批准，并与手术室取得联系方可参观。

4．参观者佩戴参观卡，更换手术室专用鞋或穿鞋套、穿参观衣，戴好口罩、帽子。

5．参观者应遵守手术室无菌原则，在指定的时间及指定的区域内参观，不得随意走动，不得高声谈笑及谈论与手术无关的事。每个手术间参观人数以2人为宜。

6．参观者应服从手术室人员的管理，必须与手术台保持一定距离，以免影响无菌操作及手术进行。

7．参观者未经同意不得接触手术室的仪器、设备和贵重器械。

8．示教手术和医学生参观手术则以观看现场手术录像为主。

9．本院职工家属手术，手术室不得接受手术患者亲戚朋友参观。

10．参观手术结束后，归还参观卡，用物归还原处，用过的衣、帽等放入指定的地方。

（三）手术制度

1．凡需要手术治疗的患者，应做好各项术前准备，包括患者全身及眼部常规检查。

2．接患者入手术室时，手术室护士要做好核对。如有手术禁忌证，应及时与手术医生联系。

3．手术物品应准备齐全，仪器设备性能良好，保证手术台上无菌物品的灭菌质量。

4．无菌手术与感染手术应分室进行，如无条件，应先做无菌手术，后做感染手术。

5．手术医师按时进入手术室，严格按手术通知单上的手术时间施行手术。

6．患者进入指定手术间后，护士与手术医师、麻醉医师共同核对手术患者的姓名、性别、病区、床号、手术名称、手术时间、手术部位等。

7．凡需留取标本、取样培养的手术，手术医生应先填好检验单及病理检查申请单，以备手术室及时送检。术中取出的异物要用小胶袋封好，并粘贴相应的信息放于手术记录单的异物存放处。手术台上切下的标本要及时保存好，并在容器外注明病区、床号、住院号／诊疗号、姓名等。

8．手术时保持严肃、认真的态度，不得谈论与手术无关的话题，不得在手术间接听电话。

9．手术过程中要严密观察病情，如患者发生意外，全体医务人员应积极参加抢救，并立即请上级医师指导处理。

10.急诊手术要及时通知手术室,因故更改和增减手术,应预先与护士长或值班护士联系。

(四)手术室查对制度

1.接患者和术前洗眼前:要核对患者的信息,包括科别、姓名、性别、年龄、住院号/诊疗号、诊断、手术方式、手术时间、眼别、术前用药、药物过敏史、手术同意书、麻醉同意书等,还要查看入院常规检查结果及生命体征是否正常。

2.手术开始前护士要与手术医生、麻醉医生三方共同核对患者的相关信息。

3.任何无菌包、无菌物品使用前须经两人共同核对,检查包内指示卡是否变色达到无菌效果及灭菌日期是否在有效期内。

4.供应室送回的无菌物品,专人负责检查灭菌效果及每包物品的包外指示胶带,并做好记录。

5.严格执行三查七对。术眼用药如局部麻醉药、肾上腺素、硅油、重水、黏弹剂、人工晶状体等上手术台前与手术医师共同唱对。准备结膜下注射用药必须一人配药一人核对并保留安瓿待查。

6.医生下达的口头医嘱,执行护士应复述一遍,经两人核对无误后方可执行。执行后嘱医生立即补开医嘱,记录执行时间并签名。

(五)手术室交接班制度

1.接班者提前10~15分钟接班,衣服、帽子、口罩穿戴整齐规范。

2.交班者应在交班前认真、详细地书写交班内容,并进行口头交班。

3.交班者应于交班前将本班工作完成,若因特殊情况未完成工作时应说明原因,请接班者继续完成。

4.交班者应为下一班做好必要的准备工作,便于接班者工作的顺利进行。

5.交班内容　夜班护士向全体人员汇报前一天手术及夜班急诊手术及当天手术物品的准备情况,特殊情况(如安全隐患、仪器、设备故障等),贵重或精密仪器及毒麻药、黏弹剂等的清点情况等。

6.交接班时如发现病情、治疗、物品等有疑问,接班者应立即询问。

(六)手术患者接送制度

1.使用轮椅或平车接送患者时,应采取以下措施保证患者安全:①使用前检查推车、轮椅的性能是否良好及各部件是否衔接好。②在接送患者途中须系好安全带或安装好护栏,防止患者摔伤。接送途中要有保暖被盖,防止患者着凉。注意安全,防止碰撞。③搬动和运送患者时动作要轻巧稳妥,防止推车翻倒。

2.接患者时应严格查对,确认无误后给患者戴好帽子,安排患者在洗眼室行术前眼部清洁消毒,患者不要携带手机、首饰等贵重物品入手术室。

3.嘱咐患者家属到家属休息室等候。

4.患者进入手术间平卧于手术台上,用约束带将患者适当约束固定并做好解释安慰工作,盖上棉被保暖,护士要经常巡视患者,确保患者安全。

5.小儿或神智不清醒的患者与麻醉医生共同接患者入手术间。

6.护送患者回病房途中,应保持各种管道通畅(如输液管道、导尿管等),将病房带来的物品如病历、X线片、CT、MRI片等送回病区,与病房护士做好交接班。

（七）一次性物品管理制度

1．严格按照医疗卫生管理法律法规和医院的制度进行一次性物品的申请、领取、储存和使用。

2．护士长负责一次性物品的领取、保管、定期清点，保证供应。

3．高值耗材物品由护士长定期申请，设备科专人发放，做好使用登记，严防过期、遗失。

4．定期清点一次性物品的有效期，保证一次性物品的质量。

5．一次性物品存放于阴凉干燥、通风良好的货架上，严防包装产品破损、失效、霉变。

6．使用一次性无菌物品时应检查灭菌标识、灭菌日期、有效期。

7．一次性物品不得重复使用，使用后严格按照国家有关医疗废物的管理规定分类处理。

（八）贵重及特殊仪器使用管理制度

1．手术室所有的贵重及特殊仪器均设有使用登记本，使用后按要求做好登记。

2．贵重及特殊仪器应由专人负责管理，负责人及时将使用情况反馈给护士长，以保证仪器的正常使用。

3．每台仪器上应附有该仪器的操作程序及使用注意事项。

4．使用者应熟悉仪器的基本功能，掌握操作程序，使用后放回原处。

5．若仪器出现损坏或故障应及时挂上明确标识并及时向仪器负责人、护士长汇报，并联系维修人员及时维修。

（九）手术间管理制度

1．每个手术间由 2 名人员负责管理，主要负责该手术间的物品基数、仪器设备、环境卫生等。

2．设立物品基数登记本，负责人每周检查清点一次，及时补充。

3．手术间各类物品如显微镜、吸痰机、手电筒、盐水架等均应标明手术间号数，固定位置放置，以利于工作。

4．保持室间安静，拿取物品动作轻稳，避免噪声。

5．手术开始后保持室间大门处于关闭状态，人员尽量减少进出。

6．术后及时清理各类物品，补充室间所需物品。

（十）无菌物品间管理

无菌手术器械、敷料、一次性手术用品等均应放在无菌物品间，室内物品架应距离墙壁 5cm、离房顶 50cm、离地面 20cm。如果没有安装空气净化系统，要有消毒装置，物品柜要装门并定期消毒。

（十一）清洁卫生制度

1．手术室各区域必须保持清洁、整齐、物品放置有序。

2．不同区域应严格分开使用各类洁具。

3．每天手术后用清洁湿布擦拭手术间壁柜、无影灯、器械车、手术床、手术显微镜、手术椅等物品表面一次，洁净手术室的清洁工作应在净化空调系统低速运行状态下进行。

4．及时清理室间污物，敷料及杂物。

5. 手术室内地面每天湿式清扫,每日终末消毒。

6. 及时更换手术床、车床床单、被套。

7. 每周大清洁一次,包括手术室门、窗、墙壁、天花板、过滤网等。

8. 感染手术按要求对手术间进行消毒处理。

9. 每周一次擦抹鞋柜、每天消毒拖鞋。

10. 每天更换外出衣服一次。

11. 所有进入限制区的物品、设备,应拆除外包装,擦拭干净方可推进。

12. 每周清洗回风口、新风管初级过滤器,每月消毒空调管道系统,定期更换过滤器。每日手术前净化系统提前半小时开机。长时间不用的手术间除了做好风口等清洁工作外,应提前开机 3 小时。

13. 严格洁污分流,防止交叉感染。

(十二) 药品管理制度

1. 设专人负责管理药品,包括药品的领取和质量检查,发现药品变色、混浊、标签不清、过期均不可使用。

2. 每周整理药柜一次,保持药柜的整齐、清洁,并按药品的有效期顺序放置,有计划地使用。

3. 外用药品与内用药品要分开放置,有明显的区分标签。

4. 护士应熟悉常用药物的作用、用途、用法、剂量、不良反应、注意事项等。

5. 麻醉药、剧毒药应专人、专柜、专锁、专处方管理,建立严格的使用与领取制度。

6. 执行口头医嘱时,护士应复述一遍,经两人核对无误后方可使用,用药后保留安瓿并做好记录。

7. 严格执行三查七对。

8. 生物制品和需要低温保存的药品应放于冰箱内保存,每天清点检查并登记。高危药品要按规范管理。

(十三) 差错事故管理制度

1. 制定手术室各种差错事故的防范措施和护理应急预案。

2. 定期组织护士学习相关卫生管理法律、行政法规、医院及科室的规章制度、护理职业道德,强化手术室人员的安全意识。

3. 加强护士护理技术操作规范、专科理论、专科技能的培训,提高护士的业务水平。

4. 合理调配各级护理人员,充分发挥各级人员的主观能动性及积极性,对护理质量层层把关,保证护理工作的安全。

5. 加大对护理工作的督导力度,及时发现问题及时解决,并提出防范措施。

6. 定期组织护士业务学习,持续改进护理质量及鼓励主动报告不良事件,寻找工作中存在的薄弱环节,针对存在问题制定防范措施。

7. 发生医疗护理差错、事故,立即上报相关部门。积极采取挽救或抢救措施,尽量减少或消除由于缺陷、事故造成的不良效果。

(十四) 手术病理标本管理制度

1. 手术中切下的任何组织,都要询问主刀医生是否送病理检查,若需送检,即用 10% 甲醛固定,并妥善保管,严防丢失及弄错。对不用送检的标本,按病理性废物处理。

2．巡回护士负责留置标本并做好登记、签名。

3．将标本放置在合适的密实容器内，瓶内倒入 10% 甲醛固定，容器外贴上标签，标签上注明患者姓名、区别、住院号、日期、标本的排列序号，经双人核对后由专人负责送病理科，并与病理科签收。

4．若手术中标本需做冰冻切片时，巡回护士应立即将标本放入密实容器内，容器外贴上标签，注明患者姓名、区别、住院号 / 诊疗号，连同病理单经双人核对后由专人负责送病理科，并与病理科签收。

5．手术室负责保存和送检手术中采集的标本，如须取走标本，应按医院的相关制度执行且经主刀医生同意并签名。

（十五）护理风险的管理制度

1．严格遵照有关法规和规章制度。

2．有规范的手术专科护理操作流程及安全指引。

3．手术护士接待患者及家属时应热情有礼，使用规范性的职业语言，对患者的疑问要热情解答。

4．为清醒患者进行各项护理操作前应做好解释工作，动作轻柔，并注意保护患者的隐私。

5．术中应保持安静、严肃，不得在手术间大声谈笑、喧哗或随意谈论患者的病情与隐私。

6．专人定期检查急救物品、手术器械及设备，保证急救物品、手术器械及设备完好率达到 100%。

7．专人每天检查急救药品及各种用药，各班使用后要及时补充。

二、手术室应急预案

（一）手术室停电及突然停电的应急预案

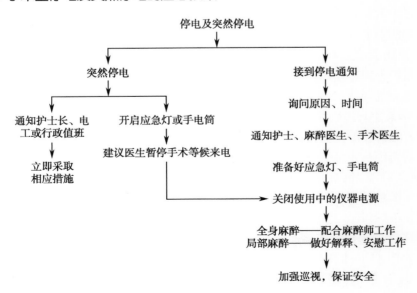

（二）手术室停水的应急预案

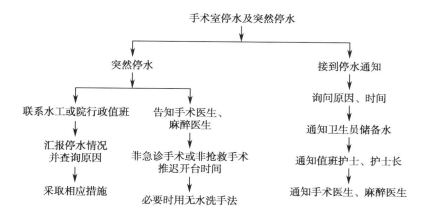

（三）大批急诊手术的应急预案

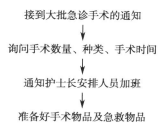

（四）术中患者突然黑矇的应急预案

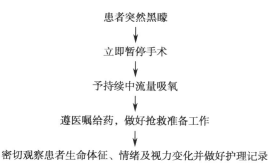

（五）手术患者发生心搏呼吸骤停的护理应急预案

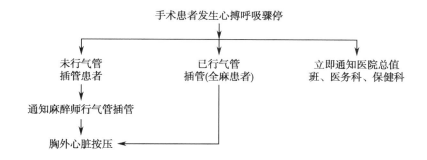

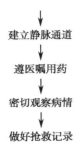

建立静脉通道

遵医嘱用药

密切观察病情

做好抢救记录

（六）手术患者发生药物过敏的护理应急预案

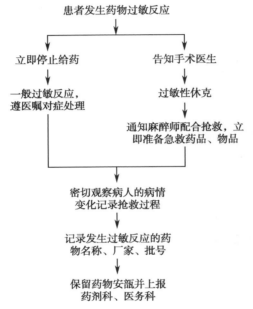

（七）发生护理差错、事故的应急预案

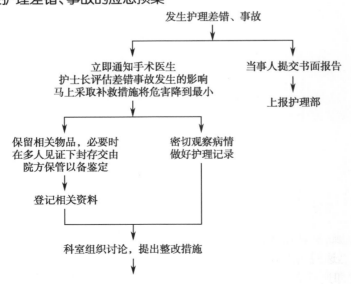

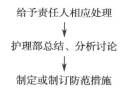

给予责任人相应处理

↓

护理部总结、分析讨论

↓

制定或制订防范措施

（八）火灾应急预案

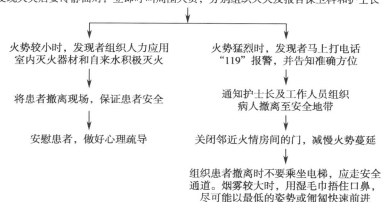

发现火灾后要冷静面对，立即呼叫周围人员，分别组织灭火及报告保卫科和护士长

火势较小时，发现者组织人力应用室内灭火器材和自来水积极灭火

↓

将患者撤离现场，保证患者安全

↓

安慰患者，做好心理疏导

火势猛烈时，发现者马上打电话"119"报警，并告知准确方位

↓

通知护士长及工作人员组织病人撤离至安全地带

↓

关闭邻近火情房间的门，减慢火势蔓延

↓

组织患者撤离时不要乘坐电梯，应走安全通道。烟雾较大时，用湿毛巾捂住口鼻，尽可能以最低的姿势或匍匐快速前进

（九）地震应急预案

发生地震工作人员应冷静面对，关闭电源、水源、气源

↓

安置患者在有支撑的地方蹲下或坐下，避开易碎物品及玻璃窗旁，保护头颈、眼睛，嘱患者不可乱跑，一切听从指挥

↓

维持秩序，安慰患者，保护患者生命安全，余震过后指挥患者有秩序撤离

（十）环氧乙烷气体泄漏应急预案

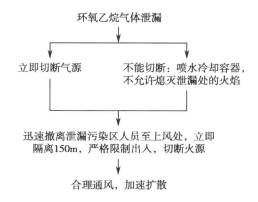

环氧乙烷气体泄漏

立即切断气源　　不能切断：喷水冷却容器，不允许熄灭泄漏处的火焰

↓

迅速撤离泄漏污染区人员至上风处，立即隔离150m，严格限制出入，切断火源

↓

合理通风，加速扩散

泄漏急救措施：

（1）皮肤接触：立即脱去污染的衣着，用大量流动清水冲洗至少15分钟，就医。

（2）眼睛接触：立即用大量流动清水或者生理盐水彻底冲洗至少15分钟，就医。

（3）吸入：迅速脱离现场至新鲜空气处，保持呼吸道通畅，如呼吸困难给予氧气吸入，如呼吸停止，立即进行人工呼吸；心搏骤停时，立即进行人工呼吸和胸外按压术。

（十一）中心氧气故障应急预案

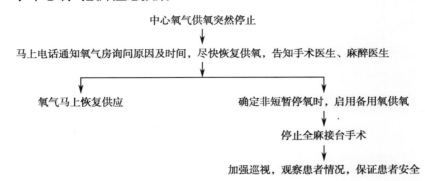

中心氧气供氧突然停止

马上电话通知氧气房询问原因及时间，尽快恢复供氧，告知手术医生、麻醉医生

氧气马上恢复供应　　　　　　确定非短暂停氧时，启用备用氧供氧

停止全麻接台手术

加强巡视，观察患者情况，保证患者安全

（十二）中心负压故障应急预案

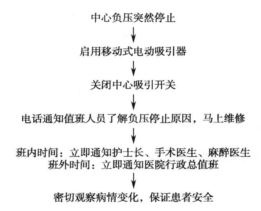

中心负压突然停止

启用移动式电动吸引器

关闭中心吸引开关

电话通知值班人员了解负压停止原因，马上维修

班内时间：立即通知护士长、手术医生、麻醉医生
班外时间：立即通知医院行政总值班

密切观察病情变化，保证患者安全

（十三）电梯故障应急预案

电梯故障

立即通过警铃、对讲系统、移动电话或根据电梯内提示使用救援提示进行报警

在救援人员到达之前，不可敲、撬门，如果门有小缝隙，不可将身体的任何部
位伸出门外

远离电梯门口，禁止吸烟，保持安静，听从管理或救援人员指挥

（十四）患者发生跌倒、坠床处理流程

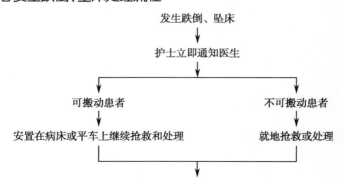

发生跌倒、坠床

护士立即通知医生

可搬动患者　　　　　　　　　　　不可搬动患者

安置在病床或平车上继续抢救和处理　　　　就地抢救或处理

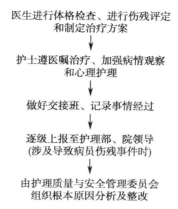

医生进行体格检查、进行伤残评定
和制定治疗方案

↓

护士遵医嘱治疗、加强病情观察
和心理护理

↓

做好交接班、记录事情经过

↓

逐级上报至护理部、院领导
（涉及导致病员伤残事件时）

↓

由护理质量与安全管理委员会
组织根本原因分析及整改

第二节　手术室工作人员职业安全防护

手术室工作人员由于工作的特殊性，日常工作中不可避免地接触到各种危险因素。如何避免各种潜在的危害因素对工作人员健康造成的伤害，并尽可能将伤害降到最低限度是医院管理者应高度重视的事情。

一、相关概念

（一）职业病：企业、事业单位和个体经济组织的各种用工形式的劳动者，在工作或其他职业活动中，因接触粉尘、放射线、有毒有害物质等职业病危害因素而引起的疾病叫做职业病。医学上，广义的职业病泛指职业危害因素所引起的特定疾病。

（二）职业暴露：因职业原因暴露在某种危险因素中，有感染某种疾病的危险。

（三）艾滋病病毒职业暴露：是指医务人员从事治疗、护理工作中意外被艾滋病病毒感染者或艾滋病患者的血液、体液污染了皮肤或者黏膜，或者被含有艾滋病病毒的血液、体液污染了的针头或其他锐器刺破皮肤，有可能被艾滋病病毒感染的情况。

（四）锐器伤：指一种由医疗利器如注射器针头、缝针、各种穿刺针、手术刀、剪刀等造成的意外伤害，造成皮肤深部的足以使受伤者出血的皮肤伤。

二、职业暴露的重要因素

（一）生物性危害：各种经血液传播的疾病，呼吸道传播的疾病；通过患者的排泄物、分泌物传播的疾病等。主要包括经血液传播病毒（特指乙型肝炎病毒、丙型肝炎病毒、艾滋病病毒等）。

（二）化学性危害：工作中所接触的有毒化学物质所致的危害。甲醛、戊二醛、碘等挥发性化学剂对人体的皮肤、神经系统、胃肠道及呼吸道存在一定的不良影响，甚至可以致癌，环氧乙烷可强烈刺激眼及呼吸道致白血病和癌症，孕期能引起流产。麻醉气体可导致手术室工作人员不良的生育结局。手套、止血带、胶带等物含有乳胶成分，可引起多种反应，如皮疹、瘙痒、哮喘等。

（三）物理性危害：护士工作中有受到辐射、触电、烫伤、噪声等危害的可能。电离辐射作用于人体可产生电磁感应，导致偶极子的产生，最终导致细胞功能异常及细胞状态的异常。电离辐射对人体电生理的影响，出现神经功能紊乱症状群。电离辐射可导致内分泌紊乱，人的免疫力下降。

（四）运动功能性危害：护理工作中的肌肉骨骼损伤，尤其是脊背的损伤是威胁护理人员健康的突出问题，不合理的搬运物体是造成脊背损伤的主要原因，不正确的弯腰、超时站立可对肌肉造成损伤。

（五）心理社会性危害：手术室的工作特点是急、忙、重、时间长，易对工作人员产生心理压力与心理疲劳。

三、职业暴露的防护措施

（一）建立健全组织管理架构。

（二）采取有效的保护措施：手术患者术前应做好各项检查，异常结果要在手术通知单上注明。工作人员皮肤有破损时暂不参加手术，在接触患者的体液前应戴手套，必要时使用隔离衣、护目镜、一次性口罩帽子、鞋套等。

（三）严格规范操作规程：按正规的操作程序进行各项操作，避免造成意外伤害，如出现意外应按处理流程进行。

1. 伤口的局部处理：①若戴手套，立即脱去手套；②用肥皂液和流动水清洗污染的皮肤，用生理盐水冲洗黏膜；③如有伤口，应当在伤口旁端轻轻挤压，尽可能挤出损伤处的血液，再用肥皂液和流动水进行冲洗，禁止进行伤口的局部挤压；④受伤部位的伤口冲洗后，应用 75% 乙醇或者 0.5% 聚维酮碘进行消毒，并包扎伤口。被暴露的黏膜，应反复用生理盐水冲洗干净。

2. 血源性传播性疾病职业暴露后处理：血源性传播性疾病是指艾滋病病毒、乙型肝炎病毒、丙型肝炎病毒、梅毒等可以经血液传播的疾病。发生职业暴露后，伤口立即按以上程序进行处理后，立即向有关部门（医院感染科室、保健科、医务科）报告被刺、被割或接触到血液的事件，填写"职业暴露个人登记表"，等待有关部门进行调查、评估、给处理建议，并建立档案、追踪、随访。即时报告，因为补救治疗开始得越早越好。

（1）乙型肝炎：报告越早越好，最好在接触后 24 小时内，最迟不超过 7 天。如果出现肝炎症状应寻求医疗咨询。

（2）丙型肝炎：接触后马上查丙型肝炎抗体和谷丙转氨酶，4～6 周后再重复这两项检查，4～6 个月做另一项检测丙型肝炎病毒 RNA 来核查丙型肝炎感染的可能性，如果出现肝炎症状，应寻求医疗咨询。

（3）艾滋病：报告越早越好，最好在 4 小时内实施，口服预防药物不得超过 24 小时，即使超过 24 小时，也应当实施预防性用药。在暴露后的第 4 周、第 8 周、第 12 周及 6 个月时对艾滋病病毒抗体进行检测。

（四）手术间应设有麻醉废气排放系统，仪器性能完好，防止泄漏气体，每天定期进行通风。合理安排孕期护士的工作，尽量减少接触吸入性麻醉药。

（五）使用化学消毒剂之前要检查外包装是否完好，明确注意事项。配制过程中戴一次性口罩、手套，必要时戴防护眼镜、穿防护服，并要保持室内通风良好，定时开窗换气，使用过程中防止消毒液飞溅，溢出和挥发。如不慎溅入眼睛或皮肤上，立即用生理盐水或清水反复冲洗。

（六）改变现有的工作环境，手术间选择吸音效果好的内装修材料。在工作中尽量选择静音，定人定期检测，仪器添加润滑剂，降低噪声对人体的危害。

（七）紫外线照射期间应尽量避免进入被消毒区域，监测时应戴防护眼镜及面罩，开关设在手术间门外。

（八）所有护理操作应符合人体力学的原理，工作中减少不必要的劳累和损伤，重物用推车搬运。

（九）适当调整护士的工作强度及心理压力。合理安排工作时间，在工作安排中，注意合理安排适当调整轮班制，注意缓解护士因工作姿势，精神高度紧张而带来的身心疲劳。教育和传授年轻护士学会正确的工作方法和操作规程，缓解情绪紧张、减轻心理压力。注意劳逸结合，加强体育锻炼。

（十）强化护理人员的职业防护意识，遵守普遍性的防护原则。

1．洗手及手消毒是预防经血液传播疾病最经济、方便、有效的措施。

2．戴口罩、面罩可预防经呼吸道传播的疾病。

3．戴手套：一般性检查用乳胶手套或乙烯手套即可。

4．戴目镜可防止碎屑、唾液、飞溅的化学物质和其他气化物质的危害作用。

5．穿防护衣：避免污染自己的衣服，衣服一旦被血液或唾液污染时应立即更换。

6．高危科室医护人员应预防接种，以防止感染传染性疾病。

第二十章

手术室的感染控制

眼科手术室是眼病患者诊断、手术治疗、恢复和抢救视力的重要场所，是发生感染的高危科室之一，也是医院感染监控的重要部门，减少和避免手术后感染，建立和健全手术室的科学管理体系，做好相应的清洗、消毒、灭菌和隔离等一系列措施是防止患者感染发生的重要保证。

第一节　手术物品的清洗

清洗是通过物理或化学方法去除污染物品上的有机物、无机物和微生物，以达到比较安全的水平，表面无肉眼可视的污物、水迹及锈迹，是对物品进行消毒灭菌前的重要环节。

一、清洗的方法

常用的清洗方法包括使用高压水枪及气枪、超声波清洗、器械除锈、器械润滑、手工清洗、清洗消毒器机械清洗等方法。

（一）常用清洗剂的选择

目前常用的器械清洁剂有单酶清洁剂、多酶清洁剂、含氯消毒剂、含溴消毒剂等，以多酶清洁剂及含氯消毒剂最常用。多酶清洁剂的使用方法：重度污染器械以 1∶100 浓度浸泡 10 分钟；中度污染的器械以 1∶150 浓度浸泡 10 分钟；轻度污染的器械以 1∶200 浓度浸泡 3～5 分钟，然后进行清洗。气性坏疽、破伤风等特殊感染的器械使用 2000mg/L 有效氯或有效溴消毒剂浸泡 30 分钟后进行清洗。

（二）手工清洗

手工清洗技术在器械清洗工作中占有重要位置，清洗的流程包括分类冲洗、浸泡、清洗、漂洗、干燥等。

每个工作流程都有质量要求，执行清洗流程中的每个步骤时，首先确认上一步骤的质量，再继续进行下一个清洗步骤。

1. 眼科显微器械的手工清洗

（1）适用范围：适用于显微有齿镊、显微针持、线镊、撕囊镊、角膜剪、人工晶状体镊、囊膜剪等器械的清洗。

（2）清洗步骤

1）备物：清洗剂、浸泡容器、各种清洗工具、恒温水箱、干燥柜、防护用具（手套、防水围裙、防护服)等。

2)冲洗及擦洗

①在流动水下冲洗，软毛刷擦洗器械表面的明显血迹和污迹。

②浸泡在含酶清洗液3～5分钟后擦洗，或在含酶清洗液中超声清洗3～5分钟。

3)漂洗：流动水下彻底冲洗表面污垢和清洗剂。

4)终末漂洗：流动水反复冲洗后用软水或纯化水最后冲洗。

5)消毒：湿热消毒温度≥90℃、时间≥1分钟。

6)干燥：用干燥柜干燥，温度70～90℃，时间20分钟。

(3)操作要求

1)检查清洗剂的有效期、浓度，按产品要求配制。

2)配置小软毛刷等辅助工具，或备超声清洗器。

3)采取标准预防措施，做好自身防护。

4)根据器械污染种类与污染程度选择合适的清洗剂。

5)擦洗时要在液面下进行，避免产生气溶胶和水花飞溅。

6)消毒时要水温达到要求才开始计时。

(4)质量标准

1)冲洗及擦洗的质量评价：器械表面无血迹，无污迹，无锈迹。

2)漂洗的质量评价：表面无污垢和清洗剂残留。

3)终末漂洗的质量评价：器械表面无自来水残留。

4)消毒的质量评价：器械浸泡于液面下，湿热消毒时间及温度有效控制。

5)干燥的质量评价：器械表面干燥、无水垢、无污物、无锈迹。

2.眼科管腔类器械的手工清洗

(1)适用范围：适用于超声乳化手柄、抽吸灌注手柄、眼内镊、眼内剪等器械的清洗。

(2)清洗步骤

1)备物：清洗剂、浸泡容器、各种清洗工具、恒温水箱、干燥柜、防护用具(手套、防水围裙、防护服)等。

2)冲洗及擦洗

①在流动水下冲洗，软毛刷擦洗器械外表面的明显血迹和污迹，高压水枪冲洗管腔内表面。

②浸泡在含酶清洗液3～5分钟后擦洗，或在含酶清洗液中超声清洗3～5分钟。

3)漂洗：流动水下彻底冲洗器械外表面污垢和清洗剂，高压水枪冲洗管腔内表面污垢和清洗剂。

4)终末漂洗：流动水反复冲洗后用软水或纯化水最后冲洗。

5)消毒：湿热消毒温度≥90℃、时间≥1分钟。

6)干燥：用高压气枪吹干管腔内表面后，放干燥柜干燥，温度70～90℃，时间20分钟。

(3)操作要求

1)检查清洗剂的有效期、浓度，按产品要求配制。

2)配置小软毛刷等辅助工具，或备超声清洗器。

3）采取标准预防措施，做好自身防护。

4）根据器械污染种类与污染程度选择合适的清洗剂。

5）用高压水枪冲洗时，应选择相应喷枪接头，冲洗超声乳化手柄、抽吸手柄抽吸端时，选用抽吸冲洗接头，结合使用器械配套的接头。

6）擦洗时要在液面下进行，避免产生气溶胶和水花飞溅。

7）超声乳化手柄禁用超声清洗，超声清洗眼内镊、眼内剪时，使用保护托架保护器械功能端。

8）消毒时要水温达到要求才开始计时。

（4）质量标准

1）冲洗及擦洗的质量评价：器械表面无血迹、无污迹、无锈迹。

2）漂洗的质量评价：表面无污垢和清洗剂残留。

3）终末漂洗的质量评价：器械表面无自来水残留。

4）消毒的质量评价：器械浸泡于液面下，湿热消毒时间及温度有效控制。

5）干燥的质量评价：器械表面干燥、无水垢、无污物、无锈迹。

（三）清洗消毒器机械清洗

机械清洗是指通过操作机械自动清洗机或超声自动清洗机，通过预洗、主洗、漂洗、干燥等几个阶段完成整个清洗过程。

1. 机械清洗的适用范围：适用于眼内镊、眼内剪、超声乳化手柄、抽吸灌注手柄、电动角膜刀、眼内异物镊等以外的手术器械及物品的清洗。

2. 机器清洗的步骤

（1）备物：清洗消毒器、清洗剂、器械固定架、防护用具（手套、防水围裙、防护服）等。

（2）分类：评估器械、物品的类别、污染种类及程度；需要先行手工清洗的器械、物品按手工清洗流程进行相应处理后，再放入清洗消毒器内清洗消毒。

（3）装载

1）清洗篮筐中器械不能重叠放置，要有适当空隙，保证被清洗的器械、物品的每个面均能充分接触水流。每个清洗架尽量放置同类物品，手工转动清洗臂，观察是否平衡转动。

2）轴节器械应充分打开或用专门器械架撑开，可拆卸的零部件应拆开；Phaco水管等管腔类器械、物品应使用专用清洗架，必须将管道口与清洗架上喷水孔连接牢固。

3）精细、贵重器械用带盖细网筐装放，锐利器械应固定放置。

（4）进机

1）再次检查器械摆放是否正确。

2）将清洗架推入清洗消毒器内并检查清洗架上器械是否在推进清洗消毒器过程中移位。

（5）清洗：选择、运行正确的程序，然后按下控制面板上的开始键，进入清洗程序，不得随意更改经评估确认的标准程序。

（6）卸载：程序结束后，器械在包装区取出、检查、记录，卸载完成后将清洗架推入机腔内后关门。

3. 操作要求

（1）检查清洗剂的有效期、浓度，按产品要求配制。

（2）检查清洗架清洁度，无杂物，喷臂转动平衡。

（3）采取标准预防措施，做好自身防护。

（4）根据器械污染种类与污染程度选择合适的清洗剂。

（5）血迹明显或干涸用酶浸泡或手工刷洗后，再进入清洗消毒机内清洗。

（6）按清洗架和器械固定架的大小放置器械，器械之间不得过于紧密，固定架不能叠放，器械不能超高妨碍清洗臂转动。

（7）器械摆放完成后，用手转动清洗臂，观察清洗臂转动是否平衡，再推入机内。

（8）器械架进入清洗机后检查器械是否移位。

（9）选择清洗程序应包括预洗、主洗、漂洗、消毒、润滑、干燥。

（10）卸载前要洗手，注意防止烫伤，清洗后物品直接放到包装台或指定的工作台面，减少重复搬动。

（11）卸载后检查机内及腔底有无杂物、纤维。

4．质量标准

（1）器械分类的质量评价：根据器械的形状，相同或近似形状的器械用同种固定架，准确将器械分类。

（2）装载的质量评价

1）器械及固定架放置不重叠，水流可充分冲洗到每一层面。

2）器械不影响喷水臂转动，喷水口无阻塞。

（3）清洗运行的质量评估：清洗臂喷出的水能洗到所有器械，过程中相关参数可监测并应记录。

（4）清洗的质量评价：目测器械无肉眼可见的污垢、锈迹，无水珠，确认器械彻底清洁干燥。

二、注意事项

1．手术结束后应将器械及时进行彻底清洗，以免污物凝固后影响清洗效果和破坏手术器械。

2．清洗后应尽快打包，以免再次污染。清除污染前后的器械容器和运送工具，必须严格区分，并有明显标志，不得混用。容器和运送工具应每日清洗消毒，遇污染应立即清洗消毒。

3．对显微器械、精密器械应单独清洗，以免损坏。

4．注意自身防护，清洗时应穿戴好适当的防护用具，避免污染物溅入自己眼睛或皮肤。同时防止锐器损伤皮肤。

5．选用适当的清洗剂。

6．特殊感染手术器械应先浸泡消毒后再清洗。

第二节　手术物品的消毒与灭菌

灭菌技术是手术室的一个重要环节，关系到手术的成败和患者的安全。无菌技术的前提是必须做好物品的消毒与灭菌。因此，手术室人员在思想上应高度重视，在操作上严格执行，并熟悉掌握各种消毒灭菌法。

消毒——杀灭或清除外环境中和媒介物上污染的病原微生物的过程。

灭菌——杀灭或清除医疗器材上一切微生物的处理。

消毒剂——能杀灭外环境中感染性的或有害微生物的化学物质。

化学指示剂——利用某些化学物质对某一杀菌因子的敏感性，使其发生颜色或形态改变，以指示杀菌因子的强度（或浓度）和（或）作用时间是否符合消毒或灭菌要求的制品。

生物指示剂——将适当载体染以一定量的特定微生物，用于指示消毒或灭菌效果的制品。

常用消毒灭菌方法有物理灭菌法和化学消毒灭菌法。

一、物理灭菌法

物理灭菌包括压力蒸汽灭菌、干热灭菌、电离辐射灭菌等方法。

（一）压力蒸汽灭菌

1. 适用范围及特点：用于耐高温、高湿的医疗器械和物品的灭菌，不能用于凡士林等油类和粉剂的灭菌。其优点是穿透力强、灭菌效果可靠，能杀灭所有的微生物。它的灭菌功能主要来源于蒸汽凝结时释放的潜能和凝聚收缩后产生的负压。

2. 分类：根据排放冷空气的方式和程度不同，分为下排式压力蒸汽灭菌器和预真空压力蒸汽灭菌器两大类。

3. 小型预真空压力蒸汽灭菌器

（1）原理：灭菌前利用机械装置预先对灭菌室抽真空的方法，强制排出灭菌室内冷空气使室内形成负压，蒸汽得以迅速穿透到物品内部进行灭菌。蒸汽压力达到 205.8kPa（2.1kg/cm^2），温度达 134℃或以上。

（2）特点

1）在循环的第一阶段预真空除去包裹、空腔器械、各种管道及纺织物内的气体，冷空气排除彻底，可以达到98%，所以蒸汽能更好地渗透到器械内，提高灭菌效果。

2）温度更均匀。

3）由于后真空使得循环末段内腔的关门干燥效果更好。

4）灭菌物品快速，无保存有效期。

5）具有完善的物理、化学和生物监测手段。

（3）灭菌前物品的准备

1）灭菌前将物品彻底清洗干净、消毒和干燥。

2）精密器械的尖端用硅胶保护套套上，避免器械的碰撞造成损坏。

3）盛载物品的方盒或容器应打开，让器械处于裸露状态。

4）必须暴露物品的各个表面，管道及管腔类物品自然盘绕，以利于蒸汽充分渗透。

5）物品不宜捆扎过紧，容器盛载物品不应超过容积的2/3。

6）放置化学指示卡、化学指示胶带。

4. 脉动真空压力蒸汽灭菌

（1）灭菌方法：脉动真空压力蒸汽灭菌整个过程需29～36分钟。

1）将待灭菌的物品放入灭菌柜内，关好柜门。

2）让蒸汽通入囊层，使压力达 107.8kPa（1.1kg/cm²），预热 4 分钟。

3）启动真空泵，抽除柜室内空气使压力达 8.0kPa。

4）停止抽气，向柜室内输入饱和蒸汽，使柜室内压力达 49kPa（0.5kg/cm²），温度达 106～112℃，关闭蒸汽阀。

5）抽气，再次输入蒸汽，再次抽气，如此反复 3～4 次。

6）最后一次输入蒸汽，使压力达 205.8kPa（2.1kg/cm²），温度达 132℃，维持灭菌时间 4 分钟。

7）停止输入蒸汽，抽气，当压力降到 8.0kPa，打开进气阀，使空气经高效滤器进入柜室内，使内外压力平衡。

8）重复上述抽气操作 2～3 次。

9）待柜室内外压力平衡，温度降至 60℃以下，即可开门取出物品。

（2）脉动真空压力蒸汽灭菌法注意事项

1）必须按照正规操作程序使用脉动真空压力蒸汽灭菌锅。

2）灭菌前将物品彻底清洗干净，物品清洗后应干燥并及时包装。

3）包装材料应允许物品内部空气的排出和蒸汽的透入。

4）布包装层数不少于两层，用于预真空和脉动真空压力蒸汽灭菌器的物品包，体积不得超过 30cm×30cm×50cm，金属包的质量不超过 7kg，敷料包不得超过 5kg。

5）新棉布应洗涤去浆后再使用，反复使用的包装材料的容器，应经清洗后才可再使用。

6）盘、盒、碗等器皿类物品，尽量单个包装。包装时应将盖打开，若必须多个包装在一起时，所有器皿的开口应朝向一个方向。

7）物品包捆扎不宜过紧，外用化学指示带贴封，包内均放置化学指示卡。

8）预真空灭菌器的装载量不得超过柜内容积的 90%，同时预真空和脉动真空压力蒸汽灭菌器的装载量又分别不小于柜内容积的 10% 和 5%。

9）预真空和脉动真空压力蒸汽灭菌器每日进行一次 B-D 测试（Bowie-Dick test），检测它们的空气排除效果。具体做法是：B-D 测试包由 100% 脱脂纯棉布折叠成长 30cm±2cm，宽 25cm±2cm，高 25～28cm 大小的布包裹；将专门的 B-D 测试纸，放入布测试包的中间；测试包的重量为 4kg±5% 或用一次性 B-D 测试包。B-D 测试包水平放于灭菌柜内灭菌车的前底层，靠近柜门与排气口底前方；柜内除测试包外无任何物品，134℃，3.5～4 分钟后，取出 B-D 测试纸观察颜色变化，均匀一致变色，说明冷空气排除效果良好，灭菌锅可以使用；反之，则灭菌锅有冷空气残留，需检查 B-D 测试失败的原因，直至 B-D 测试通过后方能使用。

10）应尽量将同类物品放在一起灭菌，若必须将不同类物品放在一起，则以最难达到灭菌物品所需的温度和时间为准。

11）灭菌后检查包装的完整性、有无潮湿、指示胶带变色情况。

（二）干热灭菌

1. 适用范围　干热灭菌是利用电热式红外线烤箱所发生的热空气进行灭菌的方法。适用于玻璃器皿、试管、瓷器等物品及不能高压蒸汽灭菌的吸收性明胶海绵、凡士林、油脂等。

2．特点　干热渗透力弱，不易使蛋白凝固，必须使微生物水分烤干致死，所以需在160～170℃持续2小时才能达到灭菌的目的。吸收性明胶海绵加热温度应低一些，可在120℃持续4小时。分烧灼和干烤灭菌。烧灼用于耐高温物品，小件金属器械的灭菌。干烤用于热灭菌箱进行灭菌，灭菌条件为160℃2小时，或170℃1小时，或者180℃30分钟，多采用机械对流型烤箱。

3．注意事项

（1）待灭菌的物品干热灭菌前应洗干净，防止造成灭菌失败和污物碳化；玻璃器皿灭菌前应洗干净并干燥；灭菌时勿与烤箱底部四壁接触，灭菌后要待温度降到40℃以下再开箱，以防止炸裂。

（2）物品包装不能过大，不超过10cm×10cm×20cm，物品不能超过烤箱高度的2/3，物品间应留有充分的空间（可放入一只手），油剂、粉剂的厚度不得超过0.635cm；凡士林纱布条厚度不得超过1.3cm。

（3）温度高于170℃时，有机物会碳化，故有机物灭菌时，温度不可过高。

二、化学灭菌法

注意事项：①消毒灭菌前，应拭净器械表面的污染物或保护油，器械的锋利尖端用保护套保护，以防碰损；②消毒灭菌时，应根据不同物品选用合适的消毒剂，有关节的器械应将关节打开；③有空腔的器械，应使消毒液能进入腔内；④消毒灭菌液完全浸没器械；⑤手术前所浸泡的器械必须将消毒剂充分清洗干净方能使用，以防微量的消毒剂残留进入眼内，引起不良反应。

（一）含氯消毒剂

1．常用的含氯消毒剂　有健之素、消佳净。它属于高效消毒剂，具有广谱、低毒、腐蚀性强、稳定性差、受有机物影响大等特点。

2．杀菌机制

（1）形成的次氯酸作用于菌体蛋白。

（2）次氯酸分解形成新生态氧，二氧化氯的强氧能力将菌体蛋白质氧化。消毒剂所含的有效氯直接作用于菌体蛋白质。

3．常用消毒方法

（1）浸泡法：低效作用浓度为含有效氯浓度250～500mg/L，作用时间10分钟以上；高效作用浓度为含有效氯浓度2000～5000mg/L，作用时间30分钟以上。

（2）擦拭法：所用药物浓度与作用时间与浸泡法相同。

（3）喷洒法：低效作用浓度为含有效氯浓度1000mg/L，作用时间30分钟以上；高效作用浓度为含有效氯浓度2000mg/L，作用时间60分钟以上。

（4）干粉消毒：对排泄物的消毒，加入干粉，使有效氯达1000mg/L，作用2～6小时。

4．注意事项

（1）粉剂应于阴凉处避光、防潮、密封保存；水剂应于阴凉处避光、密闭保存。所需溶液需现配现用。

（2）配制漂白粉等粉剂溶液时，应戴口罩、手套。

（3）用于消毒餐具，应即时用清水冲洗。

（4）对织物有腐蚀和漂白作用，不应做有色织物的消毒。

（5）pH 随浓度的增高而增高，pH 增高杀菌速度延迟。

（6）未加防锈剂的含氯消毒剂对金属有腐蚀性，不应做金属器械的消毒，加防锈剂的含氯消毒剂对金属器械消毒后，应用无菌蒸馏水冲洗干净，并擦干。

（7）用于污水消毒时，应根据污水中还原性物质含量适当增加浓度。

（8）消毒时，若存在大量有机物时，应提高使用浓度或延长作用时间。

（二）乙醇

1. 常用浓度为 75%，它属于中效消毒剂，主要用于皮肤、物品表面及医疗器械的消毒，具有速效、无毒、对皮肤黏膜有刺激性、对金属无腐蚀性、受有机物影响很大、易挥发、不稳定等特点。

2. 常用消毒方法

（1）浸泡法：低效消毒浓度 75%，作用时间 10 分钟以上。

（2）擦拭法：用浸透 75% 的乙醇的棉球或其他替代物品擦拭被消毒部位，待干。

3. 常用产品及用法：消毒凝胶、免洗手消毒液、免洗外科手消毒剂等用于卫生手消毒及外科手消毒；75% 乙醇用于皮肤及仪器表面消毒。

（三）含碘消毒剂

1. 特点　属于中效消毒剂，常用于皮肤黏膜的消毒，具有速效、低毒、对皮肤无刺激性、受有机物影响大、稳定性好等特点。

2. 常用消毒方法

（1）擦拭法：用浸透含有效碘浓度 0.25%～0.5% 的棉球或其他替代品擦拭被消毒部位皮肤 2～3 遍，待干；用浸透含有效碘浓度 0.05%～0.1% 的棉球或棉签擦拭被消毒黏膜或创面 2～3 遍，作用 3～5 分钟。

（2）冲洗法：用于术前手术眼的结膜囊消毒，予 0.25% 聚维酮碘溶液点眼，停留时间 3～5 分钟后用生理盐水冲洗。

（3）常用产品及用法：0.2% 安尔碘、5% 聚维酮碘溶液用于皮肤消毒；0.25% 聚维酮碘溶液用于结膜囊的冲洗消毒。

3. 注意事项

（1）应于阴凉处避光、防潮、密封保存。

（2）对二价金属制品有腐蚀性，不应做相应金属制品的消毒。

（3）避免与拮抗药物同用。

（4）消毒时若存在有机物，应提高药物浓度或延长消毒时间。

（5）对碘过敏者禁用。

（四）环氧乙烷低温灭菌

1. 原理　主要的作用机制是通过烷基化作用，使菌体蛋白和核酸分子中的巯基、氨基、羧基等发生烷基化反应，同时能抑制微生物多种酶的活性，阻碍微生物的正常代谢，从而致死微生物。

2. 特点

（1）100% 纯环氧乙烷低温灭菌，具有很强的穿透力，灭菌效果保证。

（2）具有完善的物理、化学和生物监测手段。

（3）性能可靠，灭菌质量保证，使用寿命长，其设备运行的消耗成本大多数用户可以接受。

（4）循环时间长，灭菌需要 1 个小时，通风需要 12 小时以上，出炉后即取即用，能满足医院和区域的部分批量供应，但无法满足连台手术器械快速灭菌的需求。

（5）毒性给予过分关注，国产混合气体易泄漏，有造成人员中毒的隐患。

3．适用范围 环氧乙烷穿透力强且不损害所灭菌的物品，故适用于不能用其他灭菌方法灭菌的物品，如光学仪器、电子仪器、精密医疗器械、手术器械、内镜、棉、化纤、塑料制品、木制品、陶瓷及金属制品和一次性使用的诊疗用品等。不适用于食品、液体、油脂类、滑石粉等的灭菌。

4．灭菌前物品的准备

（1）灭菌前确认物品可用此类方法灭菌。

（2）需灭菌的物品必须彻底清洗干净、干燥。

（3）选择合适的包装材料包装物品或器械，如无纺布、皱纹纸、布、通气型硬质容器、聚乙烯等。

（4）放置化学指示卡、生物监测指示剂。

（5）包装好的物品应置于金属网状箩筐内，物品装载量不得超过柜内总体积的 80%。

5．环氧乙烷灭菌物品装载

（1）灭菌柜内装载物品上下左右均应有空隙，物品应放于金属网状篮筐内或金属网架上。

（2）如采用一次性纸塑包装袋，物品放置时每个包装袋的纸面应与前一个包装袋的塑面相对，避免纸面-纸面、塑面-塑面相对而影响灭菌效果。

（3）物品装载量不应超过柜内总体积的 80%。

6．环氧乙烷安全防护原则及注意事项

（1）环氧乙烷易燃易爆，且有一定毒性。使用时必须严格遵守安全守则。

（2）环氧乙烷灭菌器及气瓶或气罐应置阴凉透风处，远离火源和静电、不暴晒。

（3）液体不能直接接触灭菌物品，以免腐蚀破坏。

（4）灭菌后物品必须按照规定的要求以驱除残余环氧乙烷气体，达到安全标准方可使用。

（5）应对环氧乙烷工作人员进行专业知识和紧急事故处理的培训。

（6）在操作过程中，如有头昏、头痛等不适，应离开现场，到空气新鲜处休息。

（7）每年对环氧乙烷工作环境进行空气浓度的监测。

（8）环氧乙烷遇水后可形成有毒的乙二醇，故不可用于食品的灭菌。

7．中毒的紧急处理

（1）吸入环氧乙烷时应立刻离开到空气新鲜处，并对症处理。

（2）眼接触液态环氧乙烷或高浓度环氧乙烷气体至少冲洗眼 15 分钟。

（3）若环氧乙烷喷溅到身上，立即脱下衣服、鞋子，冲洗皮肤至少 10 分钟。沾到环氧乙烷的鞋子须丢弃，衣服必须洗净后才可穿。

（4）尽快就诊。

（五）过氧化氢低温等离子灭菌

1．原理 采用高精度的低温低频等离子发生器，灭菌循环过程中在灭菌舱内生成持续、稳定、活性极强的过氧化氢带电粒子,作用于微生物膜脂、DNA 和其他重要细胞结构,与细菌体内蛋白质和核酸发生反应,扰乱微生物的生存功能,破坏其生命力。

2．特点

(1)灭菌时间短,通常为 55 分钟或者 72 分钟,整个灭菌过程温度低于 50℃。

(2)灭菌器安装简单、容易操作,没有排气。过氧化氢最后的分解产物为水和氧气,无毒。

(3)适合用于连台手术周转快的器械快速灭菌。

(4)过氧化氢等离子的灭菌为氧化灭菌,对物品和精密设备具有腐蚀性,反复使用会影响精密器械的使用寿命。

(5)对灭菌物品的包装有特殊要求,必须使用专用的特卫强灭菌袋及聚丙烯包布,成本高、穿透力弱、对细长导管灭菌效果受影响。

(6)物品装载体腔小,装载量少,不利于大批量物品的供应。

(7)具有完善的物理、化学和生物监测手段。

3．适用范围　金属类如铝、铜、不锈钢、钛等,非金属类如玻璃、陶瓷、聚乙烯、尼龙等。液体如水和液状石蜡、棉花类、布类和纸张等禁用此方法灭菌。

4．灭菌前物品的准备

(1)灭菌前确认物品或器械可用此类方法灭菌。

(2)彻底清洗、干燥所需灭菌的物品、器械。

(3)选择适合的器械盒、包装材料、专用的包内化学指示卡和包外化学指示胶带、生物指示剂。

5．灭菌物品的装载　灭菌物品的装载必须利于过氧化氢气体的穿透,为确保灭菌效果,要严格遵循物品装载的原则。

(1)在灭菌舱中排列物品,确保过氧化氢等离子态气体能环绕周围,切勿堆积器械盒。

(2)将可撕开的灭菌袋分散排列放置,以便灭菌袋的透明面正对着下一个灭菌袋的不透明面。

(3)切勿在器械盒内堆集器械、盒中套盒及在器械盒内包装器械。

(4)切勿使任何物品接触灭菌舱的内壁、门或电极。

(5)在电极与装载物之间应提供 25mm 的空间。

(6)灭菌物品装载完成后,将生物监测放置在灭菌舱下层物品架的左(右)后方。

第三节　手术野的清洁消毒法

一、眼部手术野的清洁消毒法

眼部手术野的清洁消毒共三次:

1．第一次眼部清洗　按眼部冲洗法,由病房或门诊治疗室护士执行。

2．第二次眼部清洗　按眼部冲洗法,患者送到手术室准备间后,进行第二次眼部清洗准备后,用无菌眼包盖住手术眼,以防止污染。

3．眼部消毒　睫毛和睑缘是细菌污染的主要来源,所以,应特别注意做好以上部位的消毒。患者仰卧于手术床上，用 5% 聚维酮碘溶液擦洗睫毛根部和睑缘，然后，以眼部为中心，旋转消毒眼部周围皮肤扩大到面部皮肤。上方达发际，内侧到对侧眼的内眦部，下方到上唇平面，外侧到耳根部，消毒区域呈正方形，共消毒两次。0.25% 的聚维酮碘溶液可滴入结膜囊进行结膜消毒。

二、供黏膜、皮区手术野消毒（唇黏膜移植术、眼睑植皮术）

眼部手术需要取皮肤或口唇黏膜修补眼部缺损区，或取大腿宽筋膜，取材部位须进行消毒。

1. 口唇黏膜的消毒　术前 3 天给患者复方硼砂含漱液漱口，每天三次（饭后），送手术室前再漱口一次。

2. 供皮区的皮肤消毒　手术前一天做好供皮区的皮肤清洁、剃毛。一般供皮区在耳后、上臂内侧、大腿内侧、锁骨上。先用肥皂水清洁皮肤，并剃去毛发。耳后取皮者，剃毛范围应超过供皮区周围 2～3cm，即耳上、耳后的头发应剃去 2～3cm，然后用清水擦洗干净。手术当天用 75% 乙醇消毒供皮区皮肤三遍，然后以消毒纱布、绷带包扎。

取皮前用 5% 聚维酮碘溶液或 75% 乙醇再次消毒供皮区皮肤两次，范围应大于取皮范围。

第四节　术者手的清洁消毒法

医务人员在进行各种操作前后，应进行清洁洗手；在进行外科手术前进行手消毒。包括一般洗手法和外科手消毒。

1. 洗手　用不含抗菌剂的普通肥皂 / 液和流动水洗手，仅能去除手部皮肤污垢、碎屑和部分致病菌的过程。

2. 手消毒　指用含抗菌剂肥皂 / 液清洗或消毒剂擦手的过程。

3. 外科手消毒　消除或消灭暂居菌和减少常驻菌。外科手消毒剂常含有持续抗菌因子。

4. 手消毒剂　用于消除残留于手部皮肤上的细菌，主要攻击目标是常驻致病菌。

5. 抗菌剂　指用于皮肤以减少皮肤细菌数量的抗微生物物质，如乙醇、氯己定、聚维酮碘等。

一、一般洗手法

1. 洗手的目的　去除手上的污垢和暂居微生物。常用方法是用普通肥皂或清洁剂洗手。

2. 洗手法的步骤（六步洗手法）

（1）用流动水弄湿双手，取适量清洗剂或肥皂液于手掌表面揉搓，双手手指并拢，手掌对手掌摩擦。

（2）手掌对手背手指交叉揉搓。

（3）手掌对手掌手指交叉揉搓。

（4）手指背侧在手掌中摩擦。

（5）大拇指在手掌中旋转。

（6）手指尖在手掌中摩擦。

3．注意事项

（1）洗手前取下手上各种饰物，修短指甲，戴好口罩、帽子（不能露出鼻孔及头发），衣袖卷至肘关节上10cm外。

（2）湿润双手，接取洗手液，双手充分揉搓10～15秒，尤其注意指尖、指缝、拇指、指关节、指甲等处的清洁。

（3）由于潮湿，清洗剂常可成为细菌储源，因此液体皂、清洗剂等应瓶装自动取液。

二、外科手消毒

（一）刷手法

手术者先用肥皂或清洗液做一般的洗手，再用无菌毛刷蘸浓肥皂水刷洗手和臂，从指尖到肘上10cm外，把每侧分为从指尖到手腕，从手腕至肘、上臂3个区域依次刷洗，每一区域的左、右侧手臂交替进行。特别注意甲缘、甲沟、指蹼等处的刷洗。一次刷完后，手指朝上肘朝下，用清水冲去手臂上的肥皂水。反复刷洗3遍，共约10分钟。用无菌毛巾从手到肘部擦干手及臂，擦过肘部的毛巾不可再擦手部。

（二）聚维酮碘刷手法

1．肥皂水清洗双手、前臂至肘上10cm。

2．取浸透0.5%聚维酮碘的毛刷刷手，按照从指尖、手掌、手背、腕部、前臂到肘上10cm，双手交替进行，每次刷3分钟，刷2次，共6分钟。

3．取无菌毛巾擦干双手后穿衣戴手套。

（三）美逸柔刷手法

1．取美逸柔TM4%氯己定（洗必泰液）3～5ml按照正规的程序搓揉双手、前臂至肘上10cm，流动水冲洗，共计2次，时间2～3分钟。

2．待手上的水稍干燥后，取美逸柔乳液3～5ml涂抹双手至肘上3cm，无菌毛巾擦干后穿手术衣戴手套。

（四）注意事项

1．凡手部有化脓性病灶者不可擦手。

2．洗手时间与手术时间不宜相隔太长。

3．施行感染性手术后，接着施行非感染性手术，双手必须重新擦洗，浸泡消毒液。洗手后误触未经消毒的物体，应重新洗手。

4．连续进行接台手术时，每台手术后应更换手术衣、手套，再作下一台手术。

第五节　手术室内环境表面和物体消毒法

手术室环境要求物体表面的细菌总数≤5cfu/m³。通过对物体表面进行消毒，将微生物控制在此标准内。

一、地面消毒

当地面无明显污染情况下，通常采用湿式清扫，用清水或清洁剂拖地，每天3次。手术室限制区地面每天手术前后用有效氯浓度为 500mg/L 的含氯消毒剂擦拭。被患者血液、呕吐物、或病原微生物污染时，应根据具体情况，选择消毒方法，对于少量（<10ml）的溅污，可先清洁再消毒；对于大量（>10ml）血液或体液的溅污，应先用吸湿材料去除可见的污染，然后再清洁和消毒。而致病性芽胞污染则用 1000～2000mg/L 的有效氯或含溴消毒剂作用 30 分钟，或有效氯、有效溴浓度为 500mg/L 的消毒剂擦洗拖地或喷洒地面。对结核患者污染的表面，可用含氯消毒剂、含溴消毒剂，0.2% 过氧乙酸消毒擦洗。

二、墙面消毒

受病原微生物污染时，可用化学消毒剂喷雾或擦洗。对细菌繁殖体、肝炎病毒、芽胞污染者，分别用有效氯或有效溴浓度为 250～500mg/L、2000mg/L、2000～3000mg/L 的消毒液喷雾或擦拭处理。墙面消毒高 2～2.5m，一般 50～200ml/ ㎡。

三、物体表面消毒

用有效氯浓度为 200～500mg/L 的消毒剂或 100～200mg/L 的有效溴消毒剂或含有效碘 250～500mg/L 的聚维酮碘，擦拭或喷洒室内物体表面。

第六节 消毒灭菌及环境的卫生学监测

医院应采取集中管理的方式，对所有需要消毒或灭菌后重复使用的医疗器械、器具和物品由消毒供应中心（CSSD）回收、集中清洗、消毒、灭菌和供应。由于部分眼科手术器械非常精细，目前医院条件所限，少量的精密器械仍需在手术室清洗消毒灭菌，但必须与 CSSD 统一管理标准。

一、监测管理

应由专人负责质量监测工作，监测人员须经专业培训，掌握消毒灭菌知识及采样、检验技能。手术室成立医院感染管理小组，在手术室主任、护士长领导及医院感染管理科指导下开展工作，定期（每月）对手术室清洗、消毒及灭菌效果监测工作进行检查，发现问题及时整改，确保清洗、消毒及灭菌工作符合卫生部行业标准。医院感染管理科定期对手术室感染管理质量进行检查，并将检查结果纳入手术室的质控评分体系。

二、手术物品清洗、消毒及灭菌效果监测

（一）清洗质量的监测

1. 器械、器具和物品清洗质量的监测

（1）日常监测：由器械包装人员负责，在检查包装时进行。用目测和（或）借助带光源放大镜检查。清洗后的器械表面及其关节、齿牙应光洁，无血渍、污渍、水垢等残留物质和锈斑。登记不合格器械名称、数量及存在问题，并送返清洗间重新处理。

（2）定期监测：由专人负责。每月一次，每次至少随机抽检 3～5 件待灭菌精细器械、器具的清洗质量。检查方法及内容同日常监测，设专用登记本记录监测结果，资料

保存≥6个月。

2. 清洗消毒器质量的监测

（1）日常监测：每批次监测清洗消毒器的物理参数及运转情况，设专用登记本记录，资料保存≥6个月。

（2）清洗效果监测：常规每年一次，当清洗物品或清洗程序发生改变时随时监测，采用清洗效果测试指示物对清洗消毒器的清洗效果进行监测并记录。监测结果不符合要求时，清洗消毒器应停止使用。清洗消毒器新安装、更新、大修、更换清洗剂及消毒方法、改变装载方法时，应遵循生产厂家的使用说明书或指导手册进行检测，检测合格后方可使用。

（二）消毒质量的监测

1. 湿热消毒　监测、记录每次消毒的温度与时间或 A0 值。消毒后直接使用的诊疗器械、器具和物品，湿热消毒温度应≥90℃，时间≥5 分钟，或 A0 值≥3000；消毒后继续灭菌处理的，其湿热消毒温度应≥90℃，时间≥1 分钟，或 A0 值≥600。湿热消毒方法的温度、时间可参照表 20-1 的要求。

表 20-1　湿热消毒的温度与时间

温度	消毒时间	温度	消毒时间
90℃	≥1 分钟	75℃	≥30 分钟
80℃	≥10 分钟	70℃	≥100 分钟

2. 化学消毒

（1）化学监测：根据消毒剂的种类特点，按要求定期监测消毒剂的浓度、消毒时间和消毒时的温度并记录，结果应符合该消毒剂的使用规定。含氯消毒剂、过氧乙酸等的有效成分浓度每日监测一次，戊二醛的有效成分浓度监测每周不少于 1 次。

1）含氯消毒剂及过氧乙酸有效成分浓度监测方法：使用有效测氯试纸（G-1 型），取一条试纸浸于所测消毒剂内，片刻取出；半分钟内在自然光下与标准色块比较，读出该溶液所含有效成分的浓度值。时间超过 1 分钟，颜色即逐渐消退，应及时读数。

2）注意事项：检测所用浓度监测试纸（卡）应按消毒器械采购和管理，索取有效的生产企业卫生许可证（进口产品无）及卫生部颁发的消毒产品卫生许可批件复印件等证件；并在有效期内使用。

（2）生物监测（染菌量监测）：使用中消毒剂每季度监测一次，其细菌菌落总数≤100cfu/ml，不得检出致病性微生物。灭菌剂每月监测一次，不得检出任何微生物。

1）监测方法：用无菌移液管吸取使用中消毒液 1ml，加入 9ml 含相应中和剂的缓冲液中充分混匀，作用 10 分钟；用无菌吸管分别取 0.5ml 置于 2 个直径为 90mm 的灭菌平皿内，加入已熔化的 45～48℃营养琼脂 16～18ml，边倾注边摇匀，待琼脂凝固，一平板置于（25±1）℃温箱培养 7 日，观察真菌生长情况；另一个平板置于（36±1）℃温箱培养 72 小时，进行菌落计数，同时做致病菌（金黄色葡萄球菌、乙型溶血性链球菌等）的检测。

2）结果计算公式：

$$消毒液染菌量（cfu/ml）= 每个平板上的菌落数 \times 20$$

3）注意事项：倾注时琼脂温度须保持在 45～48℃，温度过高可致细菌死亡，过低则影响倾注效果。

（3）消毒效果监测：消毒后直接使用物品每季度进行监测，每次检测 3～5 件有代表性的物品。接触黏膜的医疗用品，其细菌菌落总数≤20cfu/g 或 100cm²，不得检出致病性微生物；接触皮肤的医疗用品，其细菌菌落总数≤200cfu/g 或 100cm²，不得检出致病性微生物。

3．紫外线消毒效果的监测：

（1）日常监测：使用科室负责日常监测工作，并设立监测登记制度，记录内容：灯管应用时间、累计照射时间和使用人签名等。

（2）紫外线灯管照射强度监测：

1）监测要求：新灯管安装后应进行一次照射强度监测。使用中灯管每半年监测一次。

2）监测方法

① 紫外线辐照计测定法：开启紫外线灯 5 分钟后，将测定波长为 253.7nm 的紫外线辐照计探头置于被检紫外线灯下垂直距离 1m 的中央处，待仪表稳定后，所示数据即为该紫外线灯管的辐照度值。

② 紫外线强度照射指示卡监测法：开启紫外线灯 5 分钟后，将指示卡置于被检紫外线灯下垂直距离 1m 的中央处，有图案一面朝上，照射 1 分钟后（紫外线照射后，图案正中光敏色块由乳白色变成不同程度的淡紫色），观察指示卡色块的颜色，将其与标准色块比较，读出照射强度。

3）结果判定：普通 30W 直管型紫外线灯，新灯辐照强度≥90μW/cm² 为合格，使用中紫外线灯辐照强度≥70μW/cm² 为合格；30W 高强度紫外线新灯的辐照强度≥180μW/cm² 为合格。

4）注意事项：使用强度照射指示卡监测只能粗略测试灯管强度是否高于或低于 70μW/cm² 和 90μW/cm²，不能测出准确的照度值。结果记录方法为：≥90μW/cm²、70～90μW/cm² 或≤70μW/cm²。

（3）生物监测：手术室每月监测一次，当有医院感染爆发，怀疑与医院环境卫生学因素有关时及时进行监测。

（三）灭菌质量的监测

1．基本要求

（1）对压力蒸汽灭菌、干热灭菌及低温灭菌等灭菌质量均采用物理监测法、化学监测法和生物监测法进行，监测结果须符合规定要求。

（2）物理监测不合格的灭菌物品不得发放及使用。并应分析原因进行改进，直至监测结果符合要求。

（3）包外化学监测不合格的灭菌物品不得发放，包内化学监测不合格的灭菌物品不得使用。并应分析原因进行改进，直至监测结果符合要求。

（4）生物监测不合格时，应尽快召回上次生物监测合格以来所有尚未使用的灭菌物品，重新灭菌；并应分析原因进行改进，改进后生物监测连续三次合格后方可使用。

（5）灭菌植入型器械（如硅胶、环扎带等），应每批次进行生物监测。合格后方可发放。

（6）监测所用的化学指示物、B-D 试验包、菌片或一次性标准生物测试包等，应按消毒器械采购和管理，索取有效的生产企业卫生许可证（进口产品无）及卫生部颁发的消毒产品卫生许可批件等证件的复印件；并在有效期内使用。

2. 压力蒸汽灭菌的监测

（1）物理监测：每批次进行。每次灭菌须连续监测并记录灭菌时的温度、压力和时间等灭菌参数。温度波动范围在 +3 以内，时间满足最低灭菌时间的要求，同时应记录所有临界点的时间、温度与压力值。压力蒸汽灭菌器的灭菌参数参照表 20-2 的要求。快速压力蒸汽灭菌所需最短时间参数参照表 20-3 的要求。

表 20-2　压力蒸汽灭菌器灭菌参数

设备类型	物品类型	温度	所需最短时间	压力
下排气式	敷料	121℃	30 分钟	102.9kPa
	器械	121℃	20 分钟	102.9kPa
预真空式	器械、敷料	132～134℃	4 分钟	205.8kPa

表 20-3　快速压力蒸汽灭菌（132℃）所需最短时间

物品种类	灭菌时间	
	下排气式	预真空式
不带孔物品	3 分钟	3 分钟
带孔物品	10 分钟	4 分钟
不带孔 + 带孔物品	10 分钟	4 分钟

（2）化学监测：每包进行。

1）每个灭菌包包外应有化学指示物（粘贴化学指示胶带或包装袋上带有的灭菌标识），灭菌包内的中心部位（最难灭菌部位）放置化学指示卡。如透过包装材料可直接观察包内化学指示卡的颜色变化，则不必放置包外化学指示物。有条件者每灭菌批次在灭菌器排水口上方放置化学指示剂——灭菌过程验证装置（PCD）作为批次化学监测，达到灭菌合格要求后放行。

2）采用快速压力蒸汽灭菌程序时，直接将一片包内化学指示物置于待灭菌物品旁进行化学监测。

3）结果判定：包外化学指示物及包内化学指示卡颜色均变至规定的条件，判为灭菌合格，若其中之一未达到规定的条件，则灭菌过程不合格。

（3）生物监测：每周一次。紧急情况灭菌植入型器械时，可在生物 PCD 中加用 5 类化学指示物。5 类化学指示物合格可作为提前放行的标志，生物监测结果及时通报使用部门。采用新的包装材料和方法进行灭菌时须进行生物监测。

1）监测方法：将嗜热脂肪杆菌芽胞菌片制成标准生物测试包或生物 PCD，或使用一次性标准生物测试包，对灭菌器的灭菌质量进行生物监测。

① 标准测试包制作方法：由 16 条 41cm×66cm 的全棉手术巾制成，将每条手术巾的长边先折成 2 层，然后叠放，制成 23cm×23cm×15cm 大小的测试包，将生物指示物置于

标准测试包的中心位置。

② 具体监测方法：将标准测试包置于灭菌器排气口的上方或生产厂家建议的灭菌器内最难灭菌的部位。经过一个灭菌周期后，在无菌条件下取出标准测试包的指示菌片，投入溴甲酚紫葡萄糖蛋白胨水培养基中，经（56±1）℃培养 7 天（自含式生物指示物按产品说明书执行），观察培养结果。

③ 结果判定：阳性对照组培养阳性，阴性对照组培养阴性，试验组培养阴性，判定为灭菌合格。阳性对照组培养阳性，阴性对照组培养阴性，试验组培养阳性，则灭菌不合格；同时应进一步鉴定试验组阳性的细菌是否为指示菌或是污染所致。

2）小型压力蒸汽灭菌器生物监测方法

① 小型压力蒸汽灭菌器因一般无标准生物监测包，应选择灭菌器常用的、有代表性的灭菌包制作生物测试包或生物 PCD，置于灭菌器最难灭菌的部位，且灭菌器应处于满载状态。生物测试包或生物 PCD 应侧放，体积大时可平放。

② 采用快速压力蒸汽灭菌程序进行生物监测时，应直接将一支生物指示物，置于空载的灭菌器内，经一个灭菌周期后取出，规定条件下培养，观察结果。

（4）B-D 试验：预真空（包括脉动真空）压力蒸汽灭菌器每日开始灭菌运行前应进行 B-D 测试，B-D 测试合格后方可使用。B-D 测试失败，应及时查找原因进行改进，重新监测合格后方可使用。

（5）灭菌器新安装、移位和大修后的监测：预真空（包括脉动真空）压力蒸汽灭菌器应进行 B-D 测试并重复三次，连续监测合格后，再进行物理监测、化学监测和生物监测。物理监测、化学监测通过后，生物监测应空载连续监测三次，合格后方可使用。小型压力蒸汽灭菌器生物监测应满载连续监测三次，合格后方可使用。

3. 干热灭菌的监测

（1）物理监测：每灭菌批次均应进行物理监测。将多点温度检测仪的多个探头分别放于灭菌器各层内、中、外各点，关好柜门，引出导线，由记录仪中观察温度上升与持续时间。温度在设定时间内均达到预置温度，则物理监测合格。

（2）化学监测：每包进行。每一灭菌包外应使用包外化学指示物，每一灭菌包内应使用包内化学指示物，并置于最难灭菌的部位。对于未打包的物品，应使用一个或者多个包内化学指示物，放在待灭菌物品附近进行监测。经过一个灭菌周期后取出，据其颜色的改变判断是否达到灭菌要求。

（3）生物监测：每周一次。将枯草杆菌黑色变种芽胞菌片制成标准生物测试包，置于灭菌器内最难灭菌的部位，对灭菌器的灭菌质量进行生物监测，并设阳性对照和阴性对照。

1）具体监测方法：将枯草杆菌芽胞菌片分别装入无菌试管内（1 片 / 管）。灭菌器与每层门把手对角线内，外角放置 2 个含菌片的试管，试管帽置于试管旁，关好柜门，经过一个灭菌周期后，待温度降至 80℃时，加盖试管帽后取出试管。在无菌条件下，加入普通营养肉汤培养基（5ml/ 管），（36±1）℃培养 48 小时，观察初步结果，无菌生长管继续培养至第 7 日。

2）结果判定：阳性对照组培养阳性，阴性对照组培养阴性，若每个指示菌片接种的肉汤管均澄清，判定为灭菌合格。若阳性对照组培养阳性，阴性对照组培养阴性，而指示菌片之一接种的肉汤管混浊，判为不合格；对难以判定的肉汤管，取 0.1ml 接种于营养琼脂平板，用灭菌 L 棒或接种环涂匀，置(36±1)℃培养 48 小时，观察菌落形态，并做涂片染色镜检，判断是否有指示菌生长，若有指示菌生长，判为灭菌不合格；若无指示菌生长，判为灭菌合格。

4. 环氧乙烷灭菌的监测

(1)物理监测：每批次进行。每次灭菌应连续监测并记录灭菌时的温度、压力和时间等灭菌参数。灭菌参数符合灭菌器的使用说明或操作手册的要求。

(2)化学监测：每包进行。每个灭菌物品包外应使用包外化学指示物，作为灭菌过程的标志；每包内最难灭菌位置放置包内化学指示物，通过观察其颜色变化，判定是否达到灭菌合格要求。

(3)生物监测：每批次进行。用枯草杆菌黑色变种芽胞置于常规准生物测试包内，置于灭菌器内最难灭菌的部位，对灭菌器的灭菌质量进行生物监测，并设阳性对照和阴性对照。

1)常规生物测试包的制备：取一个 20ml 无菌注射器，去掉针头，拔除针栓，将生物指示剂放入针筒内，带孔的塑料帽应朝向针头处，再将注射器的针栓插回针筒（注意不要碰及生物指示物），之后用一条全棉小毛巾两层包裹，置于纸塑包装袋中，封装。

2)具体监测方法：将常规生物测试包放在灭菌器内最难灭菌的部位（整个装载灭菌包的中心部位）。经过一个灭菌周期后，立即将生物指示物取出，(36±1)℃培养 7 天（自含式生物指示物按产品说明书执行），观察培养基颜色变化。同时设阳性对照和阴性对照。

3)结果判定：阳性对照组培养阳性，阴性对照组培养阴性，试验组培养阴性，判定为灭菌合格。阳性对照组培养阳性，阴性对照组培养阴性，试验组培养阳性，则灭菌不合格；同时应进一步鉴定试验组阳性的细菌是否为指示菌或是污染所致。

(4)注意事项：灭菌器新安装、移位、大修、灭菌失败、包装材料或被灭菌物品改变，应对灭菌效果进行重新评价，包括物理监测、化学监测和生物监测。重复监测三次，合格后方可使用。

5. 过氧化氢等离子灭菌的监测

(1)物理监测：每批次进行。每次灭菌应连续监测并记录每个灭菌周期的临界参数如舱内压、温度、过氧化氢的浓度、电源输入和灭菌时间等灭菌参数。灭菌参数符合灭菌器的使用说明或操作手册的要求。

(2)化学监测：每个灭菌物品包外应使用包外化学指示物，作为灭菌过程的标志；每包内最难灭菌位置放置包内化学指示物，通过观察其颜色变化，判定是否达到灭菌合格要求。

(3)生物监测：每天至少进行一次灭菌循环的生物监测。监测方法应符合国家的有关规定，可参照生产厂家的产品说明书执行。

(4)注意事项：灭菌器新安装、移位、大修、灭菌失败、包装材料或被灭菌物品改变，应对灭菌效果进行重新评价，包括物理监测、化学监测和生物监测。重复监测三次，合格后方可使用。

(四)质量控制过程的记录与可追溯要求

1.建立清洗、消毒、灭菌操作的过程记录,内容包括:

(1)留存清洗消毒器和灭菌器运行参数打印资料或记录。

(2)记录灭菌器每次运行情况,包括灭菌日期、灭菌编号、批次号、装载的主要物品、灭菌程序号、主要运行参数、操作员签名或代号,及灭菌质量的监测结果等,并存档。

2.对清洗、消毒、灭菌质量的日常监测和定期监测进行记录。

3.记录应具可追溯性,清洗、消毒监测资料保存≥6个月,灭菌质量监测资料保存≥3年。

4.灭菌标识的要求

(1)灭菌包外应有标识,内容包括物品名称、检查打包者姓名或编号、灭菌器编号、批次号、灭菌日期和失效日期。

(2)使用者应检查并确认包内化学指示物是否合格、器械干燥、洁净等,合格后方可使用。同时将包外标识粘贴于患者手术护理记录单上。

(3)各科室应建立持续质量改进制度及措施,发现问题及时处理,监测结果不符合要求时,应及时分析原因,制定并落实整改措施。

三、医院环境卫生学监测

(一)监测要求

1.监测内容　环境卫生学监测包括对空气、物体表面和手部微生物学的监测;洁净手术室、洁净准分子手术室等洁净用房每日通过净化自控系统进行机组监控。

2.监测频率　手术室、准分子手术室、供应室无菌区、治疗室、换药室等重点部门每月监测,当有医院感染爆发或流行,怀疑与医院环境卫生学因素有关时及时进行监测。

(二)监测方法及卫生标准

1.洁净室静态空气监测方法与标准

(1)采样时间:清洁、消毒后,净化空调系统达到自净时间并处于开启状态,室内无其他工作人员。

(2)监测人员要求:穿洁净服,戴口罩、帽子,手卫生。手臂及头不可越过培养皿上方,行走及放置动作要轻,尽量减少空气流动状态的影响,皿盖应扣放,避免二次污染。

(3)布点顺序:从房间最靠里的点开始打开,最后打开门附近的点,然后人员撤出。收取培养皿的顺序相反,从门附近的培养皿开始合皿盖,最先布置的皿最后合盖,沉降时间略有差别。

(4)空白对照:第一次对照为培养皿对照,每监测批次中取1个培养皿做对比试验,培养皿不打开直接培养,用于检测培养皿是否合格。第2次对照为操作对照,每室或每区(同一洁净级别)取1个培养皿,对操作过程做对照试验,方法是模拟采样操作过程,但培养皿打开后立即封盖。两次对照结果都必须为阴性。整个操作应符合无菌操作的要求。

(5)布点高度:室内地面至0.8m间的任意高度,如有固定设备、仪器(如手术床等),可放置在设备上。9cm直径的普通营养琼脂平板在采样点暴露30分钟后送检。

(6)布点位置及数量:测试皿、对照皿在洁净间内均匀布置即可。注意:乱流洁净室

应尽量避开高效送风口正下方,同时避开障碍物。具体布点数量及位置如下:

1)局部百级,周围千级:手术区布放 5 点(双对角布点),周边区布放 8 点(每边内 2 点)(图 20-1)。

2)局部千级,周围万级:手术区布放 3 点(对角布点),周边区布放 6 点(长边内 2 点,短边内 1 点)(图 20-2)。

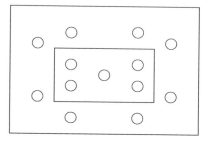 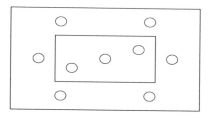

图 20-1　局部百级,周围千级　　　　　图 20-2　局部千级,周围万级

3)局部万级,周围十万级:手术区布放 3 点(对角布点),周边区布放 4 点(每边内 1 点)(图 20-3)。

4)十万级:布放 5 点(避开送风口正下方)(图 20-4)。

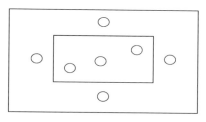 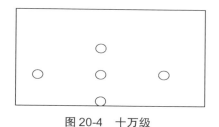

图 20-3　局部万级,周围十万级　　　　　图 20-4　十万级

5)三十万级:面积>30m² 布放 4 点,面积≤30m² 布放 2 点(避开送风口正下方)(图 20-5)。

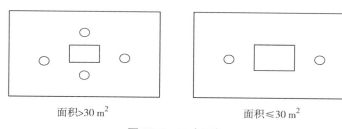

面积>30 m²　　　　　　　　面积≤30 m²

图 20-5　三十万级

(7)暴露时间及送检时限:9cm 直径的普通营养琼脂平板在采样点暴露 30 分钟后收起,在 6 小时内送检,细菌室接到标本后应立即放入温箱内培养,48 小时后进行菌落计数和致病菌检验。

(8)标本监测:培养皿在 37℃培养 48 小时后,进行菌落计数和致病菌检验。

(9)洁净室空气细菌菌落总数标准(表 20-4)。

表 20-4　洁净室空气细菌菌落总数标准

等级	手术室名称	沉降法（浮游法）细菌最大平均浓度		表面最大染菌密度（/cm²）	空气洁净度级别	
		手术区	周边区		手术区	周边区
I	特别洁净手术室	0.2 个/（30 分钟×90 皿）（5/m³）	0.4 个/（30 分钟×90 皿）（10/m³）	5	100 级	1000 级
II	标准洁净手术室	0.75 个/（30 分钟×90 皿）（25/m³）	1.5 个/（30 分钟×90 皿）（50/m³）	5	1000 级	10 000 级
III	一般洁净手术室	2 个/（30 分钟×90 皿）（75/m³）	4 个/（30 分钟×90 皿）（150/m³）	5	10 000 级	100 000 级
IV	准洁净手术室	5 个/（30 分钟×90 皿）（175/m³）		5	300 000 级	

备注：a. 浮游法的细菌最大平均浓度采用括号内数值。细菌浓度是直接所测的结果，不是沉降法和浮游法互相换算的结果。

b. I 级眼科专用手术室周边区按 10 000 级要求。

c. 表面最大染菌密度（单位：/cm²）推荐采用涂抹法，每次采样面积为 100cm²。

d. 各级别的洁净室均不得检出金黄色葡萄球菌及溶血性链球菌。

2. 非洁净室空气采样方法及标准。

（1）采样时间：消毒处理后与进行医疗活动之前。采样前，关好门、窗，在无人走动的情况下，静置 10 分钟进行采样。

（2）监测人员要求：穿工作服（手术室、供应室无菌区等 II 类环境穿室内服），戴口罩、帽子，手卫生。手臂及头不可越过培养皿上方，行走及放置动作要轻，皿盖应扣放，避免二次污染。

（3）采样高度：与地面垂直高度 80～150cm。

（4）布点方法：室内面积 ≤30m²，在对角线上取 3 点，即中心一点、两端各距墙 1m 处各取一点；室内面积 >30m²，设东、西、南、北、中 5 点，其中东、西、南、北 4 点均距墙 1m。从房间最靠里的点开始打开，最后打开门附近点的皿盖，然后人员撤出。收取培养皿的顺序相反，从门附近的培养皿开始合上皿盖，最先布置的皿最后合盖，沉降时间略有差别。

（5）暴露时间：用 9cm 直径普通营养琼脂平板在采样点暴露 5 分钟后送检培养。如果是在晚上采样，则样品应保存于 4℃冰箱内，次日上午送细菌室。细菌室接到标本后应立即置于温箱内培养，48 小时后进行菌落计数和致病菌检验。暴露方法如图 20-6 所示。

结果判定：II 类区域空气细菌总数 ≤200cfu/m³。III 类区域空气细菌总数 ≤500cfu/m³。且各类型的区域均不得检出金黄色葡萄球菌及溶血性链球菌。

3. 物体表面监测

（1）采样时间：消毒处理后 4 小时内。

（2）采样方法：被采样面积 <100cm²，取全部表面；

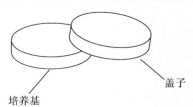

盖子

培养基

图 20-6　暴露方法

如采样面积≥100cm²，用 5cm×5cm 的标准灭菌规格板，放在被检物体表面，连续采样 4 个位置（不可重叠），用浸有含相应中和剂的无菌洗脱液的棉拭子 1 支，在规格板内横竖往返均匀涂抹各 5 次，并随之转动棉拭子，剪去手接触部位后，将棉拭子投入 10ml 含相应中和剂的无菌洗脱液试管内。不规则的物体表面，用棉拭子直接涂抹采样。

（3）注意事项：送检时间不得超过 6 小时，如样品保存于 4℃，则不得超过 24 小时。消毒后采样应根据消毒剂的种类加入相应的中和剂。

（4）结果判定：Ⅰ、Ⅱ类区域细菌总数≤5cfu/cm²，Ⅲ类区域≤10cfu/cm²，Ⅳ类区域≤15cfu/cm²，且各类区域均未检出致病菌为消毒合格。

4．手部微生物学监测

（1）采样时间：在接触患者、进行诊疗活动前采样。

（2）采样方法：被检者伸出双手，五指并拢，检查者用浸有含相应中和剂的无菌洗脱液浸湿的棉拭子在双手指曲面从指跟到指端往返涂抹 2 次，一只手涂抹面积约 30cm²，涂抹过程中同时转动棉拭子；将棉拭子接触操作者部分剪去，投入 10ml 含相应中和剂的无菌洗脱液试管内，及时送检。

（3）检测方法

1）细菌总数检测：将采样管在混匀器上震荡 20 秒或用力振打 80 次，用无菌吸管吸取 0.1ml 待检样品接种于灭菌平皿中，每一样本接种 2 个平皿，平皿内加入已熔化的 45～48℃的培养琼脂 15～18ml，边倾注边摇匀，待琼脂凝固，置（36±1）℃温箱培养 48 小时，计数菌落数。细菌菌落总数计算方法：

细菌菌落总数（cfu/cm²）= 平板上菌落数×稀释倍数 / 采样面积（cm²）

2）细菌种类鉴定：将无菌增菌肉汤培养液试管置于（36±1）℃温箱培养 24～48 小时。若无菌增菌肉汤培养液试管混浊，应根据实际情况选择血平板、中国蓝平板、双 S 平板、麦康凯平板或各种商用快速筛选平板进行细菌接种。接种后将平板置于（36±1）℃温箱培养 24～48 小时，挑取可疑菌落进行微生物鉴定，必要时做药敏或分子生物学分型。

（4）结果判定：卫生手消毒后的细菌总数应≤10cfu/cm²；外科收消毒的细菌总数应≤5cfu/cm²。

（5）注意事项

1）应根据手卫生所用方法（消毒剂种类），选择含相应中和剂的无菌洗脱液。

2）倾注时温度必须控制在 45～48℃，温度过高可致细菌死亡，过低则影响倾注效果。

3）当怀疑医院感染爆发或流行与手的传播有关时，监测目的在于考察实际工作中医务人员手卫生状况，虽然同样在接触患者前或进行诊疗活动前采样，但医务人员不一定进行了手卫生。

4）当怀疑医院感染爆发或流行与手的传播有关时，采样用的洗脱液改为无菌肉汤增菌液，目标微生物的监测只能定性不能定量。

5）血平板适合大多数细菌和真菌生长；中国蓝平板可筛选革兰阴性杆菌；双 S 平板可筛选沙门菌和志贺菌；麦康凯平板可筛选革兰阴性非发酵菌。

（三）监测结果超标的处理

当监测结果超标时，监控人员应及时分析结果超标的可能原因，根据可疑原因做出相应处理。首先，回忆采样过程是否存在污染，如存在，则重复采样检测；如不存在，应到现场查看设施和每个操作环节, 询问相关人员的日常操作方法, 检查操作记录, 判断是否存在问题, 如存在问题, 应采取措施改进操作流程, 再重复采样检测; 如不存在问题, 可重复采样进行检测。

第七节 手术室的感染管理制度

一、手术室的医院感染管理制度

(一) 健全和落实手术室各项工作规章制度及严格的工作流程

手术室制定并督导医务人员严格遵守各项工作规章制度和操作规程。手术室工作人员及实施手术的医生应具备手术室医院感染预防与控制方面的知识; 了解洁净手术室的工作原理和环境要求, 熟悉各级手术间手术适用情况, 正确使用手术间; 感染手术只能安排在负压洁净手术间进行手术。

(二) 加强人流、物流的管理

1. 严格控制人员的进出

(1) 手术室设专职门卫, 负责监督手术人员换鞋、更换手术室专用的衣帽及口罩, 按手术通知单的人员严格控制人员的进出, 每台手术的助手不能超过 2 人, 与手术无关的人员禁止进入手术室。

(2) 严格控制参观手术人数, 手术室护士长负责接待安排参观人员。

(3) 开展特殊手术及教学观摩手术参观人数多时, 手术室护士长负责安排参观人员在指定地方观看手术现场录像直播。

(4) 参观手术室建设和管理者, 经医务科审批同意后, 在手术室护士长陪同下只允许在洁净走廊参观, 不得进入正在施行手术的房间参观。

2. 加强区域管理, 严格洁污分流

手术室区域功能标识清晰, 严格执行洁净手术室"三线"通道, 一是工作人员进出通道; 二是患者的进出通道; 三是器械敷料污物出口通道。手术室门、分区隔断门保持关闭状态。

3. 进入手术室的新设备、仪器必须清洁处理后方可进入手术室, 物品、药品必须拆除外包装后才可进入洁净区。

(三) 保持手术室间的"相对密闭状态"

手术室间的物品相对固定, 术中所需的物品在术前准备齐全, 减少工作人员进出室间的次数; 参观者在指定的手术室间参观, 禁止互串手术间, 尽量避免走动及开门, 参观过程中接受手术间工作人员的监督管理。手术进行时关闭室间大门, 严禁打开通往外走廊的门。

(四) 控制洁净手术室间的温湿度

洁净手术室间温度维持在 22～25℃; 相对湿度 40%～60%; 护士可根据手术医生和患者的需要随时调节, 保证室间的恒温恒湿。

(五) 加强消毒隔离管理

1. 手术器械及物品必须一用一灭菌, 首选压力蒸汽灭菌法。

2．可复用的医疗器械用后密闭保存，运送至消毒供应中心集中处理。特殊器械需要在手术室清洗灭菌的必须遵循清洗→消毒→干燥→检查与保养→灭菌的程序严格处理。

3．隔离患者手术通知单上注明感染情况，严格隔离管理。术后器械密闭保存，标明感染性疾病名称，运送至消毒供应中心集中处置，手术间严格终末消毒。参加感染手术的人员，不能进入其他手术间。

4．特殊感染（如朊病毒、气性坏疽或突发原因不明的传染病病原体）污染的器械用品，应双层封闭包装，标明感染性疾病名称，由消毒供应中心单独回收特殊处理。

5．一次性使用无菌医疗用品，拆除外包装后，方可移入无菌物品存放间。

6．医务人员必须严格遵守消毒灭菌制度和无菌技术操作规程。

7．接送患者的平车、轮椅定期消毒，车上物品保持清洁。接送隔离患者的平车应专车专用，用后严格消毒。

（六）加强清洁卫生管理

手术室的清洁工作应在每天手术结束后在净化空调系统运行时进行，直至清洁、消毒工作完成。手术结束后立即清出所有污染物及垃圾，减少污物在室内停留时间，并对室间所有物品表面进行彻底清洁；被患者血液、体液、分泌物等污染时用消毒液擦拭消毒；负压手术室每次手术结束后应当进行负压持续运转 30 分钟后在进行清洁擦拭。Ⅰ～Ⅱ级用房的运转时间为清洁、消毒工作完成后 20 分钟；Ⅲ～Ⅳ级用房的运转时间为清洁、消毒工作完成后 30 分钟。

（七）加强环境卫生学及消毒灭菌效果监测

医院感染管理科指定专人每月对手术室进行空气、物体表面、工作人员手及使用中消毒液、各种灭菌物品、各种灭菌器效果进行监测，发现问题及时分析原因，提出整改措施。

二、手术部位感染预防与控制制度

（一）手术前

1．患者术前必须完成入院常规检查，检查结果有异常时主管医生应指导患者到综合医院相关专科诊治或请外院专家会诊，待病情好转或稳定后再行手术治疗。

2．有效控制糖尿病患者的血糖水平，尤其避免术前高血糖。

3．择期手术患者应待手术部位以外感染愈合后再行手术。

4．术前一天患者做好全身清洁，如洗头、洗澡、剪指甲等。

5．术前 1～2 天患眼滴抗生素眼药。

6．术前常规冲洗双眼泪道，无分泌物。

7．术前彻底冲洗结膜囊及眼周皮肤。

8．手术人员严格按照《医务人员手卫生管理制度》进行外科手消毒。

9．有明显皮肤感染或者感冒、流感等呼吸道疾病的工作人员，未治愈前不宜参加手术。

（二）手术中

1．手术中严格遵守无菌技术操作原则和手卫生规范。

2．术野消毒符合手术要求。

3．有预防用药指征者，应在手术前 30 分钟或麻醉诱导期静脉给药。手术时间超过 3 小时、或超过所用药物半衰期、或失血量超过 1500ml，术中应追加一次预防用药。

4.保持手术间的正压通气(感染手术负压)及手术室门关闭,环境表面清洁,最大限度减少人员数量及流动。

5.确保使用的手术器械、物品达到灭菌水平。

(三)手术后

1.接触患者术眼及敷料前后均应洗手或手消毒。

2.换药操作应严格遵守无菌技术操作原则。

3.术后应启用新的滴眼剂,不得使用术前已开启的滴眼剂。

三、感染手术及传染病的消毒隔离制度

(一)一般感染手术的消毒隔离制度

1.主管医生应在手术通知单上注明感染的种类。

2.感染手术一般安排在负压手术间。与手术无关的仪器、物品不能放在手术间。

3.在专用洗眼间进行术前洗眼,所有用过的物品严格按照感染性医疗废物处理。

4.手术床单位使用一次性床单、头套,在患者的头、肩膀下方垫一无纺布,使用一次性敷料及手术大衣。所有仪器的脚踏应套防渗透的套。

5.所有工作人员按职业防护要求做好个人防护,有条件的手术人员应穿具有防渗漏作用的一次性手术大衣、鞋套。

6.手术间门口在显眼处挂隔离标志。

7.控制手术间的人员流动,术前巡回护士备齐术中所需物品,避免进出手术间。

8.术后手术器械注明感染的类型,用密闭箱送消毒供应中心处理。

9.手术完毕后继续运行负压系统30分钟后进行手术间的清洁处理:

(1)明显的血迹、分泌物污染的地面或墙壁:用含有效氯浓度2000mg/L的消毒液拖地面、抹墙壁。

(2)手术仪器、手术台、手术床、手术灯等:用含有效氯浓度1000~2000mg/L的消毒液抹拭。

(二)特殊感染手术的消毒隔离制度

1.主管医生应在手术通知单上注明感染的种类。

2.特殊感染手术应安排在负压手术间。与手术无关的仪器、物品不能放在手术间。

3.术前洗眼在专用洗眼间,所有用过的物品应放入双层密封塑料袋严密包裹或容器中密闭后进行焚烧处理。

4.工作人员按职业防护要求做好个人防护。

5.手术间门口在显眼处挂隔离标志。

6.严格控制手术间的人员及人员流动,术前巡回护士备齐术中所需物品,避免进出手术间。

7.术中使用过的敷料、引流液、冲洗液、切除组织和脏器等,应集中放置于无渗漏的袋或容器中。

8.术后手术人员脱去手术衣、手套或隔离衣后,必须用聚维酮碘或含氯消毒剂浸泡双手,在手术间门口更换清洁鞋方能外出,并经沐浴,更换口罩和帽子后方可参加其他工作。

9. 手术器械、物品的处理

（1）术中使用的可重复使用的器械、物品应先消毒后再按一般器械的处理流程进行处理。

（2）朊病毒污染的器械、器具和物品，根据待消毒物品的材质采用 10 000mg/L 的含氯消毒剂或 1mol/L 氢氧化钠溶液擦拭或浸泡消毒，至少作用 15 分钟，并确保所有污染表面均接触到消毒剂。为防止环境和一般物体表面污染，宜采用一次性塑料薄膜覆盖操作台，操作完成后按特殊医疗废物焚烧处理。气性坏疽污染的器械、器具和物品可采用含氯消毒剂 1000～2000mg/L 浸泡消毒 30～45 分钟，有明显污染物时应采用含氯消毒剂 5000～10 000mg/L 浸泡消毒≥60 分钟，然后按规定清洗、灭菌。原因不明的感染类手术器械的处理按当时卫生部门颁发的相关规定进行处理。

（3）术中使用过的敷料、病变组织放入双层密封塑料袋严密包裹或容器中密闭后进行焚烧处理。

（4）术中用过的布类，必须经含有效氯 2000mg/L 的消毒剂浸泡消毒 2 小时后或用清洁布单严密包裹后送洗衣中心统一处理。条件允许的医院，建议使用一次性布类及物品，手术结束后布类作焚烧处理。

10. 物体表面的消毒　及时进行物体表面消毒，采用 0.5% 过氧乙酸或 500mg/L 含氯消毒剂擦拭。

11. 环境的处理

（1）有明显污染时，随时消毒，采用 0.5% 过氧乙酸或 1000mg/L 含氯消毒剂擦拭。

（2）手术结束可采用 3% 过氧化氢按照 20ml/m³ 气溶胶喷雾，5% 过氧乙酸溶液按照 2.5ml/m³ 气溶胶喷雾，湿度为 20%～40%。

12. 污染物的处理

（1）引流液、冲洗液，按 1∶5 加入含氯消毒剂干粉拌均匀后静置 2～6 小时后弃去。

（2）卫生工具专用，经严格消毒处理后方可供下次使用。

13. 层流净化系统的处理

（1）排风口的过滤网在术后应立即进行更换。

（2）更换过滤网人员应严格做好个人防护，穿隔离服、防护鞋，戴防护口罩、防护手套，取下污染过滤网，用含有效氯浓度 2000～3000mg/L 的含氯消毒剂喷洒消毒 2 小时后，用双层医疗废物专用袋密封由专人收集，交医疗废物中心。处置完毕，脱下防护用物，装入双层医疗废物袋，用 2000～3000mg/L 含氯消毒剂浸泡消毒 2 小时后，交医疗废物处置中心。

（3）换下污染过滤网后，准备臭氧发生器，置入手术间，关闭手术间门，任何人不得进入，打开臭氧发生器。

（4）开启空调机组，关闭新风、排风，开启臭氧发生器循环消毒 45 分钟。

（5）关闭臭氧消毒，打开新风，开启排风运行 1 小时后人员方可进入手术间。

（6）用含有效氯浓度 2000～3000mg/L 的含氯消毒剂擦洗消毒排风口。

（7）污染的环境、物品处置后，工作人员穿清洁服装，换上新的过滤网。

（8）操作过程中，应防止污染物品污染到清洁物品，发生交叉感染，做到洁污分开。

14. 该手术间应标明严密隔离标志，消毒处理 3 天后方能安排手术。

第二十一章

手术室人员的培训

手术室是眼科手术治疗的重要场所，随着眼科的发展和治疗观念的改变，各种医疗设备不断更新，新的治疗手段不断普及，对手术室人员的专业素质和专业技能的要求也越来越高。因此，手术室也建立一套完整的培训方案，加强对各层级护士的专业培训。

第一节　进修护士的培训

手术室进修护士的培训方案见表21-1。

表21-1　手术室进修护士的培训方案

一、培训目的	根据进修护士不同的需求和学习的侧重点安排学习计划和进度，通过针对性、循序渐进的培训，达到预期的目的 1. 培养良好的专业素质，在专科理论和技能方面有较大的提高 2. 熟练掌握眼科常见手术的巡回配合，掌握选修专科手术的配合特点及相关的理论知识 3. 了解手术室的各项常规工作 4. 了解或掌握手术室的管理方法 5. 及时学习新技术、新业务
二、培训方法	1. 医院集中进行岗前培训，主要介绍医院的概况，对进修人员的要求等 2. 进修护士到岗后，手术室安排二天进行岗前培训 3. 制订具体的带教计划，由专人负责，采用一对一的带教方式 4. 定期组织理论授课 5. 进修结束前进行考核及总结 6. 征求对带教工作的意见及建议
三、培训内容	1. 岗前培训 (1) 介绍手术室的基本情况，如人员、设备等 (2) 手术室的环境、布局 (3) 无菌物品室各种无菌物品的放置位置、用途，取放无菌物品的要求 (4) 对进修护士的要求，如礼仪规范、纪律要求等 (5) 手术间物品规范放置的要求 (6) 手术室工作制度及工作指引

续表

三、培训内容	（7）消毒隔离制度 （8）手术室查对制度及安全管理 （9）手术床的性能及操作指引 （10）各种贵重精密仪器的使用、灭菌方法及保养，如：显微镜、内镜、泪道浚通仪、眼内激光内镜等 2．临床实践：以一对一带教方式，主要学习： （1）眼科常见手术的术前准备 （2）眼科常见手术（如青光眼手术、玻璃体手术、眼眶手术等）的物品准备 （3）眼科各种常见器械、显微器械、精密仪器的用途、保养 （4）眼科常见手术的巡回配合 （5）眼科常见仪器（如玻璃体切割仪、超声乳化机、冷冻仪、激光机）的工作原理，使用方法、注意事项 （6）快速高压蒸汽灭菌锅及环氧乙烷灭菌锅的操作流程 （7）眼科常用敷料的名称、用途、折叠方法 （8）了解术后器械的正确清洗流程、保养及包装要求等 （9）感染手术物品的清洁、消毒与灭菌 （10）根据进修护士不同的需求和学习的侧重点，主要是强化所选专科手术的配合、仪器的使用、保养、特别是专科手术中较复杂手术的配合。同时，加强新技术和新业务知识的学习 3．理论授课 （1）参加医院组织的进修护士的理论培训 （2）层流手术室的概念、分级、分区等相关知识 （3）手术室常用的灭菌方法、原理、适应范围及注意事项 （4）各种消毒灭菌包装材料、消毒灭菌指示胶带或指示剂的选择方法以及消毒灭菌效果的判断方法 （5）手术缝线的种类、性能及应用范围 （6）眼科常见疾病的手术禁忌证、适应证、常用手术方法及相关知识 （7）手术过程中患者病情的观察内容 （8）玻璃体手术辅助特殊器械的种类、特点和用途，眼内填充物的种类和用途 （9）门诊常见手术术后的健康教育内容 （10）职业安全防护的相关内容及职业暴露事件的处理流程
四、考核及鉴定	1．进修6周内，考核专科基础操作如显微镜的使用，泪囊鼻腔吻合术的物品准备等 2．进修结束前进行专科理论考核及手术配合的考核 3．进行学习鉴定，首先由进修生本人填写自我鉴定，再由带教老师、护士长根据进修期间的表现填写科室意见，最后由护理部及医务科印证 4．征询带教意见

第二节　新护士的培训

新护士是指新毕业或毕业后从事其他非手术室护理专业，刚转入手术室工作的护士。轮科护士一般都有眼科临床工作经验，具有较扎实的眼科理论知识，已掌握眼科专科技术操作及基础护理操作。新护士的具体培训方案见表21-2。

表21-2 手术室新护士的培训方案

一、培训目标	通过一年的培训,加强新护士对护理工作重要性的认识,进一步巩固专业思想,培养自尊、自强、自爱的思想品德,全心全意为患者服务,忠于职守,勤于思考,刻苦钻研专科业务,成为一名理论基础扎实,技术操作过硬的合格的手术室护士
二、具体要求	1. 遵守医院及科室的各项规章制度,服从工作安排,尊敬老师、团结同事,工作踏踏实实、任劳任怨、关心爱护患者 2. 每月书写学习心得、工作感言一篇 3. 1个月内熟悉医院及科室的各项规章制度及工作职责 4. 2个月内能独立完成手术前准备的配合工作 5. 3个月内熟悉各种眼科手术器械的名称及用途,器械的清洗及保养,各种器械适合的灭菌方式及各种灭菌炉的使用方法 6. 1年内熟练掌握眼科常见手术的配合工作,基本掌握急诊手术的处理,初步具有应急抢救能力 7. 熟练掌握基础护理技术操作,如:无菌技术操作、肌注、静脉注射、静脉输液、吸氧、吸痰、留置导尿管 8. 一年后能独立夜班工作 9. 1年内要求阅读以下书籍:《眼科学》《临床眼科护理学》《临床眼科护理指引》和《眼科手术学》等专业书籍 10. 参加护理部和科室组织的业务学习、护理查房、护理知识讲座等 11. 通过护理部和科室组织的各项理论及操作考核
三、培训方法	1. 医院、护理部集中进行岗前培训,主要介绍医院的概况,医院的规章制度、消毒隔离制度、护理工作制度、护理安全管理、护士礼仪、眼科专科技术操作、基础护理技术操作等(新毕业护士参加,轮科护士不用) 2. 新护士到岗后,手术室安排1周岗前培训 3. 制定具体的带教计划,由专人负责,采用一对一的带教方式 4. 定期组织理论授课 5. 每个阶段学习结束前进行考核及总结 6. 征求对带教工作的意见及建议
四、带教师资要求	带教老师必须具备高度的工作责任心、良好的专业素质、扎实的专业理论知识和娴熟的手术配合技能
五、培训内容	1. 岗前培训 (1)手术室的基本情况,如人员、设备等 (2)手术室的环境、布局 (3)无菌物品室各种无菌物品的放置位置、用途,取放无菌物品的要求 (4)新入职士的要求,如礼仪规范、纪律要求等 (5)手术间物品规范放置的要求 (6)手术室工作制度、工作指引、工作流程 (7)消毒隔离制度 (8)手术室查对制度及安全管理 (9)手术床的性能及操作指引 (10)各种贵重精密仪器的使用、灭菌方法及保养,如显微镜、内镜、泪道浚通仪、眼内激光内镜等 (11)中心医用气体和中心负压装置的使用方法 (12)参观供应室,了解器械的清洗流程 (13)新护士的阶段工作目标、护理质量要求及定期考核的标准

五、培训内容	2. 临床实践：主要分四个阶段进行培训：眼科患者术前准备及物品准备、内眼手术的巡回配合、眼底手术的巡回配合、外眼手术的巡回配合四个阶段。每个阶段 3 个月，前 4 周以一对一带教方式进行培训，后 8 周在指导老师的指导下完成工作 （1）眼科患者术前准备及物品准备阶段 1）眼科常见手术的术前准备 2）眼科常见手术（如青光眼手术、玻璃体手术、眼眶手术等）的物品准备 3）眼科各种常见器械、显微器械、精密仪器的用途、保养 4）快速高压蒸汽灭菌锅及环氧乙烷灭菌锅的操作流程 5）各种常用器械的名称、用途，眼科各种常见手术器械包的组成及打包方法 6）手术器械的清洁、消毒与灭菌 7）手术物品的包装及灭菌方法的选择 8）眼科常用敷料的种类、折叠要求及敷料包的制作方法 9）感染手术物品的清洁、消毒与灭菌 （2）内眼手术巡回配合 1）内眼常见手术（如青光眼手术、白内障手术、角膜移植手术等）的物品准备 2）内眼手术常见仪器的工作原理、操作流程、注意事项、保养方法 3）内眼手术的特殊器械 4）青光眼、白内障、角膜移植等内眼手术的巡回配合 5）手术室间安排原则 （3）眼底手术的巡回配合 1）眼底常见手术的物品准备 2）眼底常见手术的巡回配合 3）眼底手术常用仪器的工作原理、操作流程、注意事项、保养方法 4）眼底手术的主要缝线、眼内填充物的种类、作用 5）眼底手术的辅助器械 （4）外眼手术的巡回配合 1）外眼常见手术的物品准备 2）矫形手术的巡回配合 3）泪囊鼻腔吻合术手术前的塞鼻方法及注意事项 4）泪囊摘出术，泪囊鼻腔吻合术的巡回配合 5）眼球摘除术或眼内容剜出术的巡回配合 6）眼眶手术的巡回配合 7）门诊各种小手术的巡回配合 8）泪道探通术的巡回配合 9）掌握与外眼手术有关的应用解剖 10）外眼手术常用仪器的工作原理、操作流程、注意事项、保养方法 （5）夜班培训 1）夜班的工作职责 2）常见急诊手术的配合要点 3）感染手术器械、物品、室间的处理 3. 理论授课 （1）层流手术室的概念、分级、分区等相关知识 （2）无菌物品室各种无菌物品的放置位置、原则，取放无菌物品的要求 （3）手术室常用的灭菌方法、原理、适应范围及注意事项

续表

五、培训内容	（4）各种消毒灭菌包装材料、消毒灭菌指示胶带或指示剂的选择方法以及消毒灭菌效果的判断方法 （5）手术缝线的种类、性能及应用范围 （6）手术室常用药品及急救药物（点眼、口服、输液）的种类、用途、使用注意事项及保管原则 （7）人工晶状体测量单各参数代表意义以及人工晶状体的分类、应用 （8）眼科常见疾病的手术禁忌证、适应证、常用手术方法及相关知识 （9）眼科常见手术的手术步骤及相关解剖知识 （10）手术过程中患者病情的观察内容 （11）玻璃体手术辅助特殊器械的种类、特点和用途 （12）眼内填充物的种类和用途 （13）义眼座的种类和特点 （14）眼眶内填充物的种类、特点及注意事项 （15）门诊常见手术术后的健康教育内容 （16）职业安全防护的相关内容及职业暴露事件的处理流程
六、考核	每个阶段培训后进行阶段性考核，考核包括操作考核与理论考核两部分，考核合格后经 8 周的强化训练再进入下一阶段的培训 （1）眼科患者术前准备及物品准备阶段考核（见附表 1） （2）内眼手术巡回配合阶段考核（见附表 2） （3）眼底手术的巡回配合阶段考核（见附表 3） （4）外眼手术的巡回配合阶段考核（见附表 4） （5）独立当班能力评估（见附表 5）

附表 1　手术室护理人员独立巡回能力评估表（术前准备及物品准备阶段）

姓名：　　　　　得分：　　　　　监考老师：　　　　　考核日期：

评估方式	评价内容	分值	评价	得分	评价者
操作考核	术前洗眼的操作	20			
	一般器械及手术敷料的包装	10			
	EO 灭菌炉、等离子低温灭菌炉、小型压力蒸汽灭菌炉的操作	25			
	精细、特殊器械的清洗、包装及灭菌	5			
理论提问	手术室的布局、层流手术室的要求	5			
	门诊手术患者洗眼的查对内容	5			
	白内障手术患者洗眼的查对内容	5			
	手术器械灭菌方法的选用	5			
	各种灭菌包装材料的选择及灭菌效果的判断	10			
	各种人工晶状体的区别、选择	5			
	术前准备岗工作内容	5			

备注：在上级护士指导下，完成各班工作的学习并经考核合格。护士独立当班前由护士长、导师根据以上内容进行考核与评定，评分达 90 分以上者，方可独立当班。

附表2　手术室护理人员独立巡回能力评估表（内眼手术）

姓名：　　　　　得分：　　　　　监考老师：　　　　　考核日期：

评估方式	评价内容	分值	扣分原因	得分	评价者
操作考核	内眼各种手术包的准备	10			
	手术患者准备、查对	10			
	术中病情观察、护理（含心电监护）	10			
	白内障超声乳化手术、青光眼手术、角膜移植术等内眼手术的巡回配合	10			
	显微镜、超声乳化机、小型高压灭菌炉、手术录像系统的操作	25			
	术后手术器械（Phaco特殊器械和普通器械）的处理	5			
理论提问	手术室的核心制度	5			
	内眼手术配合岗工作职责、工作内容	5			
	人工晶状体测量单各参数代表的意义，人工晶状体的识别	5			
	各种药物的作用（丝裂霉素、肾上腺素、毛果芸香碱等）	5			
	全麻手术的巡回配合要点	5			
	手术收费	2			
	术毕患者的运送方式	3			

备注：在上级护士指导下，完成各班工作的学习并经考核合格。护士在独立工作前，由护士长、导师根据以上内容进行考核与评定，评分达90分以上者方可独立当班。违反无菌技术操作原则或查对流程一票否决。

附表3　手术室护理人员独立巡回能力评估表（眼底手术）

姓名：　　　　　得分：　　　　　监考老师：　　　　　考核日期：

评估方式	评价内容	分值	评价	得分	评价者
操作考核	眼底各种手术包的准备	10			
	手术患者准备、查对	10			
	显微镜、玻璃体切割机、异物磁吸机、激光机、冷冻机、间接检眼镜、Phaco机的操作	25			
	眼底手术的术中巡回配合	5			
	术中患者的观察、护理（含心电监护）	10			
	术后手术器械的处理	4			
理论提问	核心制度、巡回护士职责	5			
	玻璃体切割机、激光机、冷冻机常见故障及处理	5			
	眼内镊、眼内剪、异物镊、异物爪的区别，磁棒、磁吸头的作用	5			
	手术收费	3			

续表

评估方式	评价内容	分值	评价	得分	评价者
理论提问	感染手术术前准备要点和终末处理	5			
	标本留置流程	5			
	全麻手术的巡回配合要点	5			
	术毕患者的运送方式	3			

备注：在上级护士指导下，完成各班工作的学习并经考核合格。护士独立当班前由护士长、导师根据以上内容进行考核与评定，评分达 90 分以上者，方可独立当班。违反无菌技术操作原则或查对流程一票否决。

附表4　手术室护理人员独立巡回能力评估表（外眼手术）

姓名：　　　　　得分：　　　　　监考老师：　　　　　考核日期：

评估方式	评价内容	分值	评价	得分	评价者
操作考核	外眼各种手术包的准备	10			
	手术患者准备、查对	10			
	显微镜、双极电凝、电钻、电锯、高频射频电刀、泪道浚通仪的操作	15			
	外眼手术后的各种包扎方法	5			
	术后手术器械的处理	5			
	术中患者的观察、护理（含心电监护仪）	5			
	常见外眼手术术中巡回配合	10			
	泪囊鼻腔吻合术的塞鼻方法	5			
理论提问	核心制度、巡回护士职责	5			
	双极电凝的作用及使用注意事项，温生理盐水的作用	5			
	电钻、电锯的常见故障及处理	5			
	手术收费	2			
	门诊手术的健康教育	5			
	标本留置流程	5			
	全麻手术的巡回配合	5			
	术毕患者的运送方式	3			

备注：在上级护士指导下，完成各班工作的学习并经考核合格。护士独立当班前由护士长、导师根据以上内容进行考核与评定，评分达 90 分以上者，方可独立当班。违反无菌技术操作原则或查对流程一票否决。

附表5　眼科中心手术室护士独立当班能力评估表

姓名：　　　　　得分：　　　　　监考老师：　　　　　考核日期：

评估方式	评价内容	分值	扣分原因	得分	评价者
操作考核	心搏、呼吸骤停患者的抢救方法（徒手心肺复苏法）	5			
	简易呼吸囊的使用	5			

续表

评估方式	评价内容	分值	扣分原因	得分	评价者
操作考核	吸痰、吸氧	5			
	显微镜、玻璃体切割机、异物磁吸、巩膜电烙仪的操作	20			
	术后手术器械的处理	5			
理论提问	手术室夜班工作职责、工作内容	4			
	接急诊通知需了解的内容,急诊手术程序	4			
	常见急诊手术的物品准备及手术配合	4			
	急救车、备用氧气、吸痰机的放置位置	4			
	感染手术术前准备要点	4			
	眼内注药的稀释	4			
	各种应急事件的处理(停水、停电、火灾、抢救患者、跌倒、医疗纠纷、失窃等)				
理论考核	1.手术室的核心制度有哪些? 2.层流手术室的温度、湿度有什么要求? 3.门诊泪囊鼻腔吻合术患者需要交代的事项有哪些? 4.术前临时医嘱如何查对?如何执行口头医嘱? 5.如何做好急诊(外伤、全身疾病)手术患者的病情观察?哪些患者需要用车床送返病房? 6.眼外伤患者术前结膜囊冲洗有哪些注意事项? 7.简要说明感染手术的终末处理	6			

备注:在上级护士指导下,完成各班工作的学习并经考核合格。护士在当夜班前,由护士长、导师根据以上内容进行考核与评定,评分达90分以上者,跟班2次,方可独立当班。

第三节　手术室各层级护士的专业核心能力培训

一、培训的总目标

通过规范、系统的专业培训,使手术室在岗的各级护士能够循序渐进地掌握手术室专科基础理论及专业技能,达到手术室各层级护士准入的标准要求。随着护士专业成熟度和岗位能力递增,不断改进和完善专业工作内涵,提高护士手术配合质量及患者安全管理能力和护士队伍的整体专业水平。

二、手术室各层级护士培训目标

手术室各层级护士培训目标见表21-3。

表 21-3 手术室各层级护士培训目标

职级	N1 级初级责任护士		N2 级初级责任护士（2～4 年）	N3 级高级责任护士（5～8 年）	N4 级责任组长（9～10 年）
	N1a 级助理护士（0～3 个月）	N1b 级助理护士（4 个月～1 年）			
培训目标	1. 熟悉手术室环境、布局、设备、人员的基本情况 2. 熟悉手术室的各项规章制度及各班工作岗位职责 3. 了解手术室的工作特点、工作流程和特殊要求 4. 掌握无菌物品的存放原则，物品、药品放置的原则 5. 掌握消毒灭菌的相关知识 6. 掌握术前眼部冲洗技术 7. 熟悉常用手术敷料、器械、缝线等用物的种类、用途及处理方法	1. 掌握手术室环境的管理要求 2. 掌握手术室基础技能操作 3. 掌握患者手术前的核对内容 4. 掌握眼科常见手术巡回配合的方法 5. 掌握一般感染手术的管理要求 6. 掌握职业安全防护方法，职业暴露事件的处理方法	1. 掌握常见手术术前访视、术后随访的相关内容及方法 2. 掌握手术室各项护理记录文书书写要求 3. 掌握特殊感染手术的管理要求 4. 掌握手术室各项差错事故的防范措施 5. 了解手术过程中各种意外情况的急救技术及急救流程 6. 参与护理业务学习、护理查房	1. 掌握洁净层流手术室净化原理及管理要求 2. 掌握特殊、复杂手术术前访视、术后随访的相关内容及方法 3. 掌握特殊、复杂手术的巡回配合方法 4. 参与临床带教工作，具有一定的授课能力 5. 组织护理业务学习、护理查房； 6. 参与手术室质量控制小组，掌握其工作要求	1. 掌握手术室人力资源及手术间的调配原则 2. 掌握本专科组各种手术的特点及术中配合要求 3. 掌握组织、协调、指挥紧急抢救的能力 4. 掌握各层级护士培训目的和要求 5. 撰写护理论文和论著

三、手术室各层级护士培训的核心模块

手术室各层级护士培训的核心模块见表 21-4。

表 21-4 手术室各层级护士培训的核心模块

职级	N1 级初级责任护士		N2 级初级责任护士（2～4 年）	N3 级高级责任护士（5～8 年）	N4 级责任组长（9～10 年）
	N1a 级助理护士（0～3 个月）	N1b 级助理护士（4 个月～1 年）			
核心能力	1. 学习并能执行手术室基础性工作 2. 在上级护士指导下完成患者手术前准备 3. 学习并掌握眼科学基础理论知识	1. 学习并掌握《临床眼科护理学》及《临床眼科护理指引》 2. 学习并能在上级护士指导下完成围手术期护理和患者安全管理工作	1. 参与各类专科手术小组工作 2. 能独立完成各专科手术的巡回护士工作	1. 能独立完成眶骨折、眶内容剜出、PHACO 联合玻璃体切割、内镜下睑状体光凝手术的巡回工作	1. 能解决本手术小组手术中的疑难、紧急问题，并有组织、协调、指挥大型抢救的能力

续表

职级	N1 级初级责任护士		N2 级初级责任护士(2~4年)	N3 级高级责任护士(5~8年)	N4 级责任组长(9~10年)
	N1a 级助理护士(0~3个月)	N1b 级助理护士(4个月~1年)			
核心能力	﹒	3．能独立完成眼科各种常见手术巡回工作 4．掌握全麻手术的配合工作	3．在上级护士指导下参与完成复杂手术的巡回护士工作 4．能在上级护士指导下完成围手术期护理和患者安全管理工作	2．运用手术室各项工作质量标准指导下级护士工作 3．能独立并能指导下级护士完成围术期护理和患者安全管理 4．能组织护理查房或业务学习	2．能根据手术发展不断改进和完善技术流程，满足手术配合需要 3．能承担本手术小组轮训护士的培训工作
专业基础知识与技能的掌握与应用能力	1．能掌握洁净手术室概念、分级、分区及环境管理规定 2．能自觉遵守手术室各项规章制度 3．了解手术室各岗位工作职责 4．识别各种常用器械的名称、用途 5．眼科各种常见手术器械包的组成及打包方法 6．常用手术仪器（超声乳化手柄、冷凝机等）使用后的清洁、保养和维护方法	1．能根据三区两道通道管理要求执行各项操作 2．在上级护士指导下能履行手术室各岗位职责 3．能根据手术需要选择手术敷料、器械及缝线等术中常规用物 4．能识别各种手术器械，掌握其用途，能对各种手术器械进行分类、清洗、包装及保养 5．能识别各种手术用品种类、名称、规格及用途，并能做好手术用品的保存管理工作 6．能独立执行医嘱，正确使用药物	1．能对进出手术室的人员与物品进行监督与管理 2．能按要求进行手术间设备与物品配置的管理 3．能独立完成眼底外科及外眼手术的巡回工作，并能根据手术情况准备手术器械及用物 4．能熟练操作 Phaco 机、玻璃体切割机、冷冻机、激光机等手术仪器 5．能运用手术室相关的法律、伦理知识解决实际问题 6．能完成各项护理记录文书的书写	1．能掌握洁净手术室净化原理及管理要求 2．能对岗位职责及工作质量标准的修订提出合理化建议 3．能根据不同手术合理调配各种手术器械及特殊物品 4．能进行手术室护理记录文书书写的培训	1．能对手术室的建筑设计及环境管理提出建议 2．能完善或修改岗位职责及工作质量标准 3．能做好本手术小组仪器设备的管理工作，根据本手术小组的手术需要，制订手术器械、仪器的订购计划 4．能对手术室护理记录文书的书写进行持续质量改进

续表

职级	N1级初级责任护士		N2级初级责任护士（2~4年）	N3级高级责任护士（5~8年）	N4级责任组长（9~10年）
	N1a级助理护士（0~3个月）	N1b级助理护士（4个月~1年）			
消毒隔离管理	1．能掌握消毒、灭菌的概念、种类与适用范围 2．能根据物品的种类及性质选用消毒灭菌方法 3．能掌握手术物品的消毒及储存要求 4．掌握手术室各种灭菌设备（如小型快速灭菌炉、环氧乙烷灭菌炉、等离子低温灭菌炉等）的使用方法及注意事项 5．能正确选择各种消毒灭菌包装材料、消毒灭菌指示胶带或指示剂，并能掌握消毒灭菌效果的判断方法 6．能正确处理各类医疗废物 7．能在上级护士指导下正确执行卫生学监测的方法	1．能完成一般感染手术术前准备、术中隔离管理，术后物品的处理，能指导卫生员对手术间环境进行处理 2．能正确处理各类医疗废物 3．能独立完成消毒灭菌卫生学监测工作	1．能完成特殊感染手术的术前准备、术中隔离，术后物品及手术间环境的处理 2．能指导下级护士正确执行消毒灭菌卫生学监测	能对手术物品的监测结果进行评价，分析其消毒灭菌、储存使用等环节中存在或潜在的问题，提出整改意见	1．能对下级护士提出消毒隔离的整改意见进行分析汇总 2．对消毒隔离流程及管理具有监控能力
安全管理	1．能掌握手术患者的核对内容及方法 2．能掌握标准预防的概念及相关技术操作 3．在上级护士指导下能按流程处理针刺伤等各类职业暴露事件 4．能掌握安全接送患者的知识	1．能掌握安全接送患者的知识 2．能正确执行手术患者的核对工作 3．能正确管理手术物品及正确留置病理标本 4．能正确使用职业安全防护用具 5．能按流程初步处理针刺伤等各类职业暴露事件	1．能完成全麻患者及特殊用药后患者的接送，并采取相应的保护措施	1．能分析接送患者过程中存在的安全隐患，并采取预见性的护理措施，防止意外的发生 2．在上级护士指导下能完成职业安全防护工作流程的制订	1．能分析职业安全防护工作流程中存在的问题，提出改进意见，不断完善职业暴露安全工作流程 2．能预见并及时消除术中各种安全隐患，参与制订各种应急预案

续表

职级	N1 级初级责任护士		N2 级初级责任护士（2～4 年）	N3 级高级责任护士（5～8 年）	N4 级责任组长（9～10 年）
	N1a 级助理护士（0～3 个月）	N1b 级助理护士（4 个月～1 年）			
安全管理	5．在处理术后各种物品时能做好自我防护	6．在上级护士指导下，能对手术患者术中可能出现的各种风险情况（如压伤、烫伤、灼伤等）进行评估 7．能掌握体温调节机制的相关知识 8．能掌握手术室常见辐射（激光）的防护方法 9．能根据患者的年龄、病情等，正确使用各种保暖设备	2．能对手术患者术中可能出现的各种风险情况（如压伤、烫伤、灼伤等）进行评估，并采取相应的防护措施		
专科理论与实践的能力	1．能掌握术前眼部冲洗方法及注意事项 2．能掌握常用麻醉的种类、方法及药物的使用等相关知识 3．在上级护士指导下能完成手术仪器使用后的清洁、保养和维护工作	1．能独立完成内眼及门诊外眼手术的巡回工作 2．正确掌握全麻手术的配合 3．能按操作指引正确使用及保养常用手术仪器（如前段玻璃体切割机、无影灯、电动手术床等） 4．能掌握手术的消毒范围及眼的解剖知识 5．能根据手术要求摆置手术体位 6．能正确使用中心负压抽吸及各种医用气体	1．能掌握眼球及眼各附属器的解剖、眼部手术的消毒范围、手术步骤等相关知识 2．能掌握眼科常见疾病的病因、临床表现等相关知识 3．能正确使用各种手术仪器及保养贵重器械	1．能完成各种复杂手术的巡回配合工作 2．能正确使用及保养各种仪器设备 3．能判断各种仪器的报警原因并给予简单处理 4．能正确处理及保养各种特殊器械	1．能完成本手术小组各种手术的巡回配合 2．能运用眼科疾病的相关知识，解决患者术中的护理问题 3．掌握本手术小组手术的发展动态，评估手术配合中存在的流程、质量问题，提出持续改进意见 4．不断完善、改进本手术小组各项工作流程，检查落实情况并评价实施效果 5．能制订、完善本手术小组新技术新业务的操作流程及工作指引，并对护士进行培训

续表

职级	N1 级初级责任护士		N2 级初级责任护士（2～4 年）	N3 级高级责任护士（5～8 年）	N4 级责任组长（9～10 年）
	N1a 级助理护士（0～3 个月）	N1b 级助理护士（4 个月～1 年）			
应急与协调能力	1．能运用徒手心肺复苏术、简易呼吸囊等急救设备，掌握吸痰、吸氧等急救技术 2．能掌握手术室各项应急预案的理论知识 3．能了解手术室常见差错事故的预防方法	1．能独立做好急诊手术的配合工作 2．在上级护士的指导下能做好各项差错事故的防范工作 3．在上级护士的指导下参与手术室各种应急情况的处理：①停电的处理；②心搏、呼吸骤停的急救 4．遇到投诉或纠纷时，能及时寻求帮助	1．能正确、有效地做好手术室各项差错事故的防范工作 2．能根据各项急救技术及急救流程，配合手术中各项意外情况的抢救 3．遇到投诉或纠纷时，能作出初步分析及处理	1．能对手术室存在的安全隐患及时发现及防范 2．能正确处理手术室各项应急情况 3．能评估术中可能出现的意外情况，及时提供有效的反馈信息并采取相应的护理措施 4．能指导下级护士解决投诉或纠纷	1．根据手术情况合理调配人力资源及手术间及急救物品 2．具有组织、协调、指挥下级护士对危急、重症患者抢救的能力 3．能制订手术室突发事件处理的工作流程，评价实施效果，对护士进行培训 4．具备一定的管理能力，在科室工作中起到核心作用；能与医生、麻醉师、手术科室、后勤部门做好沟通，保证手术室正常运作 5．分析引起投诉或纠纷的原因，制订防范措施及工作指引
围术期患者管理能力	1．学习手术患者术前评估 2．学习急诊手术前患者评估 3．学习术后复苏患者病情观察的内容及方法	1．独立完成手术患者术前评估 2．独立完成急诊手术前患者评估 3．能独立完成术后复苏患者病情观察	1．能独立完成常见手术的术前访视工作，正确收集资料，评估术者情况，进行健康教育及心理疏导 2．能独立完成常见手术的术后回访工作 3．对术后患者复苏期间出现的意识、生命体征、血氧饱和度、肢体活动等异常情况做出正确判断并采取相应措施	1．能独立完成重大、复杂手术的术前访视，正确收集患者资料，进行健康教育及心理护理，并制订术中护理工作计划 2．能独立完成重大、复杂手术的术后回访工作，及时了解患者情况，反馈患者信息，制订下一步护理计划 3．能指导下级护士及时处理术后患者复苏期发生的各种意外 4．能动态掌握围术期存在的护理问题，并制订相应的对策	1．能指导下级护士做好术前访视及术后回访工作 2 能对术前访视、术后回访内容、流程及健康教育资料的设计提出改进意见 3．能制订复苏期发生的各种意外情况的护理应对措施，并对下级护士进行培训 4．能了解围手术期护理发展动态

续表

职级	N1 级初级责任护士		N2 级初级责任护士（2～4 年）	N3 级高级责任护士（5～8 年）	N4 级责任组长（9～10 年）
	N1a 级助理护士（0～3 个月）	N1b 级助理护士（4 个月～1 年）			
教育、培训、科研与质量监控能力	1. 参加院内及科室的业务学习，能掌握其相关内容 2. 参加手术室专业规范化培训，并能完成相关培训计划 3. 在上级护士指导下，能按手术室的工作指引、流程及质量标准进行工作	1. 在上级护士指导下，能按手术室各项工作质量标准进行工作 2. 参加护理业务学习并掌握其内容 3. 能按要求书写手术护理记录	1. 在上级护士指导下能完成护理业务学习、教学查房 2. 能按要求完成继续教育培训 3. 掌握护理质量管理的概念及手术室护理质量管理原则 4. 掌握护理科研论文的相关知识及撰写护理论文的方法	1. 能组织常见手术护理业务查房、教学查房 2. 参加院内、省市手术专业的继续教育培训，能掌握其内容 3. 能承担实习护士的带教及承担新护士、进修护士的带教工作，具有一定的授课能力 4. 能撰写一定水平的专业论文 5. 参与手术室质量控制小组工作，能对下级护士的工作质量进行评价、反馈和指导	1. 能组织新开展手术、疑难手术的护理查房 2. 参加省级、国家级手术专业的继续教育培训，并能掌握其内容 3. 能承担各层级护士的培训工作，并评价培训效果 4. 能了解国内外手术专业学科发展前沿动态，并能应用于实际工作中 5. 能撰写较高水平的论文，并在公开刊物上发表 6. 能参与修订、完善手术室各项工作制度、流程、指引及手术室护理质量标准等 7. 能发现质量问题，提出整改意见

四、手术室各层级护士的培训方法及内容

手术室各层级护士的培训方法及内容见表 21-5。

表 21-5　手术室各层级护士的培训方法及内容

职级	N1 级初级责任护士		N2 级初级责任护士（2～4 年）	N3 级高级责任护士（5～8 年）	N4 级责任组长（9～10 年）
	N1a 级助理护士（0～3 个月）	N1b 级助理护士（4 个月～1 年）			
理论	1. 层流手术室的概念、分级、分区等相关知识 2. 无菌物品室各种无菌物品的放置位置、原则，取放无菌物品的要求	1. 眼科常见疾病的手术禁忌证、适应证、常用手术方法及相关知识	1. 手术室常见疾病的病因、病理、临床表现等相关知识	1. 洁净手术室净化原理及管理要求 2. 手术室各班岗位职责及各项工作质量标准的相关内容	1. 手术室的建筑设计、流程及管理要求 2. 专科仪器设备的管理要求 3. 消毒隔离相关管理知识

续表

职级	N1级初级责任护士		N2级初级责任护士（2～4年）	N3级高级责任护士（5～8年）	N4级责任组长（9～10年）
	N1a级助理护士（0～3个月）	N1b级助理护士（4个月～1年）			
理论	3．手术室常用的灭菌方法、原理、适应范围及注意事项 4．各种消毒灭菌包装材料、消毒灭菌指示胶带或指示剂的选择方法以及消毒灭菌效果的判断方法 5．手术缝线的种类、性能及应用范围 6．手术室常用药品及急救药物（点眼、口服、输液）的种类、用途、使用注意事项及保管原则 7．人工晶状体测量单各参数代表意义以及人工晶状体的分类、应用	2．眼科常见手术的手术步骤及相关解剖知识 3．手术过程中患者病情的观察内容 4．玻璃体手术辅助特殊器械的种类、特点和用途 5．眼内填充物的种类和用途 6．义眼座的种类和特点 7．眼眶内填充物的种类、特点及注意事项 8．门诊常见手术术后的健康教育内容 9．职业安全防护的相关内容及职业暴露事件的处理流程 10．院内及科室业务学习、护理查房的相关知识	2．眼科重大、复杂手术的手术步骤及相关解剖知识 3．与手术相关的实验检查指标的正常范围及临床意义等相关知识 4．手术过程中各种意外情况的急救技术及急救流程 5．手术室各项差错事故的防范措施	3．护理质量管理的概念及手术室护理质量管理原则 4．护理科研的相关知识及撰写论文的写作方法	4．各层级护士的培训目的、要求 5．市级、省级、国家级手术专业的继续教育培训
实践	1．术前眼部冲洗的目的、评估内容、操作方法及注意事项 2．眼科常用敷料的种类、用途、折叠要求及敷料包的制作方法 3．眼科各种常见手术器械包的组成及打包方法 4．各种常见眼科常用器械的名称、用途及其清洁、消毒与灭菌方法	1．外科洗手原则和方法 2．手术间电子面板的使用方法 3．手术室常用设备（无影灯、手术床、手术显微镜、玻璃体切割机、冷凝机、激光机、超声乳化仪、电凝器、泪道治疗仪、异物磁吸机等）的原理、操作方法、注意事项及出现故障时的处理方法	1．各类手术的室间安排原则及方法 2．手术间设备与物品配置的管理内容及方法 3．常见手术术前访视、术后随访的相关内容及方法 4．各项护理记录文书书写内容及注意事项	1．眼科特殊器械、耗材的名称、用途、使用方法及保养要求 2．特殊、复杂手术术前访视、术后随访的相关内容及方法	1．手术室人力资源及手术间的调配原则及方法 2．本专科组各种手术的巡回配合及注意事项 3．手术护理记录文书书写的持续质量控制内容及方法 4．本专科组新技术、新业务的操作方法及工作流程

续表

职级	N1 级初级责任护士		N2 级初级责任护士（2～4 年）	N3 级高级责任护士（5～8 年）	N4 级责任组长（9～10 年）
	N1a 级助理护士（0～3 个月）	N1b 级助理护士（4 个月～1 年）			
实践	5．手术室各种灭菌设备（如小型快速灭菌炉、环氧乙烷灭菌炉、等离子低温灭菌炉等）的使用方法及注意事项 6．常用手术仪器（超声乳化手柄、冷凝机等）使用后的清洁、保养和维护方法	4．常规手术术前准备内容（手术间、物品、无菌包、患者） 5．患者手术前的核对内容及方法 6．全麻手术护理配合及心电监护、中心抽吸装置的操作方法 7．眼后段手术（视网膜脱离、闭合式玻璃体切割、眼后段异物取出术）的巡回配合及注意事项 8．外眼手术（矫形、泪囊鼻腔吻合、泪囊摘除、眼球摘除、眼内容物剜出、眼眶、泪道浚通及门诊小手术）的巡回配合及注意事项 9．泪囊鼻腔吻合术手术前的塞鼻方法及注意事项 10．外眼辅助仪器（电钻、电锯、微型止血仪）的使用方法及注意事项 11．眼前段手术（白内障超声乳化摘除、青光眼复合小梁切除术、青光眼阀植入、角膜移植、羊膜移植）的巡回配合及注意事项	5．特殊感染手术术前准备、术中隔离、术后物品处理的相关内容及注意事项 6．指导卫生员对手术室环境进行处理的内容及方法 7．参与护理业务学习、教学查房的方法与技巧	3．特殊、复杂手术（内镜下睫状体光凝、青光眼外眼光凝、眶骨折修复、白内障超声乳化摘除联合玻璃体切割等）的巡回配合及注意事项 4．手术患者术中可能出现的风险评估内容及防护措施 5．各种仪器的常见报警原因及处理方法 6．新护士、进修护士临床带教的理论及方法 7．手术室护理记录文书书写的培训内容及方法 8．组织常见手术业务学习、护理查房的方法及技巧 9．解决患者投诉或纠纷的方法及技巧	5．危急、重症患者的抢救内容及方法 6．术前访视、术后随访流程及手术室健康教育资料的设计内容及制订方法 7．新开展手术、疑难手术的护理查房的组织内容及方法 8．撰写并在公开刊物上发布护理论文的方法 9．制订、完善手术室各项规章制度、流程、指引及手术室护理质量标准的相关内容及参与方法

续表

职级	N1级初级责任护士		N2级初级责任护士（2~4年）	N3级高级责任护士（5~8年）	N4级责任组长（9~10年）
	N1a级助理护士（0~3个月）	N1b级助理护士（4个月~1年）			
实践		12.常见手术眼内用药的目的及配制方法（丝裂霉素、万古霉素等） 13.一般感染手术术前准备、术中隔离、术后物品处理的相关内容及注意事项 14.留置标本流程及注意事项 15.常见急诊手术的配合要点 16.精细器械的清洗，保养，灭菌方法			

第二十二章
眼科手术室常用药物

药物治疗与患者的健康乃至生命关系密切，药物在眼病诊断、治疗、预防等方面发挥着重要的作用。临床护理工作中，执行药物治疗是护理工作的重要内容。为了保障准确、安全、有效地给药，眼科护士不但要熟练掌握正确的给药方法与技术，还要掌握药物的作用与副作用，药物在眼内的吸收、分布、生物转化和排泄等。在执行药物治疗过程中，熟练地运用药物的药理知识，采取有效的措施以促进药物疗效及减轻药物的不良反应。

第一节　眼科常用的给药方式

眼科常用的给药方式有眼局部给药和全身给药，眼局部给药方式包括眼局部外用、球周注射、球内注射。全身给药方式包括口服、肌内注射和静脉注射。

一、局部用药

局部用药是眼科药物治疗的主要方法，也是眼科药物治疗特点之一。

1. 眼局部外用是指将滴眼液直接滴入结膜囊内或将眼药膏涂入结膜囊内。

2. 球周注射是指将药液直接注入球结膜下、球筋膜下或眼球后。

（1）结膜下注射：使药物能在房水、前葡萄膜、晶状体及玻璃体的前部获得较高的浓度，可将药物注射于结膜下。一些角膜通透性弱的药物，作结膜下注射以获得较高的眼内浓度。但刺激性较强或对局部细胞毒性较大的药物则不能采用结膜下注射。

（2）球筋膜下注射：球筋膜除在近角膜缘 1～2mm 处与巩膜密切附着外，其他部分与巩膜表面分开，中间留下一潜在的巩膜上间隙，药物即注射于这一间隙内。这样的药物紧贴于眼球，更易吸收入眼，使眼内获得较高的药物浓度。在注射时应严格掌握进针深度，防止误穿入眼内，所以要求操作者必须具备丰富的临床操作经验。

（3）球后注射：为使药物能够更多地达到眼后段及视神经，可采用球后注射方式。

3. 眼球内注射是将药液直接注入眼球内，包括前房和玻璃体腔内。一般用于严重的眼内感染病例，达到迅速控制感染的目的，但眼内注射危险性极大，除非极严重的眼内感染且经其他途径治疗皆失败后方可考虑。最近，眼内注射已扩大到玻璃体腔内注射，曲安奈德和一些抗新生血管形成制剂（如血管内皮生长因子拮抗剂）。

二、全身给药

全身给药方式：口服、注射（肌内注射、静脉滴注），与其他临床学科使用的方法相同。

第二节　眼科药物代谢动力学

眼科药物代谢动力学是研究眼部各组织在全身用药和局部用药后对药物的吸收、分布、清除等的规律。药物只有以足量的浓度到达其作用部位时才能发挥作用。给药的途径不同会导致药物进入机体内的速度和程度差异，从而影响药物在机体内的分布、清除等过程。

一、眼部各组织在局部用药后对药物的吸收

1. 药物在结膜囊内的浓度变化　眼科大多数药物是以滴眼剂给药的，这种给药方式能使药物在眼前段达到适当的浓度，又不引起全身其他系统的不良反应，相对于全身给药途径来说，具有明显的优点。滴眼剂滴眼后在受体部位的可利用性决定于结膜囊药物动力学、药物对角膜的通透性、药物在眼内的分布和清除率。

（1）泪液：滴眼剂滴入结膜囊内，首先与结膜囊内泪液混合，涂布于眼球表面，才能通透角膜向眼内转运。但在结膜囊内已与泪液混合的药液，也只有一部分转运入眼，大部分随泪液从泪小管排出或经眼睑及结膜血管吸收入血液循环。因此药物在泪液的分泌、排出和容量及分布，对结膜囊内药物的吸收起着决定性作用。

正常时结膜囊最多可容纳 30µl 液体，其中泪液量为 7～9µl，因此结膜囊最多可容纳约 20µl 的药液。一般滴眼剂药滴大约为 25.1～56.4µl，平均 39µl，因此，给患者滴眼时点一滴即够，以免造成药物浪费。

（2）眼局部用药的生物利用度：眼局部用药后药物被吸收进入眼内的速度和量，取决于药滴的大小、泪液中的蛋白含量、两种滴眼液点眼的间隔时间。如果两种滴眼液点眼的间隔时间太短，药物会大量溢出眼外，影响药物的生物利用度，所以，点眼的间隔时间以 5～10 分钟为宜。

2. 滴眼剂的角膜通透性　滴入结膜囊内的药物主要通过角膜（90% 以上）进入眼内，经结膜吸收入眼内的甚少。各种因素：如角膜的结构、药物的结构与性质、滴眼液的配方等可影响药物对角膜的通透性。

3. 影响药物眼内通透性的因素　全身给药后，药物首先进入血液系统，随着血液循环将药物输送到眼部各组织。影响药物进入眼内的因素有：生物利用度、血清清蛋白结合率和血 - 眼屏障。

进入血液循环内的药物，最终到达眼内组织需要通过不同的眼内屏障。有血 - 房水屏障，血 - 视网膜屏障，这些屏障通称为血 - 眼屏障。血 - 眼屏障的崩溃（眼内炎、前房穿刺及眼内手术等）可大大提高药物的眼内通透性。

二、药物在眼内的分布、代谢和排泄

（一）药物在眼内的分布

药物从给药部位进入眼内后，经过扩散或随房水循环到达眼内各组织（如虹膜、睫状

体、晶状体、视网膜及脉络膜等),这一过程称分布。药物在眼内的分布不仅与疗效密切相关,也与药物的储存和不良反应等有关。多种因素可影响药物的眼内分布,如给药途径、组织血流量、色素细胞结合以及屏障作用等。

(二)药物在眼内的代谢

药物的起效取决于它的吸收与分布。作用的终止则取决于药物在眼内的消除。药物的消除方式主要靠药物在眼内的代谢及最后排出。药物在眼内的代谢称生物转化,要依靠酶的促进,主要是肝脏微粒体酶,加上辅酶Ⅱ(NADPH)形成一个"肝药酶"。这套药物代谢酶系统亦同样存在于包括眼组织在内的其他非肝组织。药物代谢具有极其重要的意义。绝大多数药物经代谢失去药理活性,经提高极性和水溶性,有利于最后排除眼外及体外。

(三)药物在眼内的排出

进入眼内的药物大部分随房水循环,经巩膜静脉窦进入血液,少数药物在睫状体、视网膜、脉络膜等组织经主动转运返回血液循环,离开眼组织。

第三节 手术室的常用药物

一、手术室常用药品

手术室常用药品见表22-1。

表22-1 手术室常用药品

种类	药物名称	作用及用途	用法及用量	注意事项	不良反应
一、冲洗剂	生理盐水	为中性等渗灭菌溶液	用于眼部异物和伤口的冲洗,用于结膜囊冲洗		
二、消毒剂	1. 75% 乙醇	有杀菌作用,75%乙醇用于皮肤及器械消毒	局部消毒、浸泡消毒		
	2. 0.5%~2% 碘酊	有较强的杀细菌和杀真菌作用,用于手术前皮肤消毒和注射前皮肤消毒	局部消毒	碘过敏者忌用	
	3. 2% 消佳净	为含氯消毒剂。对各种病菌、芽胞、肝炎病毒、真菌有快速的杀灭作用。常用于患者污染物品消毒用	浸泡消毒		

续表

种类	药物名称	作用及用途	用法及用量	注意事项	不良反应
三、升压药和抗休克药	1. 盐酸肾上腺素(adrenaline,AD)	直接激动 α 和 β 受体；兴奋心血管系统，增加心肌需氧量，兴奋心肌，增加心肌收缩力，升高血压，抑制支气管及肠道平滑肌，促进代谢等作用。主要用于过敏性休克、心搏骤停、支气管哮喘急性发作，局部收缩血管等	静脉注射、肌注、皮下注射 0.1～1mg	高血压、器质性心脏病、甲状腺功能亢进症、脑动脉硬化、洋地黄中毒及孕妇均禁用，忌与碱性药配伍，不得与氯仿、氟烷等合用	过量可致血压骤升，甚至脑出血或心律失常，重至室颤
	2. 去甲肾上腺素(noradrenaline,NA)	主要兴奋 α1 和 β2 受体，能兴奋心脏，收缩血管，升高血压。主要用于药物中毒引起的低血压，神经源性休克及上消化道出血	静脉滴注、静脉注射	药液用量不宜过大，用药不宜太久，输速不宜过快，停药不宜突然，不宜与碱性药物配伍，高血压、动脉硬化症，肾功能不全，妊娠晚期及器质性心脏病患者禁用	静脉滴注时间过长、浓度过高或外渗可引起局部坏死
	3. 异丙肾上腺素(isoprenaline,ISO)	激动 β 受体，能兴奋心脏，扩张血管和支气管平滑肌，影响血压，促进代谢。主要用于治疗心搏骤停，房室传导阻滞、支气管哮喘及休克	静脉滴注、气雾吸入	禁用于冠心病、心肌炎及甲状腺功能亢进症等患者	常见有心悸、头痛、头晕；可见有心绞痛、恶心、震颤
	4. 阿托品(atropine)	为典型的 M 胆碱受体阻滞剂。大剂量能作用于血管平滑肌、扩张血管、解除痉挛性收缩，改善微循环，还能兴奋或抑制中枢神经系统。主要用于平滑肌痉挛，抑制腺体分泌，抗缓慢型心律失常，抗感染中毒性休克及解救有机磷酸酯类中毒，麻醉前给药，眼科检查等	皮下注射，每次 0.3～0.5mg，一次极量 2mg，静脉注射，0.5～1mg，最大量为 2mg；肌注同皮下注射	孕妇、婴儿、心脏病患者，尤其伴心律失常，充血性心力衰竭慎用；青光眼、心肌梗死、心动过速、前列腺肥大及高热者禁用。最小致死量：成人 130mg，儿童为 10mg	口干、皮肤干燥、潮红发热、扩瞳、心悸等

种类	药物名称	作用及用途	用法及用量	注意事项	不良反应
四、中枢神经系统药	1. 尼可刹米（nikethamide）	能选择性兴奋延髓呼吸中枢，可作用于颈动脉和主动脉体化学感受器，反射性地兴奋呼吸中枢并提高呼吸中枢对二氧化碳的敏感性，使呼吸加深加快。用于各种原因引起的呼吸抑制	皮下注射、肌内注射、静脉注射。成人常用量一次 0.25～0.5g，一次极量 1.25g	作用时间短暂，应视病情间隔给药。抽搐及惊厥者禁用	常见面部刺激症、烦躁不安、抽搐、恶心、呕吐等。大剂量时可出现血压升高、心悸、出汗、面部潮红、呕吐、震颤、心律失常、惊厥，甚至昏迷
	2. 洛贝林（lobeline，山梗菜碱）	可刺激颈动脉窦和主动脉体化学感受器，反射性兴奋呼吸中枢而使呼吸加快，但对呼吸中枢并无直接兴奋作用。主要用于各种原因引起的中枢性呼吸抑制。临床上常用于新生儿窒息，一氧化碳中毒	皮下注射、肌内注射、静脉注射。静脉注射成人一次 3mg，一次极量为 6mg，20mg/d	静脉注射须缓慢，剂量较大时能引起心动过速、传导阻滞、呼吸抑制甚至惊厥	少有恶心、呕吐、呛咳、心绞痛、心悸等
	3. 回苏灵（dimefline）	对呼吸中枢有较强作用，作用比尼可刹米强，用于各种原因引起的中枢性呼吸衰竭和药物中毒所致的中枢性呼吸抑制及外伤、手术等引起的虚脱和休克	肌内注射、静脉注射	静脉滴注速度必须缓慢、应随时注意病情；有惊厥病史，肝肾功能不全者、孕妇禁用	大剂量可致恶心、呕吐、惊厥
五、升压药	1. 间羟胺（aramine）	主要作用于 α 受体，能收缩血管，持久地升高血压，也可略增强心肌收缩力。正常人心输出量变化不大，休克患者心输出量增加。适用于各种休克，用于防治椎管内阻滞麻醉时发生的急性低血压等	肌内注射、皮下注射、静脉注射。成人一次极量 100mg	甲状腺功能亢进症、高血压、冠心病、充血性心力衰竭、糖尿病患者慎用；给药时选用粗大血管防外溢，有蓄积作用，如用药后血压上升不明显，必须观察 10 分钟以上，才决定是否增加剂量、不宜与碱性药物及环丙烷、氟烷等合用	升压反应过快过猛可致急性肺水肿、心律失常、心搏停顿

续表

种类	药物名称	作用及用途	用法及用量	注意事项	不良反应
五、升压药	2. 多巴胺（dopamine，DA）	小剂量时，作用于多巴胺受体，使肾及肠系膜血管扩张，尿量及钠排出量增加；中剂量使心肌收缩力及心搏出量增加，心输出量增加，收缩压升高，脉压增大，大剂量可增加心输出量及周围血管阻力，致使血压升高。主要用于抗休克及急性肾衰竭	静脉注射、静脉滴注	使用时需进行血压、心输出量、心电图、尿量监测；滴注前必须稀释，选用粗大静脉防外溢，控制滴速。高血压、闭塞性血管病、心脏器质性病变者及嗜铬细胞瘤患者慎用	常见的有胸痛、呼吸困难、心悸、心律失常（尤其用大剂量）、全身软弱无力感，偶见恶心、呕吐。过量可致血压升高
	3. 麻黄碱（ephedrine）	直接兴奋 α 和 β 受体，主要通过增加心输出量而升高血压，还可以间接地通过作用神经末梢释放去甲肾上腺素而收缩血管。能兴奋大脑皮质、呼吸中枢及血管运动中枢。主要用于蛛网膜下腔麻醉或硬膜外麻醉引起的低血压，防治支气管哮喘，消除鼻黏膜水肿等	静脉滴注、肌内注射、皮下注射	老年人慎用。禁用于高血压、器质性心脏病、甲状腺功能亢进症等患者	大剂量可引起精神兴奋、震颤、焦虑、失眠、心悸等；对前列腺肥大者可引起排尿困难
六、止血药	1. 维生素 K（vitamin K）	维生素 K 参与凝血因子Ⅱ、Ⅶ、Ⅸ、Ⅹ的转化，使其具有生理功能。维生素 K 缺乏上述凝血因子合成受阻，发生凝血障碍。临床上主要用于防治维生素 K 缺乏所致的出血，如阻塞性黄疸或胆瘘、长期服用广谱抗菌药引起的维生素 K 缺乏，纠正维生素 K 拮抗药过量或中毒引起的出血	口服、肌内注射、缓慢静脉注射	对肝素引起出血倾向无效；静脉注射时宜缓慢，速度不超过1mg/min。临产孕妇应尽量避免使用，肝脏疾患或肝功能不良者禁用	偶见过敏反应，肌内注射可引起局部红肿和疼痛。对特异质缺乏红细胞葡萄糖-6磷酸脱氢酶者，可诱发急性溶血性贫血

续表

种类	药物名称	作用及用途	用法及用量	注意事项	不良反应
六、止血药	2.氨基己酸（aminocaproic acid）、氨甲苯酸（aminomethyl-benzoic acid）	能竞争性地阻抑纤溶酶原在纤维蛋白上吸附，使其无法被纤维蛋白上的纤溶酶原激活物激活，因而不能发挥纤溶作用。临床上用于纤溶性出血，如脑、肺、子宫等外伤或手术出血等。但对癌症出血以及创伤出血无止血作用	口服、静脉注射、静脉滴注	静脉注射须缓慢；肾出血者可致尿路阻塞，要慎用。对心肌梗死倾向者慎用	偶可见过敏反应，静脉注射可致低血压
	3.注射用血凝酶（reptilase）	有类凝血酶样作用及类凝血激酶样作用，亦有凝血和止血双重作用，能缩短出血时间，减少出血量。主要用于治疗和防止多种原因出血	静脉注射、肌内注射	有血栓形成或栓塞性血管病者及DIC导致的出血者禁用；孕期未超过三个月的妇女不宜用	偶有过敏反应，可有呼吸困难和局部疼痛的不良反应
七、降压药	1.利血平（reserpine）	与肾上腺素能神经末梢中的囊泡膜结合后抑制NA重摄取和阻止NA进入囊泡内，使NA的合成的储存逐渐减少或耗竭，当神经冲动达到时，囊泡内已无或很少产生递质释放，从而使交感神经传导受阻，小动脉扩张，血压下降。治疗轻、中度高血压病	口服、肌内注射、静脉注射	与利尿药合用可提高疗效，减少不良反应。伴有溃疡的高血压患者应禁用或加服抗酸药。精神抑郁患者禁用。降压作用达一定程度后，再加大剂量也不会相应增加降压作用，仅能延长降压时间和增加不良反应	主要表现副交感神经兴奋症状，常见鼻塞、乏力、胃酸分泌过多，胃肠蠕动亢进，腹泻和心率减慢等。长期大量服用可引起精神抑郁

续表

种类	药物名称	作用及用途	用法及用量	注意事项	不良反应
七、降压药	2. 呋塞米（furosemide）	能增加水、钠、氯、钾、钙、镁、磷等的排泄。具有扩张血管作用，能扩张肾血管，降低肾血管阻力，使肾血流量增加，可降低肺毛细血管通透性。主要用于水肿性疾病、高钾血症及高钙血症，急性药物毒物中毒，预防急性肾衰竭，治疗成人呼吸窘迫综合征，急性左心衰竭	肌内注射、缓慢静脉注射	对磺胺药和噻嗪类利尿药过敏者，对本品也可能过敏。下列情况慎用，无尿或严重肾功能损害者；糖尿病；高尿酸血症或有痛风病史者；严重肝功能损害者；急性心肌梗死；胰腺炎或有此病史者；有低钾血症倾向者；红斑狼疮；前列腺肥大。静脉注射时宜用氯化钠注射液稀释，而不宜用葡萄糖注射液稀释	水、电解质紊乱，大剂量静脉注射过快时，可出现听力减退或暂时耳聋。偶见过敏反应、头痛、食欲缺乏、恶心、呕吐、高尿酸血症等
	3. 硝酸甘油（nitroglycerin）	降低心肌耗氧量，缓解冠脉痉挛，增加缺血区供血和供氧；促进心肌血液重新分布，使血液从非缺血区经侧支循环流向缺血区，改善缺血区的血供；进入组织细胞后释放出扩血管物质氧化氮，进而产生血管舒张作用。临床上主要用于防治心绞痛发作；急性心肌梗死，急慢性充血性心力衰竭	舌下含服、口腔喷射、静脉滴注、局部涂抹（前臂或胸部皮肤）	硝酸甘油与降压药、血管扩张药合用，可使降压作用增强，与乙醇或三环类抗抑郁药合用，易引起低血压，与拟肾上腺素类药的合用，可降低其抗心绞痛作用。颅内压增高及青光眼患者忌用	面颈部皮肤发红，搏动性头痛、眼内压增高，有时可引起直立性低血压，大剂量可引起高铁血红蛋白血症

续表

种类	药物名称	作用及用途	用法及用量	注意事项	不良反应
八、心血管药	1. 毛花苷 C (lanatoside C) 2. 毒毛花苷 K (strophanthin K)	正性肌力作用,心肌细胞内钙离子浓度增高,激动心肌收缩蛋白从而增加心肌收缩力,负性频率作用及心脏电生理作用。主要用于急性心力衰竭及心房颤动、扑动等	静脉注射	不宜与酸、碱类配伍;低钾血症、高钙血症、甲状腺功能低下、不完全性房室传导阻滞、缺血性心脏病、肾功能损害者慎用;用药期间要对血压、心率及心律、心电图、电解质、肾功能进行监测	中毒表现常见的有胃肠道反应(厌食、恶心、呕吐、腹泻等),神经系统表现(疲倦、头痛、眩晕等),视力障碍及心脏毒性
	3. 氨茶碱 (aminophylline)	对呼吸道平滑肌有直接松弛作用,增强膈肌收缩力,有益于改善呼吸功能,有微弱舒张冠状动脉、外周血管和胆管平滑肌及轻微利尿作用。主要用于支气管哮喘、慢性喘息性支气管炎、慢性阻塞性肺病等缓解喘息症状,也用于心功能不全的心源性哮喘	静脉注射、静脉滴注	氨茶碱制剂可致心律失常和(或)使原有心律失常加重,对患者心率、心律进行监测。高血压或非活动性消化道溃疡病史的患者,肾功能或肝功能不全患者,孕妇、产妇及哺乳期妇女慎用	如血清浓度超过 20mg/ml,可出现心动过速、心律失常,血清中茶碱超过 40mg/ml,可发生发热、失水、惊厥等症状,严重的甚至引起呼吸、心搏骤停致死
	4. 酚妥拉明 (phentolamine)	为 α 肾上腺素能受体阻滞剂,能降低周围血管阻力,增加周围血管容量,扩张小动脉及毛细血管,增加心肌收缩力、心搏出量,有助于消除肺水肿。用于血管痉挛性疾病,亦可与正性肌力药物联合治疗难治性充血性心力衰竭,与去甲肾上腺素类联合治疗心源性休克,中毒性休克和重症肺炎	静脉滴注、静脉注射	低血压、冠心病、肾功能不全者忌用;过量时可用异丙肾上腺素处理;治疗中毒性休克和重症肺炎时,宜同时注意补足血容量	可引起血压显著下降,心动过速,偶有恶心、呕吐、心律失常、心绞痛、腹痛

种类	药物名称	作用及用途	用法及用量	注意事项	不良反应
八、心血管药	5.利多卡因（lidocaine）	能促进心肌细胞内 K^+ 外流，降低心肌的自律性，缩短膜动作电位持续时间，相对延长有效不应期，具有迅速、有效而较安全的抗室性心律失常作用。主要用于浸润麻醉、硬膜外麻醉、表面麻醉及神经传导阻滞。也用于急性心肌梗死后室性期前收缩与室性心动过速，亦用于洋地黄类中毒、心脏外科手术及心导管术引起的室性心律失常	静脉滴注、静脉注射、局部麻醉	神经阻滞麻醉应防止误入血管，注意局部麻醉药中毒症状的诊治，用药期间注意检查血压、监测心电图、备抢救设备，出现其他心律失常或原有心律失常加重应立即停药。肝肾功能障碍、充血性心力衰竭、严重心肌受损、低血容量及休克等患者慎用	可引起嗜睡、感觉异常、肌肉震颤、惊厥、昏迷及呼吸抑制，亦可引起低血压及心动过缓
	6.硫酸镁（magnesium sulfate）	硫酸镁注射有镇静、解痉作用，用于子痫、破伤风、高血压脑病、尿毒症及低镁血症；口服有导泻作用，用于便秘或服驱虫药后作导泻用；亦可用作利胆，外敷可消肿止痛	口服、肌内注射、静脉滴注、外敷	静脉滴注时半量在15～20分钟内滴入，余量在90分钟内滴完，每15分钟观察血压、脉搏、呼吸、膝反射一次，应备葡萄糖酸钙以供解救之用；心传导阻滞者忌用；用洋地黄者使用本品要特别注意有无心律失常；口服导泻时宜多饮水稀释之；孕妇及肠道出血者忌用；溶液外敷以热敷效果更佳	静脉滴注可致呼吸减慢，血压下降过多，肌注可引起局部疼痛

续表

种类	药物名称	作用及用途	用法及用量	注意事项	不良反应
八、心血管药	7.亚硝酸异戊酯（amyl nitrite）	同硝酸甘油,作用更快,吸入后30秒起效,维持10分钟,并可使血红蛋白转变成高铁血红蛋白,后者与氰化物有较大亲和力,形成无毒的氰高铁血红蛋白。用于心绞痛及氰化物中毒	吸入	青光眼、头部外伤、脑外伤、急性心肌梗死患者忌用;过量可因高铁血红蛋白产生过多而出现缺氧症状,可静注亚甲蓝。不宜用肾上腺素	可引起头胀、头痛,增加眼内压
九、退热药	1.复方氨基比林（compound aminophena-zone）	有解热、镇痛、抗风湿等作用,用于高热、头痛、肌肉痛、牙痛、关节痛、痛经等	肌内注射、皮下注射	本品含氨基比林0.1g、安替比林0.04g、巴比妥0.18g	偶有粒细胞减少
	2.对乙酰氨基酚	有解热、镇痛等作用,用于高热、头痛、肌肉痛、牙痛、关节痛、痛经等	咀嚼片	肝肾功能不全、孕妇及哺乳期妇女、过敏体质、对阿司匹林过敏者慎用;服药期间不能喝酒或含乙醇的饮料	偶见皮疹、荨麻疹、药热及粒细胞减少
	3.安乃近（analgin）	有解热、镇痛、抗风湿等作用。用于高热、头痛、肌肉痛、牙痛、关节痛、痛经等	口服、肌内注射、滴鼻	使用一周以上应查血象;严格控制剂量;年老、年幼及体弱者应减量慎用或忌用;注射剂开启后立即使用;滴鼻液应避光,放置时间不得超过4～6小时	较长期应用可引起粒细胞减少。特异性体质可发生皮疹、过敏性紫癜、剥脱性皮炎,甚至出现过敏性休克,肌注量较大可因大汗淋漓而致休克;肌注局部可发生红肿、坏死等反应

续表

种类	药物名称	作用及用途	用法及用量	注意事项	不良反应
十、皮质类固醇	1. 地塞米松（dexame-thasone）	糖皮质激素类药，具有抗炎、抗过敏、抗风湿、免疫抑制作用。主要用于急、慢性肾上腺皮质功能减退，脑垂体前叶功能减退及肾上腺次全切除术后的替代疗法；自身免疫性疾病，防止器官移植的排斥反应和过敏反应；严重感染或炎症及休克；皮肤疾病者	口服、肌内注射、静脉滴注、静脉注射	与苯妥英钠并用，本品效果减弱；对孕妇特别在妊娠初3个月内慎用，以免造成胎儿或出生后婴儿的肾上腺皮质功能减退；溃疡病、血栓性静脉炎，进行性精神病、活动性肺结核忌用或慎用	并发感染，糖皮质激素停药综合征；长程使用可引起医源性库欣综合征面容，体重增加，下肢水肿，月经紊乱，肱骨或股骨头缺血性坏死、骨质疏松及骨折等
	2. 氢化可的松（hydrocorti-sone）	本品原是一种天然糖皮质激素，现已人工合成。具有抗炎、抗毒、抗休克，免疫抑制作用	口服、静脉滴注	注射液为稀乙醇溶液，如有结晶析出，可加温溶解后使用。不能与其他药物混合于一溶液中使用；静脉可用5%GS或NS稀释摇匀后使用	长期大量可致类库欣综合征表现
十一、散瞳剂	1 托吡卡胺滴眼液（tropicamide eye drops）	是一种抗胆碱药，能阻滞乙酰胆碱引起的虹膜括约肌及睫状肌的兴奋作用，是有效的散瞳剂，但睫状肌麻痹作用较弱，主要用于眼底散瞳检查、验光、防治假性近视	0.5% 或 1% 滴眼液；滴眼，酌情而定	滴完散瞳剂后要立即压迫泪囊区3～5分钟；对有眼压升高或青光眼可疑者禁止散瞳	
	2. 去氧肾上腺素滴眼液（phenyleph-edrine eye drops）	是肾上腺素α受体兴奋剂，具有散瞳作用，但无麻痹睫状肌的作用。有收缩血管作用，减少睫状突血流而使眼压下降	2.5%、5% 滴眼液或眼膏；滴眼，酌情而定	正在应用利血平、胍乙啶、三环类抗抑郁药的患者禁用去氧肾上腺素滴眼，滴完散瞳剂后要立即压迫泪囊区3～5分钟；对有眼压升高或青光眼可疑者禁止散瞳	

续表

种类	药物名称	作用及用途	用法及用量	注意事项	不良反应
十一、散瞳剂	3. 阿托品滴眼液或眼膏（atropine eye drops or eye ointment）	是一种抗胆碱药，具有散瞳、麻痹睫状肌、抑制分泌、扩张血管、解痉止痛和促进新陈代谢等作用。主要用于眼底散瞳验光、防治假性近视、治疗恶性青光眼等眼病	1% 硫酸阿托品；滴眼或涂眼，酌情而定	滴完或涂完散瞳剂后要立即压迫泪囊区3～5分钟；对有眼压升高或青光眼可疑者禁止散瞳；40岁以上患者慎用	可出现皮肤和黏膜干燥、发热、兴奋和心动过速，脸部潮红等不良反应
十二、抗生素类	1. 妥布霉素（tobramycin）	对革兰阴性菌，特别是铜绿假单胞菌有强大抗菌作用。用于铜绿假单胞菌和其他敏感菌所致严重感染	结膜下注射（20mg）；结膜囊冲洗；玻璃体腔注药	对氨基糖苷类抗生素或本品过敏者忌用；肾功能不全者慎用	偶可引起恶心、呕吐、头痛、皮疹、粒细胞减少等
	2. 注射用头孢呋辛钠（cefuroxime sodium for injection）	对多种革兰阳性和革兰阴性细菌有效。适用于在感染的细菌未明确或由敏感细菌引起感染时。另外，它可以有效地预防许多手术的术后感染	肌内注射、静脉注射	对有青霉素或β-内酰胺酶过敏史的患者应慎用。肾功能不全者应用时应对其肾功能进行监测	偶可引起腹泻和恶心、皮疹、荨麻疹、白细胞减少、血红蛋白浓度降低等。注射部位反应包括疼痛及血栓性静脉炎较为常见
十三、瞳剂	1. 毛果芸香碱滴眼液或眼膏（pilocarpine eye drops or eye ointment）	为拟胆碱药，有缩瞳及降低眼内压的作用，还有扩张血管、改善微循环的作用。主要用于治疗闭角性青光眼、慢性单纯性青光眼、前房积血、调节性内斜视	0.5%～2%滴眼液或眼膏。滴眼或涂眼，酌情而定	滴完缩瞳剂后要立即压迫泪囊区3～5分钟；如需长期应用，应与左旋肾上腺素等具有散瞳作用的抗青光眼药物交替使用，以防止强直性瞳孔缩小或瞳孔后粘连	有可能有过敏反应；长期使用可能引起强直性瞳孔缩小或瞳孔后粘连；高浓度频繁点眼可引起吸收中毒：流涎、出汗、恶心、呕吐、腹痛、支气管痉挛等

续表

种类	药物名称	作用及用途	用法及用量	注意事项	不良反应
十三、瞳剂	2. 毛果芸香碱注射液（pilocarpine injection）	用于开角型青光眼和急、慢性闭角型青光眼及继发性闭角型青光眼，白内障人工晶状体植入手术中缩瞳，阿托品类药物中毒的对症治疗	皮下注射、术中稀释后注入前房或遵医嘱	过量使用本品，能引起肌肉颤动、恶心、呕吐、腹痛、腹泻、哮喘、多汗、呼吸困难、抽搐等	尚未发现有关不良反应的报道
十四、麻醉药	1. 丁卡因（dicaine）	表面麻醉穿透力强，作用迅速且持久，能穿透黏膜。主要用于黏膜表面麻醉，椎管内和神经阻滞，与利多卡因合用可增强麻醉效果	表面麻醉或相应部位注射，眼科表面麻醉用0.5%～1%溶液	毒性较盐酸普鲁卡因大；一般不作浸润麻醉；勿与碱性药物配伍，眼科不能长期作止痛剂使用，若较长时间使用，注意角膜上皮损伤	大剂量或误入血液，可引起猝死
	2. 丙美卡因	为酯类表面麻醉药。其作用机制是通过降低神经元对钠的瞬间渗透性，稳定神经细胞膜，阻止神经电冲动的产生与传导，从而产生麻醉作用	表面麻醉	对本药过敏者禁用；甲状腺功能亢进、心脏病患者慎用	偶有短暂的刺痛、灼痛、流泪，但较轻微。长期或反复应用，可有结膜充血肿胀和急性角膜炎
	3. 利多卡因（lidocaine）	本品穿透力强，起效快，扩散快，局部作用是普鲁卡因的两倍，但毒性也较大。主要用于阻滞麻醉及硬外麻及治疗心律失常。作用时间短暂，无积蓄性，不抑制心肌收缩力，治疗量下血压不下降，主要用于窦性心动过速及频发室性期前收缩	局部浸润（成人0.25%～0.5%，一次不超过0.4g；小儿0.25%～0.5%）或相应部位注射	本品扩散力强，一般不作蛛网膜下腔阻滞；可产生快速耐受性；注意掌握用量	用量过大可出现中枢神经系统兴奋现象

续表

种类	药物名称	作用及用途	用法及用量	注意事项	不良反应
十四、麻醉药	4.罗哌卡因	通过阻断钠离子流入神经纤维细胞内对沿神经纤维的冲动传导产生可逆性的阻滞。大剂量可产生外科麻醉,小剂量时则产生感觉阻滞(镇痛)仅伴有局部的非进行性运动阻滞。适用于外科手术麻醉、急性疼痛控制等			
	5.氯胺酮	作用于大脑的联络系统、镇痛作用强,尤其体表镇痛较好。用于全麻诱导,烧伤清创,小儿麻醉及各种体表小手术	肌注、静注	静注过快或过量可引起呼吸抑制;高血压、颅内压增高、青光眼及严重心功能不全者忌用或慎用;癫痫病者忌用;不能与巴比妥用同一注射器,对要求肌松的手术,应加肌松剂	唾液分泌过多、噩梦、错觉、幻觉、躁动、谵妄
	6.依托咪酯注射液(etomidate injection)	静脉注射后迅速入睡,麻醉达一定程度时颅内压降低;可使动脉压、末梢阻力稍下降,心输出量稍增加	静脉全麻诱导药或麻醉辅助药。成人:0.3mg/kg	癫痫患者及肝肾功能严重不全者禁用;有免疫抑制、脓毒血症及进行器官移植的患者禁用或慎用	可阻碍肾上腺皮质产生可的松和其他皮质激素,引起暂时的肾上腺功能不全而呈现水盐失衡、低血压甚至休克;常见恶心、呕吐、呃逆;麻醉后致癫痫病灶的脑电图活动增加,可出现肌阵挛,严重者类似抽搐,但脑电图无癫痫样放电波形

续表

种类	药物名称	作用及用途	用法及用量	注意事项	不良反应
十四、麻醉药	7. 丙泊酚	对中枢的作用主要是催眠、镇静和遗忘，还能达到短时间镇痛。麻醉诱导迅速，经过平稳，无肌肉不自主活动；有抗惊厥、降低颅内压、眼压的作用；能抑制咽喉反射，有利于气管插管和置入喉罩	静脉注射	用药期间保持呼吸道的通畅；癫痫患者使用丙泊酚可能有惊厥的危险；对于心脏、呼吸道或循环血流量减少及衰弱的患者应谨慎；使用前应摇匀药液	
	8. 琥珀胆碱（suxamethonium）	是目前最常用的去极化肌肉松弛药，用于气管插管	静脉注射	脑出血、青光眼、视网膜脱离、白内障摘除术、高血钾及低血浆胆碱酯酶的患者慎用；孕妇和使用抗胆碱酯酶药患者慎用	大量应用可发生脱敏感阻滞，使术后呼吸恢复延迟；大量快速静脉注射可出现一过性窦性停搏；其他如一过性血钾升高，胃内压、颅内压、眼压升高等
	9. 维库溴铵	为单季铵类固醇类中效非去极化肌松药。通过与乙酰胆碱竞争位于横纹肌运动终板的烟碱样受体而阻断神经末梢与横纹肌之间的传导	静脉注射或静脉滴注	1. 可致呼吸肌松弛，使用时应给患者机械通气，直至自主呼吸恢复 2. 重症肌无力患者、肌无力综合征患者、败血症患者、肾衰患者慎用	1. 偶见局部或全身的类组胺反应 2. 偶见过敏反应

续表

种类	药物名称	作用及用途	用法及用量	注意事项	不良反应
十五、镇痛类	1 氟比洛芬酯注射液（flurbiprofen axetil injection）	是以脂微球为药物载体的非甾体类镇痛药。药物进入体内靶向分布到创伤及肿瘤部位后，氟比洛芬酯从脂微球中释放出来，在羧基酯酶作用下迅速水解生成氟比洛芬，通过氟比洛芬抑制前列腺素的合成而发挥镇痛作用	静脉给药	1. 避免与其他非甾体抗炎药合并用药 2. 不能用于发热患者的解热和腰痛患者的镇痛 3. 不可以肌注给药 4. 有高血压、心力衰竭、消化道溃疡、血液系统异常或既往史的患者慎用 5. 重度心力衰竭、严重高血压、冠状动脉旁路移植术患者，以及有活动性消化道溃疡出血患者禁用	1. 偶见注射部位疼痛及皮下出血 2. 有时出现恶心、呕吐、转氨酶升高，偶见腹泻，罕见胃肠出血 3. 有时出现发热，偶见头痛、倦怠、嗜睡、畏寒 4. 偶见瘙痒、皮疹等过敏反应
	2. 吗啡（morphine）	为中枢抑制药，有镇痛、镇静、镇咳、抑制呼吸及肠蠕动，增强括约肌的紧张性等作用，用于剧痛、心源性哮喘、肺水肿，亦用于麻醉前给药	口服、皮下注射、肌注、静注	治胆、肾绞痛时应与有效解痉剂合用；肝功能不全、肺源性心脏病、支气管哮喘、临产及乳母、颅内压增高、颅脑损伤及婴儿忌用	可引起呕吐、尿潴留、眩晕、嗜睡，过量可致昏迷、血压降低、呼吸抑制，极易成瘾
	3. 哌替啶（pethidine）	镇痛和对平滑肌的作用与吗啡相似，但较弱，用于剧烈疼痛、麻醉前给药、强化麻醉及人工冬眠等	皮下注射、肌注	治胆绞痛与阿托品使用；人工冬眠时可静脉滴注，以5%GS 250～500ml稀释后滴入，但1岁以下小儿一般不采用静脉滴注作人工冬眠，禁忌证同吗啡	可引起头痛、头昏、出汗、恶心，久用成瘾，过量可致呼吸抑制、意识障碍、血压下降等

种类	药物名称	作用及用途	用法及用量	注意事项	不良反应
十五、镇痛类	4. 芬太尼	为强效麻醉性镇痛药，作用与吗啡相似，用于止痛，作用快，维持短。用作静脉麻醉的主药和各种麻醉的辅助者，也可用于短暂手术或一般情况较差的手术	肌注、静注	2岁以下、支气管哮喘、重症肌无力者忌用；静注应缓慢，快速静注可引起胸壁、腹壁肌肉僵硬而影响通气及呼吸抑制，儿童应在气管插管下使用；与氟哌利多合用施行神经安定镇痛麻醉，病危者、儿童用量可减半	有成瘾性，但较轻，个别有恶心、呕吐、视物模糊、发痒
十六、肌肉松弛药	琥珀胆碱（suxame-thonium）	为去极化类肌松剂，作用快，持续短，易于控制，用于支气管插管，解除喉痉挛	肌注、静注、静脉滴注	忌与硫喷妥钠混合注射；严重烧伤，破伤风，广泛软组织损伤、尿毒症等血钾偏高者以及青光眼、视网膜脱离、眼球穿孔伤和白内障术者忌用	静注后15~20秒呈现肌肉震颤，大剂量时可引起呼吸肌麻痹
十七、镇静安定类	1. 硫喷妥钠（sodium thiopental）	为短时作用的巴比妥类药物，常用于静脉麻醉、诱导麻醉、基础麻醉、抗惊厥及复合麻醉	肌内注射、静脉注射	瓶破或粉变色不宜再用；为防止呼吸抑制及喉痉挛，宜备氧气、呼吸机及气管插管；术前宜先注射阿托品，以防喉及支气管痉挛，或术中出现心率减慢，血压降低时，即注肾上腺素或麻黄碱，有甲状	易致呼吸抑制及喉头痉挛、支气管收缩

续表

种类	药物名称	作用及用途	用法及用量	注意事项	不良反应
十七、镇静安定类	1. 硫喷妥钠（sodium thiopental）			腺、肾功能不全、心肝病者、低血压、糖尿病、哮喘、严重贫血等疾病者不宜使用；对巴比妥类过敏者忌用；注药不可漏出皮下或血管外，否则易致局部组织坏死，新生儿一般不用	
	2. 地西泮（diazepam）	其安定、肌松及抗惊厥作用比氯氮䓬强。用于焦虑、紧张不安、破伤风，与其他抗癫痫药合用可防止癫痫大、小发作	口服、肌注、静脉注射	年老、体弱者慎用，分娩时或乳母不宜用，闭角型青光眼及重症肌无力者忌用；注射3小时内宜静卧，静注速度宜慢，并注意呼吸情况；治疗破伤风时剂量可增加，成人不超过0.6g/d	可引起嗜睡、便秘，大剂量可引起共济失调、尿潴留、皮疹、粒细胞减少等。久用骤然停药可致癫痫发作
	3. 异丙嗪（promethazine）	能阻断平滑肌、毛细血管壁等组织受体，从而与组织起竞争性的拮抗作用，并有显著的中枢安定作用，能加强麻醉药、催眠药及镇痛药的作用。并能降低体温和镇吐。用于各种过敏性疾病、妊娠呕吐、晕船、晕车及人工冬眠等	口服、肌注、静脉滴注	忌与碱性及生物碱类药物配伍；静脉滴注宜稀释后缓慢滴入，肝、肾功能不全者慎用；用药期间应避免驾驶车辆及管理机器	有口干、恶心、嗜睡，静脉滴注可使血压下降；肌注可引起局部刺激

续表

种类	药物名称	作用及用途	用法及用量	注意事项	不良反应
十七、镇静安定类	4. 氯丙嗪（chlorpro-mazine）	具有安定、镇静、止吐、降低基础代谢、扩张血管等作用。用于控制精神患者躁动、幻觉、妄想症状，并可镇吐、镇顽固性呃逆，可用于人工冬眠和中暑降温，尚可加强催眠药、镇痛药和降压药的作用	口服、肌注、静注、静脉滴注	忌与碱性及苯巴比妥钠等碱性药物配伍；注射后平卧1～2小时，以防止直立性低血压，急性低血压及体温过低可静脉滴注去甲肾上腺素，忌用肾上腺素，1岁内小儿慎用；药应避光保存，色变深时不宜用；静脉滴注时应监测体温、心率和血压	有口干、便秘、皮疹、药热、粒细胞减少、胆汁淤积性黄疸、直立性低血压、锥体外系症状等。静注时可发生血栓性静脉炎，肌注部位易产生硬块
十八、其他	1. 葡萄糖注射液（glucose injection）	是机体各种活动及体内一切合成所需能量的主要来源，能促进肝脏的解毒功能；增强心肌力量；高渗溶液可增加血浆渗透压、发挥脱水作用及渗透利尿作用，但利尿较弱，持续时间短。用于各种重病和衰弱患者补充营养，用于脑水肿、肺水肿、降低颅内压、低血糖及急性闭角型青光眼及内眼手术前1小时给药降压	5%、10%、50% 剂型。静滴或静脉注射	漏出血管外、有刺激，在合成糖原过程中需 K^+，故低钾者注射后可能引起低钾血症甚至低钾危象	注射过快可使循环负担过重，所以心脏病患者慎用

续表

种类	药物名称	作用及用途	用法及用量	注意事项	不良反应
	2. 10%葡萄糖酸钙（10% calcium gluconate） 3. 氯化钙（calcium chcoridecalcium chloride）	能降低毛细血管通透性和增加致密度。有消炎、抗血管性水肿和抗过敏作用，并能保持神经肌肉正常兴奋性，加强大脑皮质抑制过程；高浓度时，有拮抗镁的作用，亦有缓解平滑肌痉挛等作用。用于过敏性疾病、手足抽搐、佝偻病、各种绞痛及镁中毒，亦用于治疗过敏性眼疾	静脉注射	洋地黄治疗期间与期后1周内忌用，有血栓形成倾向者忌用	静注时有全身发热感，漏出血管外有强烈刺激性
	4. 碳酸氢钠（sodium bicarbonate）	口服有中和胃酸的作用，但口服吸收后可影响体液的酸碱平衡。用于碱化尿液，治疗胃酸过多，代谢性酸中毒及高钾血症	口服、静脉滴注	将要穿孔的溃疡患者忌用；忌与酸性药物配伍，静脉滴注时应稀释3倍左右	口服易产生CO_2及引起继发性胃酸过多，用量过大可致碱中毒和水肿
十八、其他	5. 维生素C（vitamin C）	参与体内氧化还原和糖代谢过程，增加毛细血管致密性，减少通透性和脆性，加速血液凝固，刺激造血功能，促进铁在肠内吸收，增加机体对感染的抵抗力，并有解毒等作用。用于防治坏血病，各种急、慢性传染病，紫癜，高铁血红蛋白症，肝胆疾病及各种过敏性疾病；亦用于冠心病的预防。眼科用于角膜、结膜碱性烧伤、角膜溃疡、眼内炎、视网膜炎、出血性眼病等	口服、静注、肌注	长期服用应加用维生素B_1、维生素B_{12}，以免引起维生素B_1和维生素B_{12}缺乏症。不宜与碱性较强的针剂，如碳酸氢钠、氨茶碱等配伍；与维生素K_3配伍，可使两药疗效减弱或消失，服用磺胺类及排尿酸时，不宜用大剂量；制剂色泽变黄后不可应用；每日用量超过5g时，可导致溶血，重者可致命，孕妇服用大量时，有可能出现婴儿坏血病	一般毒性较低。大剂量口服可能有恶心、呕吐、消化不良、肠蠕动亢进及高尿酸血症

续表

种类	药物名称	作用及用途	用法及用量	注意事项	不良反应
十八、其他	6.生理盐水	补充体液及 Na^+、Cl^+。另用于代谢性碱中毒，尤其是低氯性碱中毒	视病情需要及体重而定		含 Cl^- 量比血浆高，大量应用可引起或加重酸中毒
	7 葡萄糖氯化钠注射液	补充体液、Na^+、Cl^- 及能量	视病情需要及体重而定	含葡萄糖 5%、氯化钠 0.9%	
	8.氯化钾注射液	能降低心肌的应激性和传导性，用于低钾血症、洋地黄毒性作用引起的阵发性心动过速或频发性室性期前收缩	低钾血症 0.15~0.3g/kg 或视病情而定	肾功能严重减退、尿少者慎用；无尿、血钾过高、明显传导阻滞者忌用；静脉滴注浓度不应超过 0.3%，速度不应太快，每日量滴入时间不短于 6~8 小时	超剂量时可引起恶心、呕吐、疲乏、肌张力减低、反射消失、心律失常等

二、手术室间的常用药品

手术室内常用物品，应放在药架上，标签清楚，位置固定，定期更换，随时补充。常用药品有：5% 丁卡因、2% 利多卡因、0.75% 罗哌卡因，1% 阿托品滴眼液、5% 去氧肾上腺素滴眼液，托吡卡胺滴眼液、1% 阿托品眼膏、1% 毛果芸香碱眼膏、妥布霉素眼膏、1% 毛果芸香碱针剂、妥布霉素注射液、地塞米松注射液、0.1% 肾上腺素注射液，0.9% 氯化钠注射液、1% 甲紫、聚维酮碘溶液等。

参考文献

1. 李绍珍. 眼科手术学. 第2版. 北京：人民卫生出版社，1997.

2. 吴素虹. 临床眼科护理学. 北京：人民卫生出版社，2007.

3. 吴素虹. 临床眼科护理指引. 广州：广东科技出版社，2010.

4. 广东省卫生厅. 临床护理技术规范. 广州：广东科技出版社，2007.

5. 叶铁虎，朱斌. 全麻技术 // 庄心良，曾因明，陈伯銮. 现代麻醉学（上册）. 北京：人民卫生出版社，2003：937-960.

6. 王果. 小儿外科手术学. 北京：人民卫生出版社，2000.

7. 黄荣杏，李蕙兰，钟忠健. 全身麻醉苏醒期患者躁动的护理. 齐齐哈尔医学院学报，2007，28（10）：1256-1257.

8. 邹玉平. 白内障手术实用手册. 北京：科学出版社，2003.

9 林振德，李少珍. 小切口白内障手术. 北京：人民卫生出版社，2002.

10. 麦光焕. 现代斜视治疗学. 北京：人民军医出版社，1997.

11. 谢立信. 眼科手术学. 北京：人民卫生出版社，2003.

12 王勤美. 屈光手术学. 北京：人民卫生出版社，2011：102-107.

13 惠延年. 眼科学. 第6版. 北京：人民卫生出版社，2004：92-111.

14. 蔡立君，肖惠明，林菁. 小切口无缝线深板层角膜内皮移植术的术中配合与护理. 中华护理杂志，2008，43（1）：80-81.

15. 刘文. 视网膜脱离显微手术学. 北京：人民卫生出版社，2007.

16. 肖顺贞，袁剑云. 药理学与护理程序. 北京：北京医科大学中国协和医科大学联合出版社，1997.

17. 唐细兰. 眼科药物手册. 广州：广东科技出版社，2004.

18. 毛文书. 眼科学. 北京：人民卫生出版社，1984.

19. 医院消毒卫生标准. 中华人民共和国国家标准，GB 15982-2012.

20. 葛坚. 眼科学. 北京：高等教育出版社，2004.

21. 葛坚. 眼科学. 北京：人民卫生出版社，2005.

22. 严密. 眼科学. 北京：人民卫生出版社，1996.

23. 吴素虹，黄思健，杨远霞，等. 增殖型糖尿病玻璃体视网膜病变患者的健康教育. 南方护理杂志，1998，5（5）：26-28.

24. 吴素虹，黄雯，黄思健，等. 33例25G经结膜无缝合玻璃体视网膜手术患者的护理. 中华护理杂志，2005，40（7）：528-529.

25. 吴素虹，潘健，黄思健. 现代玻璃体视网膜显微手术患者的护理. 中华护理杂志，1999，34（2）：

88-90.

26．卢素芬，吴冬冰，黄思建，等．建构主义学习理论在眼科新护士培训中的应用．中华护理教育，2008，5(5)：257-258.

27．Alams GW，Azen SP，McCuen BW，et al. Vitrectomy with silicone or long-acting gas in eyes with severe proliferative vitreoretinopathy：results of additional and long-term follow-up. Arch Ophthalmology，1977，115：335-344.

28．DeAlba M，Kirk ST，PACKO H. Innovative management of the face-down patient. Vitreoretinal Surgery and Technology，1993，15：16.

29．魏革，刘苏君．手术室护理学．北京：人民军医出版社，2006.

30．宋烽，王建荣，手术室护理管理学．北京：人民军医出版社，2004.

致 谢

感谢中山大学中山眼科中心领导一直以来对护理工作的大力支持！

感谢中山大学中山眼科中心各临床科主任、教授们对手术室护理工作的关心、指导、支持！

感谢中山大学中山眼科中心手术室护理前辈在手术室的工作中积累了丰富的手术配合经验并传授下来，使手术配合技术得到传承与发扬！

感谢来中山大学中山眼科中心接受手术治疗的千千万万眼病患者对手术室工作的高度配合，我们的工作才如此出色！

我们将继续努力，以更高护理技术水平造福眼病患者！

编者

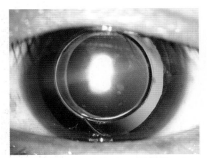

图 11-4　植入人工晶状体

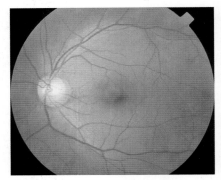

图 13-2　正常视网膜

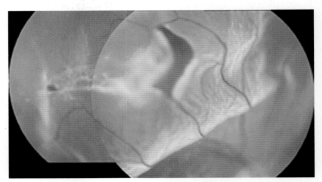

图 13-3　裂孔性视网膜脱离

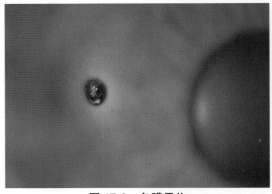

图 17-9　角膜异物